JN260784

Physical Assessment Handbook

薬剤師・薬学生のための
フィジカルアセスメントハンドブック

医薬品適正使用のために

編集　大井 一弥　鈴鹿医療科学大学薬学部教授
　　　白川 晶一　神戸学院大学薬学部教授

南江堂

▶ 編 集

大井一弥	おおい　かずや	鈴鹿医療科学大学薬学部　教授
白川晶一	しらかわ　しょういち	神戸学院大学薬学部　教授

▶ 執筆者 (執筆順)

大井一弥	おおい　かずや	鈴鹿医療科学大学薬学部　教授
白川晶一	しらかわ　しょういち	神戸学院大学薬学部　教授
辻本貴江	つじもと　たかえ	神戸学院大学薬学部　講師
内海美保	うつみ　みほ	神戸学院大学薬学部　講師
久米典昭	くめ　のりあき	神戸学院大学薬学部　教授
藤井　績	ふじい　いさお	荒尾市民病院小児科　部長
早勢伸正	はやせ　のぶまさ	北海道科学大学　名誉教授
古田精一	ふるた　せいいち	北海道科学大学薬学部　教授
今西孝至	いまにし　たかし	京都薬科大学　講師

序　文

　近年，薬剤師は医療の高度化とともに，以前にも増して薬物治療に参画することが多くなってきました．

　これまで，薬剤師は正確に調剤することに重点を置いてきました．薬を間違いなく調剤することはとても大切なことです．その一方で，医師や看護師と比べて患者と会話をすることが少なく，情報収集も患者の主観的な短い言葉を通したものが主でした．2006年に薬学部が6年制に移行するまでは，薬学部のカリキュラムのなかでコミュニケーション技術やアセスメント教育が十分になされていなかったという背景もあります．また，客観的な患者情報を得るための脈拍測定や血圧測定などのフィジカルアセスメントは診療行為にあたると考え，患者の体に触れることをためらう薬剤師が多くいたことも事実です．しかしながら，薬剤師のフィジカルアセスメントに対する認識は大きく変わりつつあります．チーム医療の一員としてバイタルサインや栄養状態から，薬の専門家として，医薬品の適正使用や副作用の早期発見などに関与し，患者のQOLの向上に貢献することを求められるようになったからです．

　現在，日本における乳児死亡率や平均寿命などの健康指標は，世界でもトップクラスです．それに伴い世界でも類をみないほど，高齢化が進んでいます．そのため医療の拠点は，病院から在宅へとシフトしつつあります．薬剤師には病院での病棟薬剤師業務や地域での在宅医療への介入が，これまで以上に期待されています．

　そのためには薬剤師や薬学生が，生体の生理機能および疾病時の病態生理を理解し，バイタルサインの測定やフィジカルアセスメントの意味について，十分な知識・技能・態度を習得することが必要です．それらを実際の現場で活かし，日々の業務に役立てることで，処方鑑査などを通し患者によりよい薬物治療を提供するとともに患者のQOL向上に貢献することができます．

　このように主観的・客観的な患者情報をもとに，ファーマシューティカルケアが実践できれば，薬剤師の真価をより発揮できると考えます．

　以上の観点からこの本では，バイタルサインやフィジカルアセスメントをわかりやすく解説しています．ハンディサイズで白衣のポケットにも入りますので，ぜひ現場や実務教育のなかでご活用いただければ幸いです．最後になりましたが，本書の企画・製作にあたり終始ご協力をいただきました南江堂編集部諸氏に心より感謝いたします．

2014年3月

大井一弥
白川晶一

目　次

第1章　フィジカルアセスメントと薬剤師 ──── 大井一弥　1

第2章　フィジカル・栄養アセスメントのコツ ── 白川晶一・辻本貴江　3
A．患者との会話からわかること　3
- A-1．発症前の状態確認　3
- A-2．現病歴の情報収集　3

B．患者の様子からわかること　7
- B-1．体格の観察ポイント　7
- B-2．顔の観察ポイント　11
- B-3．頭頸部の観察ポイント　14
- B-4．爪の観察ポイント　15
- B-5．手指の観察ポイント　15
- B-6．歩行の観察ポイント　17

C．患者に触れてみてわかること　17
- C-1．押してわかること　18
- C-2．つまみ上げてわかること　19
- C-3．その他　19

D．患者の音からわかること　20
- D-1．聴診器を用いなくても聞こえる音　20
- D-2．聴診器を用いて聞こえる音　25

第3章　栄養アセスメントの実践 ──── 辻本貴江　31
A．治療計画の実施　31
- A-1．栄養療法の選択　31
- A-2．栄養メニューの決定　34

B．モニタリングと再評価　44

第4章　バイタルサインと薬剤 ──── 内海美保　45
A．脈　拍　45
- A-1．脈拍のメカニズム　45
- A-2．脈拍のアセスメント　47
- A-3．脈拍の異常を引き起こす代表的な病態と薬剤　49

B．体　温　51
- B-1．体温のメカニズム　51

B-2. 体温のアセスメント ... 53
　B-3. 体温の異常を引き起こす代表的な病態と薬剤 ... 56
C．呼　吸 ... 57
　C-1. 呼吸のメカニズム ... 57
　C-2. 呼吸のアセスメント ... 58
　C-3. 呼吸機能の異常を引き起こす代表的な病態と薬剤 ... 64
D．血　圧 ... 65
　D-1. 血圧のメカニズム ... 65
　D-2. 血圧のアセスメント ... 66
　D-3. 血圧の異常を引き起こす代表的な病態と薬剤 ... 76
E．意　識 ... 78
　E-1. 覚醒のメカニズム ... 78
　E-2. 意識のアセスメント ... 79
　E-3. 意識障害を引き起こす代表的な病態と薬剤 ... 83

第5章　症状と検査値　　　　　　　　　　　　白川晶一・辻本貴江　85

A．血液検査からわかること ... 85
　A-1. 血球検査 ... 85
　A-2. 凝固・線溶系の検査 ... 88
B．生化学検査からわかること ... 90
C．尿検査からわかること ... 93
D．循環機能検査からわかること ... 97
　D-1. 心電図検査 ... 97
　D-2. 自動体外式除細動器（AED） ... 103
　D-3. 6分間歩行試験 ... 104
E．呼吸機能検査からわかること ... 105
　E-1. パルスオキシメータ ... 105
　E-2. ピークフローメータ ... 106
　E-3. スパイロメータ ... 107
　E-4. 肺年齢 ... 113
F．消化機能検査からわかること ... 114
G．簡易検査からわかること ... 117

第6章　症状から疑われる疾患や病態　　　　　　　白川晶一　119

A．頭　痛 ... 119
　A-1. 患者情報の収集 ... 120
　A-2. フィジカルアセスメント ... 121
　A-3. 頭痛のみられる疾患の特徴 ... 121

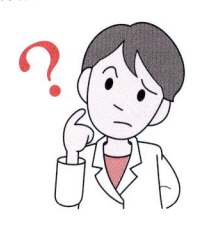

B. 胸　痛　123
- B-1. 患者情報の収集　124
- B-2. フィジカルアセスメント　125
- B-3. 胸痛のみられる疾患の特徴　125

C. 腹　痛　127
- C-1. 患者情報の収集　129
- C-2. フィジカルアセスメント　129
- C-3. 腹痛のみられる疾患の特徴　130

D. 咳・痰　132
- D-1. 患者情報の収集　133
- D-2. フィジカルアセスメント　134
- D-3. 咳・痰のみられる疾患の特徴　134

E. 呼吸困難　137
- E-1. 患者情報の収集　138
- E-2. フィジカルアセスメント　139
- E-3. 呼吸困難のみられる疾患の特徴　140

F. 発　熱　141
- F-1. 患者情報の収集　142
- F-2. フィジカルアセスメント　143
- F-3. 発熱のみられる疾患の特徴　144

G. 動　悸　146
- G-1. 患者情報の収集　146
- G-2. フィジカルアセスメント　147
- G-3. 動悸のみられる疾患の特徴　148

H. めまい　151
- H-1. 患者情報の収集　151
- H-2. フィジカルアセスメント　152
- H-3. めまいのみられる疾患の特徴　153

I. 下　痢　155
- I-1. 患者情報の収集　156
- I-2. フィジカルアセスメント　157
- I-3. 下痢のみられる疾患の特徴　157

J. 便　秘 — 159
- J-1. 患者情報の収集 — 160
- J-2. フィジカルアセスメント — 161
- J-3. 便秘のみられる疾患の特徴 — 161

K. 全身倦怠感 — 163
- K-1. 患者情報の収集 — 164
- K-2. フィジカルアセスメント — 165
- K-3. 全身倦怠感のみられる疾患の特徴 — 165

L. 不　眠 — 167
- L-1. 患者情報の収集 — 168
- L-2. フィジカルアセスメント — 169
- L-3. 不眠のみられる疾患の特徴 — 169

第7章　病態別のフィジカルアセスメント — 171

A. 循環器疾患のフィジカルアセスメント　　　大井一弥 — 171
- A-1. 頻脈性不整脈 — 171
- A-2. 徐脈性不整脈 — 173
- A-3. 低血圧 — 174
- A-4. 高血圧 — 175
- A-5. 狭心症 — 176

B. 呼吸器疾患のフィジカルアセスメント — 177
- B-1. 慢性閉塞性肺疾患（COPD） — 177
- B-2. 気管支喘息 — 179
- B-3. 肺炎（細菌性肺炎） — 181
- B-4. 間質性肺疾患（薬剤性肺障害） — 183
- B-5. 過換気症候群（HVS） — 185
- B-6. 咳（湿性・乾性） — 186

C. 消化器疾患のフィジカルアセスメント — 187
- C-1. 胃潰瘍，十二指腸潰瘍 — 187
- C-2. 下　痢 — 189
- C-3. 便　秘 — 191
- C-4. 潰瘍性大腸炎，クローン病 — 193
- C-5. ウイルス性胃腸炎（ノロウイルス） — 194
- C-6. 偽膜性大腸炎 — 196
- C-7. 過敏性腸症候群（IBS） — 196

D. 肝臓・胆道・膵臓疾患のフィジカルアセスメント　　　白川晶一 — 198
- D-1. 肝　炎 — 198
- D-2. 肝硬変 — 200
- D-3. 胆石症 — 202

D-4. 膵　炎 ……………………………………………………………………………… 203
E．泌尿器疾患のフィジカルアセスメント ……………………………………… 205
E-1. 腎不全 ……………………………………………………………………………… 205
E-2. ネフローゼ症候群 ………………………………………………………………… 206
E-3. 尿路結石 …………………………………………………………………………… 207

第8章 症例検討 — 209

A．循環器疾患 …………………………………………………………… 久米典昭　209
scene 1. 脈が乱れると訴える患者① ………………………………………………… 209
scene 2. 脈が乱れると訴える患者② ………………………………………………… 210
scene 3. 下肢が痛いと訴える患者 …………………………………………………… 212
B．呼吸器疾患 …………………………………………………………… 白川晶一　214
scene 1. 処方薬を飲んでも熱の下がらない患者 …………………………………… 214
scene 2. 胸部痛を訴える患者 ………………………………………………………… 215
C．消化器疾患 ……………………………………………………………………… 216
scene 1. 関節リウマチ治療薬を服用している患者 ………………………………… 216
scene 2. 心筋梗塞の既往歴のある患者 ……………………………………………… 217
D．肝疾患 …………………………………………………………………………… 218
scene 1. 薬剤服用中に食欲の低下や倦怠感がみられた患者 ……………………… 218
scene 2. 肩こりで整形外科に通院中の患者 ………………………………………… 220
scene 3. パーキンソン病患者の在宅医療 …………………………………………… 221
scene 4. アルコールを多飲の男性 …………………………………………………… 222
E．腎・泌尿器疾患 ………………………………………………………………… 223
scene 1. 双極性障害で通院中の患者 ………………………………………………… 223
scene 2. ダイエットのために薬局を訪れた女子大学生 …………………………… 223
scene 3. 生活習慣改善中の男性 ……………………………………………………… 224
scene 4. 不安を訴える入院患者 ……………………………………………………… 225
F．小児の症例検討 ……………………………………………………… 藤井　績　226
scene 1. 有熱性の痙攣が出現した乳児 ……………………………………………… 226
scene 2. ゼイゼイした呼吸をしている乳児 ………………………………………… 228
scene 3. お腹を痛がっている6歳児 ………………………………………………… 230

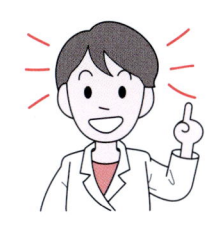

第9章 シチュエーション別フィジカルアセスメント —— 233

A．薬局でのシチュエーション ……………………………………………………………… 233
　scene 1. かぜをこじらせた独居老人が来局 …………………………… 早勢伸正　233
　scene 2. 腹痛を訴える女性が来局 ……………………………………… 古田精一　235
B．病院でのシチュエーション ………………………………………………… 早勢伸正　236
　scene 1. 癌疼痛治療により便秘を起こしている患者 ………………………………… 236
　scene 2. うつ病治療により頻脈を起こしている患者 ………………………………… 238
C．在宅でのシチュエーション ……………………………………………………………… 239
　scene 1. 在宅療養中の高齢者からの徐脈の訴え ……………………… 古田精一　239
　scene 2. 在宅療養中の脳梗塞後遺患者からの軽い呼吸苦の訴え …………………… 240
　scene 3. 癌末期患者の疼痛緩和目的での在宅医療 …………………… 今西孝至　242

索　引 —— 245

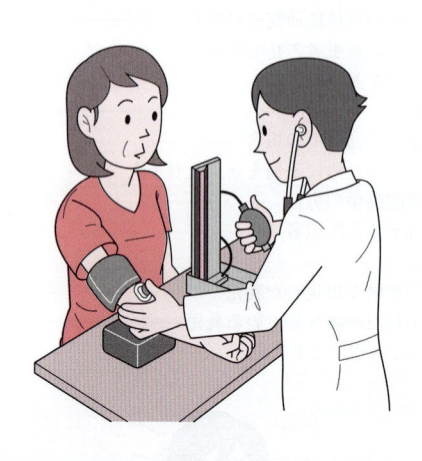

第1章 フィジカルアセスメントと薬剤師

　現在の日本は，高齢化がより進行し，2013年の高齢化率(65歳以上が総人口数に占める割合)は25%を超えています(総務省)．また，2030年には，3人に1人が高齢者になると推定されています．最近のメディアでは，独居老人の孤独死が大きな社会問題として取り上げられ，医療者間の連携・協働が強く求められています．

　そのようななか，薬剤師の役割は，きわめて多様になり，適正な薬物治療の推進のために，よりチーム医療の実践を熟成していかなければなりません．つまり，病院や薬局を問わず，薬剤師が医療崩壊を食い止め，高度先進医療や地域医療への貢献をさらに探索していく必要があります．

　1992年の医療法改正で薬剤師は，医師らとともに「医療の担い手」として明記されたことにより，患者中心のファーマシューティカルケアを展開させ，薬剤管理指導業務を飛躍的に向上させてきました．患者への服薬指導，副作用モニタリング，医師への処方の提案，さらには，ハイリスク薬管理など，薬剤師に課せられた責務として周知の事実となっています．

　また，複合的な疾患を有した高齢者とのかかわりが増えてきたために，一歩踏み込んだ患者の状態把握，医療者間での情報の共有が必要になってきました．

　医師が患者を「診断」する．このことは，医師法第17条で定められている医行為であり，医師の医学的判断および技術をもってするのでなければ人体に危害を及ぼし，または危害を及ぼすおそれのある行為をいいます．つまり医師は，患者に触れて，身体の状態を観察し，診断を下して治療を行います．一方，薬剤師は，疑義照会や薬物血中濃度のモニタリングなど医師とは別の角度から薬物治療への参画を試みてきました．

　2005年7月，厚生労働省医政局長から，医行為か否かについて判断に迷うケースが多いもののうち，医行為でないと考えられるものを明確化された文書が通知されました(医政発第0726005号：平成17年7月26日)．原則として医行為でないものとして考えられているものは，水銀・電子体温計による体温測定，血圧測定，切り傷などに対しての専門的な技術を必要としない処置などが挙げられています．

さて，バイタルサインとは，患者が生きている証という意味をなし，生体が生きていれば数値として示されるものです．つまり，バイタルサインの指標となるものは，体温，意識，脈拍，血圧，呼吸であり，体温であれば，皮膚からも感じ取ることができ，意識は，脳の血流状態が正常か否かを示すものであり，触覚刺激による反応性から判断されます．脈拍は，心臓の拍動により生じる動脈の拍動であり，血圧は，血流が血管壁に及ぼす圧力であり，ともに自律神経の影響を受ける心血管系機能の指標となります．呼吸は，酸素を取り込み，二酸化炭素を体外に排出するシステムであり，肺の換気機能を示すもので，聴診器から副作用の可能性をいち早く情報として得ることができます．患者に直接触れ，会話を交わし，これらの情報から身体の状態を把握することをフィジカルアセスメントといいます．

このようにバイタルサインをはじめとするフィジカルアセスメントは患者のそばで安全な薬物治療を推進するために薬剤師には欠かせないといえます．

現在，体温や血圧測定は，家庭でも簡便に測定できますが，医療人としての薬剤師を養成する薬学部では，生体の生理機能を学び，バイタルサインの測定意義について十分な知識を習得することが重要です．一方，医療現場では，服薬説明に終始する患者対応だけでは，薬剤師としての信頼を真に得ることはできません．ほかの医療従事者が至極当然に行っているバイタルサインチェックを行い，薬剤投与後の効果確認や副作用モニタリングに生かし，薬物治療に貢献する必要があります．

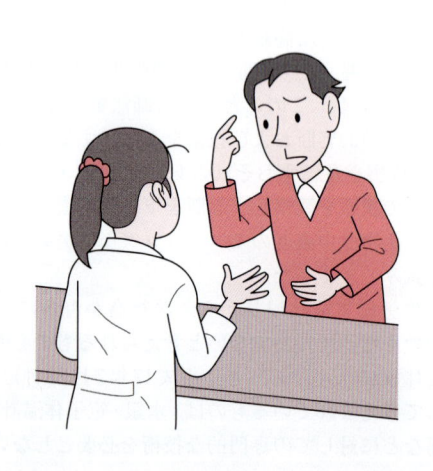

第2章 フィジカル・栄養アセスメントのコツ

A. 患者との会話からわかること

- 患者の心理状態に配慮しながら，患者情報を収集することができる．
- 患者情報や身体所見から栄養評価ができる．

　患者や家族から情報収集を詳細に行うことで，発症前の状態確認や現病歴を知ることができます．また，患者との会話は，患者の価値観を理解することや，病気に対する不安を取り除く手がかりにもなります．さらに過去の食事摂取状況を把握することで，栄養状態の評価も可能となります．ここで薬剤師は多くの情報を得ようとして，矢継ぎ早に質問しないよう気をつけ，患者に思いやりをもって尋ねることが必要です．

A-1. 発症前の状態確認

　既往歴，家族歴，アレルギー歴，ワクチン接種歴，薬剤の副作用歴を尋ねます．発症前から服用中の薬剤やサプリメントについても尋ねます．既往歴のなかでも手術歴は輸血の有無や栄養状態を知るうえで重要です．発症前の生活情報として，食事摂取状況，睡眠状況，趣味の有無（有の場合はそれを楽しめていたかどうか），飲酒や喫煙の有無と本数や量，妊娠の有無を確認します．

A-2. 現病歴の情報収集

　現在の症状について詳しく尋ねます．発症時期，頻度，程度と性状，持続時間，体位変化による症状増悪の有無などについて聞き取ります．この際に，会話を通して，受け答えの正確さ，呂律の回り，理解の程度，意識状況，栄養状態などを観察します．栄養状態は，入院中や術後の絶食期間も関係し，高齢者では，義歯が合わないことや嚥下障害が要因となる場合もあります（表2-1）．また，薬剤による食欲の亢進や低下（味覚障害や消化器症状の出現）にも注意します．

表2-1 栄養状態に影響を与える因子

- 既往歴(入院歴,手術歴も含む)
- 現病歴(入院中あるいは術後の絶食期間)
- 嗜好品(タバコ,アルコール)
- 薬剤
- 生活環境(心理社会的状況・社会経済的状況)
- 歯科・口腔外科的疾患
- 咀嚼・嚥下障害
- 消化器症状(悪心,嘔吐,下痢,食思不振)
- 食事摂取状況
- 体重変化

　高齢者の栄養アセスメントに簡易栄養状態評価法(MNA,図2-1)があります.簡単な質問と,身長・体重・ふくらはぎの周囲長がわかれば算出できます.さらに,患者情報に身体所見を加えた主観的包括的栄養評価(SGA,図2-2)は,世界共通の栄養アセスメントの指標として汎用されています.きわめて簡便な方法で,SGAの項目をすべて記入後に検者の主観で,栄養評価を行うものです.

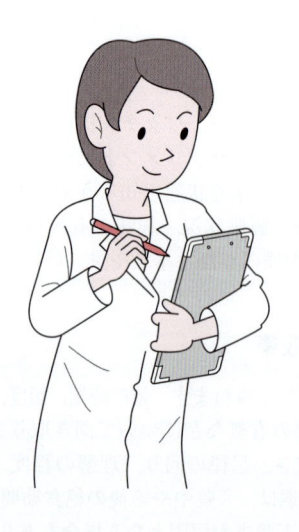

A. 患者との会話からわかること ◀ 5

簡易栄養状態評価表
Mini Nutritional Assessment-Short Form
MNA®

Nestlé
Nutrition Institute

氏名:

性別:　　　　年齢:　　　　体重:　　　　kg　身長:　　　　cm　調査日:

下の□欄に適切な数値を記入し、それらを加算してスクリーニング値を算出する。

スクリーニング

A 過去3ヶ月間で食欲不振、消化器系の問題、そしゃく・嚥下困難などで食事量が減少しましたか?
- 0 = 著しい食事量の減少
- 1 = 中等度の食事量の減少
- 2 = 食事量の減少なし

B 過去3ヶ月間で体重の減少がありましたか?
- 0 = 3 kg 以上の減少
- 1 = わからない
- 2 = 1〜3 kg の減少
- 3 = 体重減少なし

C 自力で歩けますか?
- 0 = 寝たきりまたは車椅子を常時使用
- 1 = ベッドや車椅子を離れられるが、歩いて外出はできない
- 2 = 自由に歩いて外出できる

D 過去3ヶ月間で精神的ストレスや急性疾患を経験しましたか?
- 0 = はい　　2 = いいえ

E 神経・精神的問題の有無
- 0 = 強度認知症またはうつ状態
- 1 = 中程度の認知症
- 2 = 精神的問題なし

F1 BMI (kg/m²) : 体重(kg)÷身長(m)²
- 0 = BMI が 19 未満
- 1 = BMI が 19 以上、21 未満
- 2 = BMI が 21 以上、23 未満
- 3 = BMI が 23 以上

BMI が測定できない方は、F1 の代わりに F2 に回答してください。
BMI が測定できる方は、F1 のみに回答し、F2 には記入しないでください。

F2 ふくらはぎの周囲長(cm) : CC
- 0 = 31cm未満
- 3 = 31cm以上

スクリーニング値
(最大 : 14ポイント)

12-14 ポイント:	栄養状態良好
8-11 ポイント:	低栄養のおそれあり (At risk)
0-7 ポイント:	低栄養

Ref. Vellas B, Villars H, Abellan G, et al. *Overview of the MNA® - Its History and Challenges.* J Nutr Health Aging 2006;10:456-465.
Rubenstein LZ, Harker JO, Salva A, Guigoz Y, Vellas B. *Screening for Undernutrition in Geriatric Practice: Developing the Short-Form Mini Nutritional Assessment (MNA-SF).* J. Geront 2001;56A: M366-377.
Guigoz Y. *The Mini-Nutritional Assessment (MNA®) Review of the Literature - What does it tell us?* J Nutr Health Aging 2006; 10:466-487.
Kaiser MJ, Bauer JM, Ramsch C, et al. *Validation of the Mini Nutritional Assessment Short-Form (MNA®-SF): A practical tool for identification of nutritional status.* J Nutr Health Aging 2009; 13:782-788.
® Société des Produits Nestlé, S.A., Vevey, Switzerland, Trademark Owners
© Nestlé, 1994, Revision 2009. N67200 12/99 10M
さらに詳しい情報をお知りになりたい方は、**www.mna-elderly.com** にアクセスしてください。

図2-1 簡易栄養状態評価表
(http://www.mna-elderly.com/forms/mini/mna_mini_japanese.pdf)

1. 病　歴
　(1) 体重変化
　　　過去6ヵ月間の体重変化：減少量＝ #＿＿＿＿＿kg；%減少率＝ #＿＿＿＿＿
　　　過去2週間の体重変化　＿＿＿＿＿増加
　　　　　　　　　　　　　＿＿＿＿＿変化なし
　　　　　　　　　　　　　＿＿＿＿＿減少
　(2) 食事摂取状況の変化(通常時と比較)
　　　＿＿＿＿＿変化なし
　　　＿＿＿＿＿変化あり＿＿＿＿＿持続期間＝ #＿＿＿＿＿週,
　　　　　　　　＿＿＿＿＿タイプ：＿＿＿＿＿適正タイプに近い液体食,＿＿＿＿＿完全液体食,
　　　　　　　　　　　　　　　　　＿＿＿＿＿低カロリー液体食,　　＿＿＿＿＿絶食
　(3) 消化器症状(2週間以上持続)
　　　＿＿＿＿＿なし,＿＿＿＿＿悪心,＿＿＿＿＿嘔吐,＿＿＿＿＿下痢,＿＿＿＿＿食思不振
　(4) 身体機能
　　　＿＿＿＿＿機能不全なし
　　　＿＿＿＿＿機能不全あり＿＿＿＿＿持続期間＝ #＿＿＿＿＿週
　　　　　　　　　　　　　　　タイプ：　＿＿＿＿＿労働制限
　　　　　　　　　　　　　　　　　　　　＿＿＿＿＿歩行可能
　　　　　　　　　　　　　　　　　　　　＿＿＿＿＿寝たきり
　(5) 基礎疾患と栄養必要量の関係
　　　初期診断＿＿＿＿＿＿＿＿＿＿＿＿＿＿＿＿＿＿＿＿＿＿＿＿＿＿＿＿＿＿＿＿＿＿＿
　　　代謝亢進に伴うエネルギー必要量／ストレス：＿＿＿＿＿なし,＿＿＿＿＿軽度,
　　　　　　　　　　　　　　　　　　　　　　　　＿＿＿＿＿中等度,＿＿＿＿＿高度
2. 身体所見(スコアによる評価：0＝正常，1＋＝軽度，2＋＝中等度，3＋＝高度)
　　#＿＿＿＿＿皮下脂肪の減少(上腕三頭筋, 胸部)
　　#＿＿＿＿＿筋肉量の減少(大腿四頭筋, 三角筋)
　　#＿＿＿＿＿くるぶしの浮腫
　　#＿＿＿＿＿仙骨部の浮腫
　　#＿＿＿＿＿腹水
3. 主観的包括的栄養評価(1つ選択)
　　＿＿＿＿＿A＝栄養状態良好
　　＿＿＿＿＿B＝中等度の栄養不良
　　＿＿＿＿＿C＝高度の栄養不良

図2-2　主観的包括的栄養評価(SGA)

B. 患者の様子からわかること

> ・運動障害，貧血，黄疸，チアノーゼ，嚥下障害の症候について，生じる原因とそれらを伴う代表的疾患を説明できる．

　患者の様子から観察できるのは，体格，顔貌，結膜，口唇，歯肉，舌，咽頭，胸鎖乳突筋，頸部リンパ節，頸静脈，爪，手指，歩行の状態などです．普段からこまめに観察をしましょう．

B-1. 体格の観察ポイント

1 身　長

　身長は，理想体重や肥満指数（BMI）を求めるために測定され（表2-2），直立の姿勢がとれる場合には身長計で容易に測定できます．また，高齢者，車椅子に乗れるが直立できない患者，寝たきり状態で測定ができない場合にはメジャー（巻き尺）を用いて仰臥位で測定する方法もあります．メジャーなどで測定不可能な場合は，図2-3のように膝高を測定し，表2-3の式を用いて身長と体重を推定します．高齢者で，身長が若い頃に比べて4cm以上減少していれば骨粗鬆症による胸腰椎の圧迫骨折を疑います．

2 体　重

　過去6ヵ月での体重減少率が5％未満は軽度栄養障害，5～10％は中等度栄養障害，10％以上は高度栄養障害と判定します．特に過去2週間の体重変化は重要です．以前からやせている場合は，現在やせていても必ずしも栄養不良といえないので，経時的な体重変化をみることが大切です．食事を摂っているのにやせてくるという場合は，甲状腺の機能亢進や悪性腫瘍などを疑います．

　体重は最も簡便で重要な指標です．測定体重（ABW）の理想体重（IBW）または通常時体重（UBW）に対する割合（％）で評価をします．また，一定期間の体重減少率を計算し，栄養障害の程度を評価することも大切です．表2-2に体重を用いた栄養評価の基準を示します．体重による評価は，浮腫や腹水がある患者，意図的な体重減少のある患者には不適当です．また，脱水のある患者の場合，除脂肪体重（LBM）は変わりませんがABWは減少するため，水分補給療法の後でもう一度体重を測定し，評価することが必要です．このように，体重は体液に影響されるため水分量のin/outをモニターする必要があります．特に，

表2-2 身体計測による栄養評価

①%理想体重(%IBW)または身長体重比

$$\%IBW = \frac{現在の体重}{理想体重} \times 100(\%)$$

理想体重＝身長×身長×22

%IBW	評 価
90〜110%	正常
80〜90%	軽度栄養障害
70〜80%	中等度栄養障害
70%以下	高度栄養障害

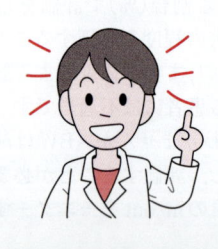

②%通常時体重(%UBW)

$$\%UBW = \frac{現在の体重}{通常時体重} \times 100(\%)$$

%UBW	評 価
95〜110%	正常
85〜95%	軽度栄養障害
75〜85%	中等度栄養障害
75%以下	高度栄養障害

③体重減少率(%)

$$体重減少率 = \frac{通常時体重 - 現在の体重}{身長 \times 身長} \times 100(\%)$$

期　間	顕著な体重減少
1週間	≧2%
1ヵ月	≧5%
3ヵ月	≧7.5%
6ヵ月	≧10%

④肥満指数BMI (body mass index)

$$BMI = \frac{体重}{身長 \times 身長}$$

BMI	評 価
25以上	肥満
18.5〜25	正常
18.5以下	低体重

⑤%TSF

$$\%TSF = \frac{TSF測定値}{TSF基準値} \times 100(\%)$$

%TSF	評 価
90%以上	正常
80〜90%	軽度栄養障害
60〜80%	中等度栄養障害
60%以下	高度栄養障害

⑥%AMC

AMC＝AC−0.314×TSF

$$\%AMC = \frac{AMC測定値}{AMC基準値} \times 100(\%)$$

%AMC	評 価
90%以上	正常
80〜90%	軽度栄養障害
60〜80%	中等度栄養障害
60%以下	高度栄養障害

単位：TSF(mm), AC(cm), AMC(cm), 体重(kg), 身長(m)

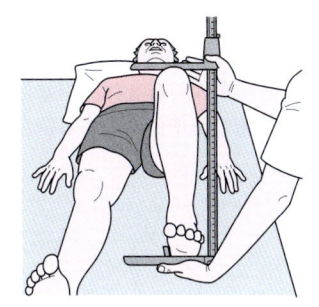

図2-3 寝たきり患者の膝高測定法

表2-3 膝高計測による身長・体重の推定式

身長推定式 (単位:cm)	男性	64.02 + 2.12 × KH − 0.07 ×年齢(年)
	女性	77.88 + 1.77 × KH − 0.10 ×年齢(年)
体重推定式 (単位:kg)	男性	1.01 × KH + 2.03 × AC + 0.46 × TSF + 0.01 ×年齢(年) − 49.37
	女性	1.24 × KH + 1.21 × AC + 0.33 × TSF + 0.07 ×年齢(年) − 44.43

KH:knee hight(膝高,cm),AC:arm circumference(上腕周囲長,cm),TSF:triceps skinfold thickness(上腕三頭筋部皮下脂肪厚,mm)
(山東勤弥:身体構成成分.新臨床栄養学(岡田 正 編),p210,医学書院,2007)

経静脈栄養中の輸液投与時には水分量のin/outのモニターは必須です.また,UBWは患者やその家族の記憶に頼ることになるため,曖昧な場合はIBWを用います.ただし記憶が確かな場合はUBWのほうがIBWより正確な指標となります.

3 肥満指数(BMI)

BMIは体重(kg)/(身長(m)×身長(m))で求められます.BMI 25以上を肥満とします.わが国では,1998年まではBMI 26.4以上を肥満としていましたが,欧米人と比べて日本人は,軽度肥満でも生活習慣病の発症頻度が高いという統計に基づき1999年に変更されました.

4 簡易計測

a.%TSF(TSF:上腕三頭筋部皮下脂肪厚)

TSFは体脂肪量の指標となります(単位:mm).体脂肪の50%は皮下に貯蔵されており体脂肪とTSFは相関します.利き腕と反対側の上腕三頭筋の中

心線に対し，中点から垂線を下ろし，その交点を中心点とし，その部分の皮下脂肪を測定します．測定には図2-4aに示したキャリパー(皮下脂肪測定器)を用います．測定値は日本栄養アセスメント研究会の日本人の新身体計測基準値(JARD2001)(表2-4)と比較して評価します．測定値の基準値に対する割合(%)で評価します．

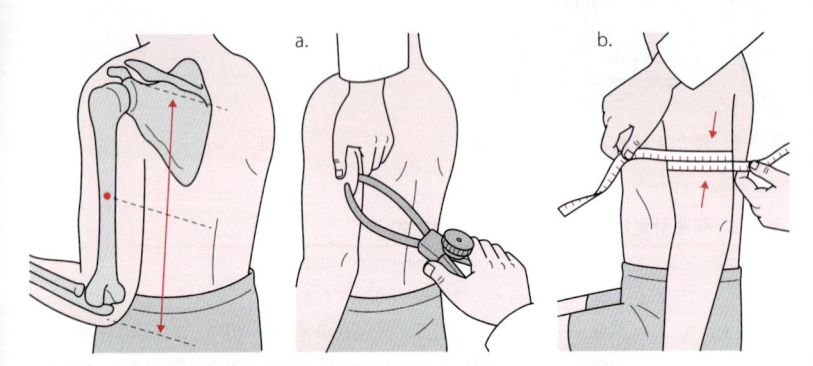

図2-4 上腕三頭筋部皮下脂肪厚(TSF)と上腕周囲長(AC)の測定

実際の上腕周囲長計測には，患者を坐位にして，利き腕と反対の背側で，肩甲骨肩峰突起と尺骨肘頭突起の中点に印をつけます．
a. 皮下脂肪厚(TSF)は，印の1cm上方の皮膚をつまみ上げて，印のところでキャリパーを用いて測定します．
b. 上腕周囲長(AC)は，巻尺を用い，先ほどの印の地点(上腕骨中点)で測定します．
(小山諭：栄養評価．コメディカルのための静脈経腸栄養ハンドブック(日本静脈経腸栄養学会編)，p103，南江堂，2008，一部改変)

表2-4 新身体計測基準値

	TSF(mm)		AMC(cm)		AC(cm)	
	男性	女性	男性	女性	男性	女性
30歳以下	12.11	14.98	23.74	19.95	27.52	24.67
31～40	13.03	15.79	24.33	20.27	28.42	25.19
41～50	11.96	16.51	34.13	20.99	27.90	26.18
51～60	10.69	15.88	23.65	20.84	27.00	25.76
60歳以上	10.52	16.76	23.27	20.09	26.56	25.33

(日本栄養アセスメント研究会：日本人の新身体計測基準値(JARD2001)．栄養－評価と治療19(supple)，2002より引用，一部改変)

評価基準は，%TSF＝TSF測定値/TSF基準値×100(%)で求め，90%以上は正常，80～90%は軽度栄養障害，60～80%は中等度栄養障害，60%以下

は高度栄養障害となります．

b．％AMC（AMC：上腕筋囲長）

AMCは筋肉量の指標となります（単位：cm）．利き腕と反対側の上腕骨中点での上腕周囲長（AC，単位：cm）を測定し（図2-4b），AMC＝AC－0.314×TSFで求めます．測定値は％TSFと同様にJARD2001と比較して評価し（表2-4），標準値に対する割合，％AMC＝（AMC測定値／AMC基準値）×100（％）で評価します．簡便で非侵襲的な評価方法ですが，キャリパーのあてかたや皮膚のつまみかたに誤差が生じやすく，極度の肥満やるいそう（やせ），浮腫のある患者の測定には不適当です．また，これらの指標は1回の測定値だけで判断するのではなく，経時的変化を観察するのに有用です．ただし，子どもの場合は比較的短時間で変化が現れますが，成人の場合では，変化に数週間を要します．

薬剤師が在宅医療において在宅栄養療法に介入する場合，自分で在宅患者の身長を計測し栄養管理の立案や実践を行わなければなりません．その際にも，フィジカルアセスメントによる栄養評価が必要です．

> **コラム　TSF，AMCを用いた栄養評価の例**
>
> PSさん45歳男性　入院時：身長175cm，体重46kg，体重減少5kg/6ヵ月，TSF 9.5mm，AC 19.5cm
>
> 　TSFは9.5mm．表2-4から45歳男性のJARDの基準値は11.96mm．％TSF＝9.5/11.96×100＝79.4％であり，体脂肪量から考えると中等度栄養障害であると評価します．AMCは上記の式によりAMC＝19.5－0.314×9.5＝16.52cmとなります．JARDの基準値は34.13cmですので％AMC＝16.52/34.13＝48.4％となり筋肉量から考えると高度栄養障害であると評価します．

B-2．顔の観察ポイント

1　顔　貌

a．左右差の有無

顔が左右対称であるかをみます．簡単なアセスメントとして「①笑顔をつくっていただけませんか」「②額にしわをよせていただけませんか」「③目をギュッと閉じていただけますか」と伝え顔面の筋肉の動きをみます．筋肉の動きが対称でなければ，上肢の挙上検査やしゃべりかた（構音機能）の確認も必要です（図2-5）．異常なら神経内科および脳神経外科での受診を勧めます．

	正常	異常
①顔の動き	顔面は左右対称に動く	片側が他側のように動かない
②上肢の挙上	両側とも同じように挙上できる	片側が挙上できない，または挙上した上肢が下がる
③構音機能	滞りなく正確に話せる	不明瞭な言葉，間違った言葉，あるいはまったく話せない

顔の動き

正常　　右片麻痺
（笑顔が顔の右半分でつくれない）

図2-5　脳卒中のアセスメント（シンシナティ病院脳卒中スケール）
①，②，③の3つの徴候のうち，1つでもあれば，脳卒中の可能性は約7割です．

b. 色素沈着の有無

顔，頸部，手指など，体全体が黒っぽい印象をうける場合には，輸血による鉄過剰やアジソン病の可能性があります．また，白血病などで抗悪性腫瘍薬による治療が行われた後，骨髄抑制が起こり頻回の輸血をうけた場合や，疾患自体が輸血を必要とする再生不良性貧血や骨髄異形成症候群の場合も鉄過剰による色素沈着がみられます．

c. 黄色腫の有無

まぶたや目のまわりに黄色味を帯びたシミが出ることがあります．これはコレステロールエステルを多く含む泡沫細胞が集まり起こるもので黄色腫と呼ばれます．動脈硬化症患者でみられることがあり，まぶた以外では皮膚や腱に好発します．

2　結　膜

結膜は，眼球結膜と眼瞼結膜をみます．あっかんべーをしてくださいと伝え，眼瞼結膜の状態を観察します．結膜縁が眼瞼結膜よりも白いなら正常で，同程度の白さならば貧血（血中ヘモグロビン値が10 g/dL未満）を疑います．次に上眼瞼を引き上げ，下をみてくださいと伝え，眼球結膜の色を観察します．ここ

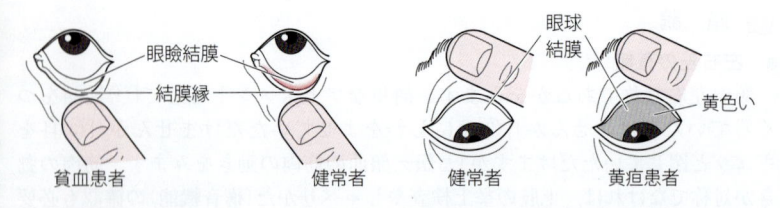

貧血患者　　健常者　　　　健常者　　黄疸患者

眼瞼結膜
結膜縁
眼球結膜
黄色い

図2-6　結膜のアセスメント

が黄色であれば黄疸(血清総ビリルビン値が3 mg/dL以上)を疑います(図2-6).

3 口唇・口腔内粘膜

　通常，口唇はピンク色ですが，チアノーゼがあれば青紫色に変化します．チアノーゼは血中の還元ヘモグロビンが5 g/dL以上になると出現します．あくまでも絶対量で割合ではありません．したがって貧血症では出現しにくく，多血症で出現しやすいという特徴があります．チアノーゼは先天性心疾患や薬剤(アセトアミノフェンなど)投与後の副作用によってもみられます．口唇部のチアノーゼは自分では気づきにくいため，家族などの周囲の人から指摘をうける場合もあります．

　加齢により口腔内粘膜は萎縮します．また，口腔内粘膜に白苔が付着している場合には，口腔カンジダ症を疑います．これは副腎皮質ステロイド(プレドニゾロンなど)の長期投与，糖尿病，免疫機能低下状態(潰瘍性大腸炎・クローン病など)，義歯装着の場合にみられます．低栄養では，口唇症や口内炎がみられます．

4 歯 肉

　しゃべって口が開くときに歯茎が観察できます．歯茎の歯肉が腫れていることを歯肉腫脹といいます．急性単球性白血病やヒダントイン系の抗てんかん薬(フェニトインなど)やカルシウム拮抗薬(ニフェジピンなど)により歯肉増殖がみられることがあります．高齢者では，歯肉がやせてきて義歯が合わなくなり，咀嚼障害による栄養障害を引き起こすこともあります．

5 舌

　高齢になれば唾液の分泌がわるくなります．薬を飲み込むのに唾液は欠かせません．口腔内の乾燥は，舌の乾き具合や白苔の有無で観察します．

6 咽 頭

　開口させて咽頭を観察します．「あー」と声を出してもらい軟口蓋および口蓋垂の挙上や偏位のないことを確認します(図2-7)．軟口蓋や口蓋垂の上がりがわるい，あるいは左右非対称であれば脳卒中による麻痺が疑われます．もし麻痺があれば患側の口蓋垂が上がりにくくなります．したがって，薬の内服や食事を摂らせる場合は，嚥下がスムーズになるように麻痺のないほうに体を傾けると薬や食事の通りがよくなります．また，咽頭反射の確認を行い嚥下状態を評価します．

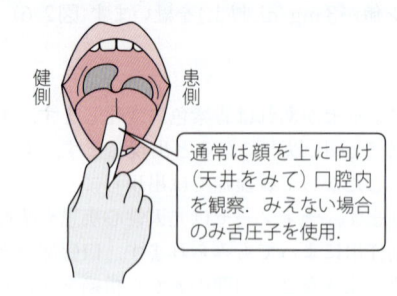

図2-7 咽頭のアセスメント
「あー」と声を出させて観察します．健側のみの軟骨蓋弓の挙上がみられます．咽頭後壁の筋肉が麻痺している場合には，患側の後壁が健側に引っぱられます．
これをカーテン徴候といいます．

通常は顔を上に向け（天井をみて）口腔内を観察．みえない場合のみ舌圧子を使用．

> **コラム　咽頭反射の確認**
>
> 両側の咽頭後壁（のどの一番奥）を舌圧子で触れます．舌圧子を押し戻すような反応（オエッという反応）が起こるかどうかを確認します．これがなければ，処方された薬を飲みこむことができません．

B-3. 頭頸部の観察ポイント

1 脱　毛

脱毛は種々の原因でみられます．頭全体のまばらな脱毛は甲状腺機能低下症でみられます．ストレスにより髪の毛を自分で引き抜く性癖をトリコチロマニア（抜毛癖）と呼びます．下痢の持続や呼吸不良症候群では低栄養状態となり，頭髪は乾燥し粗く，ときに脱毛をみます．

2 胸鎖乳突筋の肥厚

長期間にわたる喫煙でCOPD（慢性閉塞性肺疾患）患者の場合には代償的に呼吸筋の発達がみられます．特に首から鎖骨にかけての筋（胸鎖乳突筋）の発達・肥厚が特徴的です．このような場合には，喫煙歴を尋ねます．

3 頸部リンパ節の腫脹

頸部に丸い腫瘤状の腫大したリンパ節が観察されます．ときには数珠状にみられることもあります．

4 頸静脈の怒張

両側の頸静脈の怒張は，多くの場合右心不全により静脈還流がわるくなるこ

とで生じます．右心不全をきたす疾患としてはうっ血性心不全があります．また，右心不全以外の原因としては肺疾患（肺高血圧症，COPD，肺梗塞など）があります．片側性の怒張は肺腫瘍が上大静脈を圧迫または浸潤し頸静脈が太くみえる場合（上大静脈症候群）にみられます．

B-4. 爪の観察ポイント

1 匙状爪

健常者では爪は表面が盛り上がっていますが，逆にスプーン様にへこんでいるものを匙状爪といいます（図2-8）．鉄欠乏性貧血の患者でみられます．

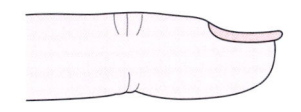

図2-8　匙状爪

2 爪白癬

爪が白く混濁している場合や，線が入っている場合には爪白癬を疑います．

3 爪床色

健常者ではピンク色をしている爪床が青色に変化している場合，爪床を流れている毛細血管内で還元ヘモグロビンが増加しており，チアノーゼが疑われます．爪床以外では口唇や耳介でみられます．また，白色なら貧血を疑います．

B-5. 手指の観察ポイント

1 ばち状指

指の先が太鼓をたたく「ばち」のように膨らんでいるものをばち状指といいます（図2-9）．なぜ膨らむかは明らかではありませんが，指先の血管を拡張させる液性因子によると考えられています．この膨らみは，指の末節（特に背側）が結合組織の増殖によって嚢状に腫大したものです．肺結核，肺癌，COPDなどの呼吸器疾患や先天性心疾患，感染性心内膜炎などの循環器疾患に合併します．

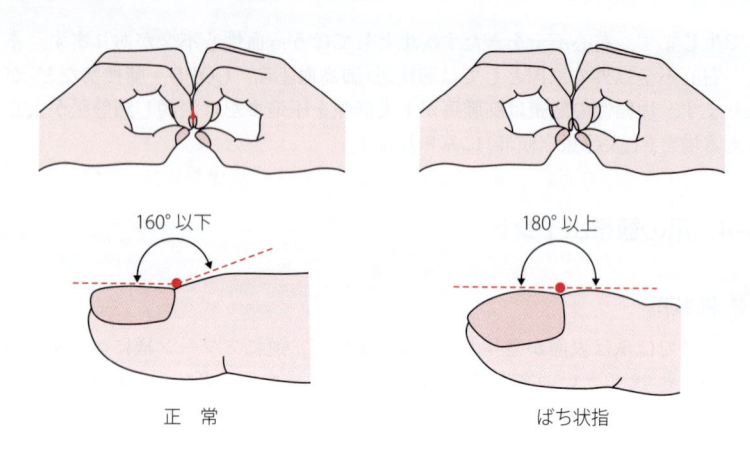

160°以下　　　　　　　　　　　　180°以上

正　常　　　　　　　　　　　　ばち状指

図2-9　ばち状指
ばち状指は，指先部が太くなっているため，右下の図のように爪と付着部皮膚との角度が180°以上となり，左上の図のように爪と爪の間に菱形ができません．また，爪床部は軟らかく，押すと沈み，離すと元に戻る特徴があります．

2　手指の関節変形

　手指の関節変形では，どの関節に変形があるのかを確認します．爪から数えて最初の関節をDIP(distal interphalangeal joint)，2番目の関節をPIP(proximal interphalangeal joint)，指のつけ根の関節をMP(metacarpophalangeal joint)といいます．加齢に伴う変形性関節症はDIPに多くみられ，関節リウマチrheumatoid arthritis(RA)による関節の変形はPIPやMPにみられます．RAが高度になれば白鳥の首変形や尺側偏位がみられます．なおRAにおける罹患関節の進展は，一側の上肢から下肢へ，その後反体側の上肢から下肢へというN字型をとることが特徴です．

3　振　戦

　2つの筋の間で律動的な収縮が生じるために起こるふるえを振戦といいます．これは，最もよくみられる不随意運動の1つです．安静時に丸薬を丸めるような動きはパーキンソン病にみられます．また，両手を挙上した際にみられるふるえは姿勢時振戦と呼ばれ，甲状腺機能亢進症などにみられます．

B-6. 歩行の観察ポイント

歩行からいろいろな疾病を疑うことが可能です（図2-10）．前屈で小刻み歩行がみられればパーキンソン病，両足を広げてドシドシ歩く場合は小脳失調症，下肢がつっぱり外側から円弧を描くはさみ歩行は脳血管障害にそれぞれみられます．歩行により下肢のしびれや痛みが出現し，しばらく休憩すると改善し，再び歩き始めることが可能な場合を間欠性跛行といいます．間欠性跛行をきたす疾患には閉塞性動脈硬化症や脊柱管狭窄症などがあります．

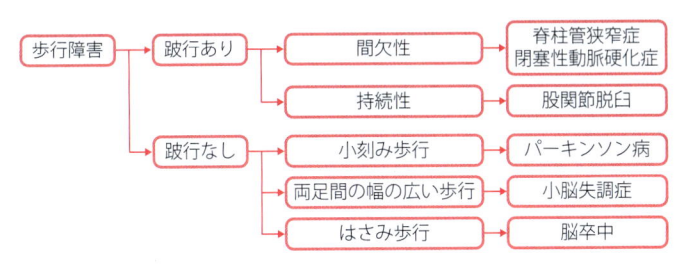

```
歩行障害 ─┬─ 跛行あり ─┬─ 間欠性 ───── 脊柱管狭窄症
          │            │                閉塞性動脈硬化症
          │            └─ 持続性 ───── 股関節脱臼
          └─ 跛行なし ─┬─ 小刻み歩行 ── パーキンソン病
                       ├─ 両足間の幅の広い歩行 ── 小脳失調症
                       └─ はさみ歩行 ── 脳卒中
```

図2-10 歩行障害のアセスメント

C. 患者に触れてみてわかること

> ・浮腫，発疹，脱水，ショックの症候について，生じる原因とそれらを伴う代表的疾患を説明できる．

患者に触れてわかることは，膨らんでいるかくぼんでいるか，圧迫により色や痛みがどのように変化するか，拍動しているかいないか，熱いか冷たいか，湿っているか，かさかさしているかなどです．患者の体のいろいろな部分を触れたり押したりつまみ上げたりすることによりさまざまなアセスメントが可能となります．たとえば，むくみやしこりがある場合は皮膚を押したり，かさかさしていて脱水が疑われる場合はつまみ上げたりします（ツルゴール，p19参照）．

C-1. 押してわかること

1 浮 腫

　浮腫は俗に「むくみ」と称され、水分が皮下に貯留した状態のことをいいます。「靴が入りにくい」「指輪が外れにくい」という訴えがあれば浮腫を疑います。脛骨前面、足背部は浮腫の好発部位です。浮腫があれば脛骨前面を指で圧迫すると圧痕が残ります（図2-11）。浮腫は心疾患や腎疾患、血管の循環障害、リンパ液の循環障害、さらには低栄養状態でみられます。なお、粘液水腫（甲状腺機能低下症）の場合は、ムコ多糖類の沈着のため、圧痕を形成しにくいのが特徴です。

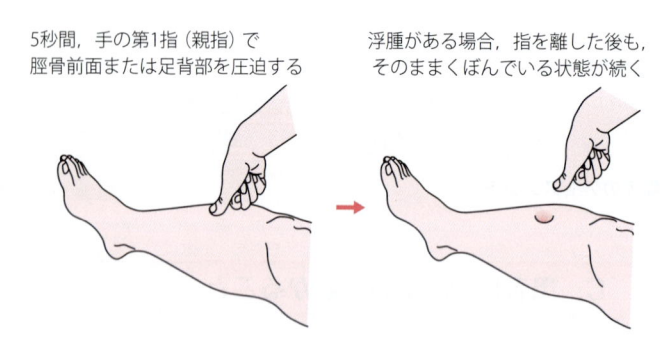

5秒間、手の第1指（親指）で脛骨前面または足背部を圧迫する

浮腫がある場合、指を離した後も、そのままくぼんでいる状態が続く

図 2-11　浮腫の触診

2 紅 斑

　紅斑は皮膚の毛細血管の拡張により生じるもので、圧迫により紅い色が消えることが特徴です。鼻から頬にかけて蝶のような形の紅斑（蝶形紅斑）がみられた場合は、全身性エリテマトーデス systemic lupus erythematosus（SLE）を疑う必要があります。なお、紫斑は圧迫しても色の変化は観察できません。

3 爪 床

　爪の表面を反体側の指の爪で圧迫し、圧迫を解除すれば通常2秒未満で色調が回復します。これを毛細血管再充満時間（CRT, p191）といい、CRTが2秒以上の場合には末梢循環不全（ショック、出血、脱水など）を疑う必要があります。低栄養状態では爪の色がわるくなり横走する白線や溝がみられます。

4 リンパ節

リンパ節が腫大している場合には、熱感の有無、その広がりの程度を把握するとともに、押さえて圧迫を加えてみます。圧迫して痛みがあれば急性の炎症性疾患を、痛みがなければ悪性リンパ腫を疑います。

5 脈 点

体の表面から拍動を触知できる動脈は上腕動脈、橈骨動脈、大腿動脈、足背動脈などがあります（図4-1、p45参照）。血圧が下がり、収縮期圧が80 mmHg以下になれば末梢の動脈から触知できなくなります。

C-2. つまみ上げてわかること

脱水の有無をみる簡単な検査にツルゴール（図2-12）があります。前腕や腹壁などの皮膚をつまみ上げると、通常はすみやかに元に戻ります。戻りが遅ければ水分が不足していると評価します。また、つまみ上げるときに痛みをどの程度感じるかも評価します。

患者の手の甲の皮膚をつまみ上げて離す。

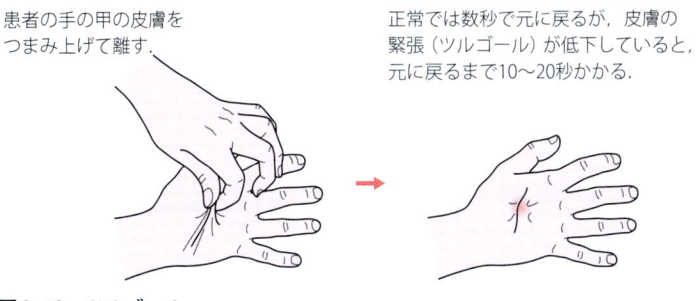

正常では数秒で元に戻るが、皮膚の緊張（ツルゴール）が低下していると、元に戻るまで10～20秒かかる。

図2-12 ツルゴール

C-3. その他

1 胸郭運動性

COPDが進行すると胸部はビヤ樽状に変形します。検者の手を広げて左右の母指を被検者の腰の上の背骨付近にあてて深呼吸させるとき、健常者であれば深吸気に4 cmほど広がりますがCOPDであればそれほど広がりません。

2 2点閾値の検査

　皮膚感覚は，皮膚およびこれに接する粘膜にある感覚で，触覚または圧覚，温覚や冷覚などの温度感覚，皮膚痛覚などがあります．触覚は皮膚面に投射されるので刺激がどこに与えられたかを認識することができます．これを部位覚といいます．また，皮膚の接近する2点をコンパスで同時に触れたとき，2点が非常に近ければ1点を刺激されたと感じます．2点間の距離を次第に大きくしていき，はじめて2点と識別された距離を2点閾値といいます．指先や唇のような2点閾値の小さい部位は触覚の神経支配が密で各感覚単位が小さくなっています．これらの識別ができないときは，頭頂葉の障害を疑います．

> **コラム　触れることの重要性**
>
> 　「ここが痛みます」「ここがかゆいです」と訴えがある場合は，表面上の変化がみられなくても「触れてもいいですか？」と患者に確認をとり，実際に触れてみることが大事です．患者は触れてもらうことで，自分の訴えを聞き入れてもらい，慎重にみてもらっているという感覚になるからです．帯状疱疹を例にみてみます．この疾患は，過去に水痘に罹患した際の水痘ウイルスが神経根に潜んでいて，体の抵抗力が低下したときに再び活動を始め，神経に沿った痛みや紅斑および水疱が出現する疾患です．紅斑や水疱の出現前に疼痛のみ出現する場合があり，その場合，表面からは変化がうかがえません．しかし患者にとっては痛いのです．変化がないからといって皮膚を触れないのではなく，変化がなくても触れてみることが重要です．そして痛む場所をくまなく触れ，神経に沿った痛みであるとわかった場合は，この疾患を疑います．その後，薬剤師は医師の受診を勧め，早期発見に関与していくことが重要です．

D. 患者の音からわかること

🚩 ・呼吸困難，咳，動悸，便秘の症候について，生じる原因とそれらを伴う代表的疾患を説明できる．

D-1. 聴診器を用いなくても聞こえる音

1 声

　声がかすれていることを嗄声といいます．急性・慢性喉頭炎，声帯ポリープ，

および食道癌の手術後に生じる反回神経麻痺が主な原因です．急に声が枯れたとの訴えで，トローチかうがい薬を希望した場合，のどを酷使していないか（大声でしゃべり続ける，カラオケで歌いすぎる）や喫煙の有無など，のどに負担をかけることをしていないか尋ねます．あてはまらない場合には上記の疾患が疑われます．

2 いびき

いびきは，鼻ポリープや睡眠時無呼吸症候群 sleep apnea syndrome（SAS）などで出現します．本人には自覚がないこともあるので，隣で寝ていていびきがうるさくて眠れなかったことがないかどうか，家族や友人などにも状況を尋ねます．いびきを訴える患者には，飲酒の有無や日中の眠気の程度を調べるエプワース睡眠尺度（表2-5）やうつ病の自己チェックシート（表2-6）を用いることで，おおよその原因探索が可能です（図2-13）．

表2-5　エプワース睡眠尺度

1）座って何かを読んでいるとき
2）テレビをみているとき
3）公共の場（映画館や会議など）で静かに座っているとき
4）乗客として1時間以上続けて自動車に座っているとき
5）午後，横になって休憩をとっているとき
6）座って人と話をしているとき
7）昼食を摂った（このとき飲酒なし）後，静かに座っているとき
8）自動車を運転中に，数分止まったとき

以上の1）～8）の場合に，次の0～3までのなかからあてはまる数値を選び，それぞれを合わせた合計点が11点以上となる場合を有意とします．
0：うとうとする可能性はほとんどない
1：うとうとする可能性は少しある
2：うとうとする可能性は半々くらい
3：うとうとする可能性が高い
（福井次矢，黒川清（監訳）：ハリソン内科学　第3版，p1727，メディカルサイエンスインターナショナル，2007）

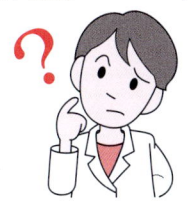

表2-6 うつ病の自己チェックシート（SRQ-D）

質問	いいえ	はい ときどき	はい しばしば	はい 常に
① 体がだるく疲れやすいですか	0	1	2	3
② 騒音が気になりますか	0	1	2	3
③ 最近気が沈んだり重くなったりすることがありますか	0	1	2	3
④ 音楽を聞いて楽しいですか	0	1	2	3
⑤ 朝のうち特に無気力ですか	0	1	2	3
⑥ 議論に熱中できますか	0	1	2	3
⑦ 首すじや肩がこって仕方がないですか	0	1	2	3
⑧ 頭痛もちですか	0	1	2	3
⑨ 眠れないで朝早く目覚めることがありますか	0	1	2	3
⑩ 事故やけがをしやすいですか	0	1	2	3
⑪ 食事が進まず味がないですか	0	1	2	3
⑫ テレビをみて楽しいですか	0	1	2	3
⑬ 息がつまって胸が苦しくなることがありますか	0	1	2	3
⑭ のどの奥に物がつかえている感じがしますか	0	1	2	3
⑮ 自分の人生がつまらなく感じますか	0	1	2	3
⑯ 仕事の能率が上がらず何をするにもおっくうですか	0	1	2	3
⑰ 以前にも現在と似た症状がありましたか	0	1	2	3
⑱ 本来は仕事熱心で几帳面ですか	0	1	2	3

東邦大式のSRQ-Dは，軽症うつ病を早期に発見するきっかけに用います．
合計点数が，10点以下を抑うつなし，11～15点を境界領域，16点以上を抑うつ傾向ありと判定します．

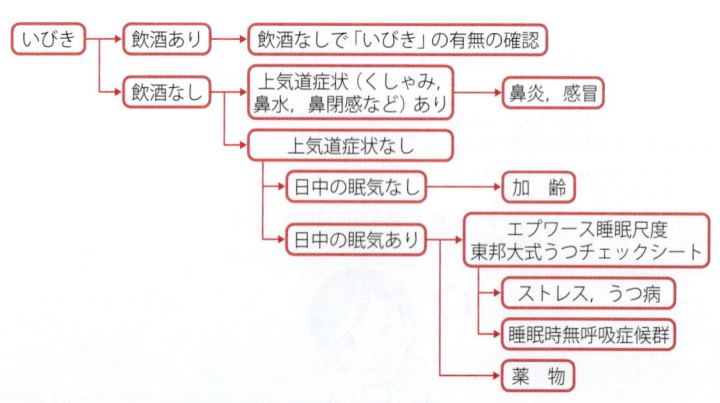

図2-13 いびきの症状からみた分類

コラム　睡眠時無呼吸症候群(SAS)

　SASは，一晩6時間の睡眠中に，無呼吸(10秒以上続く呼吸停止)が30回以上出現し，その結果，夜間の不眠，日中の傾眠，いびきの三大症状を呈する疾患のことを指します．睡眠1時間あたりの無呼吸と低呼吸(睡眠中にSpO$_2$で4%以上の低下をみるもの)の合計の回数を無呼吸低呼吸指数(AHI)として重症度を判定します(表2-7)．睡眠中の無呼吸や低呼吸をみる装置にアプノモニターがあります．SASには，中枢型，閉塞型，混合型の3型があり，特に閉塞型(OSAS)は，男性が女性の2〜3倍多く，加齢とともに増加し，成人は大部分が肥満と関連しています．

表2-7　SASの重症度

程度	基準
軽症	5＜AHI＜20
中等症	20≦AHI＜30
重症	30≦AHI

コラム　睡眠と心疾患

　2003年3月，新幹線の運転士が駅を通過後に列車を停車させたというニュースにおいて，SASとの関連が取り上げられ，乗務員の健康管理が問題となり世間の注目を浴びました．AHIによって重症と判定された患者は心血管疾患の合併が一般人より2〜3倍多く，無呼吸や低呼吸で一過性の急激な血圧上昇(30 mmHg)がみられます．治療は生活習慣の改善，薬物治療や外科的治療によりますが，薬剤師は減量，就寝時の体位(側臥位)の推奨，アルコール・タバコ・睡眠薬の禁止など，生活習慣の改善に大きく寄与できます．AHI≧30の患者の治療ではマスクを顔部に密着させ，圧力をかけて空気を送り込む鼻マスク式持続陽圧呼吸が第1選択となりますが，原因が扁桃肥大や鼻ポリープであれば外科的治療を優先させます．治療薬にはアセタゾラミド(ダイアモックス®)があり就寝前に250〜500 mgを内服します．その結果，腎尿細管でのHCO$_3^-$の再吸収を抑制し，代謝性アシドーシスをもたらし呼吸中枢を刺激します．これによりAHIが半減した(44→22)という報告があります．

3　歯ぎしり

　睡眠時など，無症状性のものもありますが，SASや緊張性頭痛でみられることもあり注意が必要です．

4 げっぷ

 げっぷを引き起こす薬剤には胃部X線検査でバリウムを飲んだ後に胃を膨張させるために使う発泡剤があります．また，炭酸飲料の摂取後に多くみられますが，これと別で病的なものを呑気症といいます．

5 しゃっくり

 暴飲暴食で急速な胃拡張が起こり，迷走神経を介する機序で発症すると推測されていますが詳細は不明です．頻繁にしゃっくりを生じるという患者には食事はよく噛んで食べるよう指導しましょう．

6 くしゃみ

 くしゃみは，かぜやアレルギー性鼻炎でみられます．外出時にはマスク，帽子や眼鏡の着用を促し，家のなかのハウスダストに注意することでアレルギー性疾患患者のくしゃみも軽減することができます．

7 咳

 気道に入り込んだ異物は，気道の線毛上皮でベルトコンベアのように末梢から中枢へ排出されます．この働きが破綻すると咳が起こります．本来，咳は異物を取り除くための反射ですが，ACE（アンギオテンシン変換酵素）阻害薬（カプトプリルなど）のような薬剤に起因するものとかぜや肺炎，肺癌など呼吸器系疾患特有のものと鑑別する必要があります．ACE阻害薬服用者では約20％の高頻度でみられるので，特に初回投与時の服薬指導では咳の発生の可能性について説明が必要です．

8 喘鳴

 呼吸の際に，平滑筋の攣縮，粘膜浮腫，炎症，腫瘍，異物などにより狭窄した気道内腔を空気が通るときにヒューヒュー，ゼーゼーと聞こえる音のことを喘鳴といいます．薬剤アレルギーの急性喉頭浮腫でもみられ，注射薬では注射直後にアナフィラキシー反応として，咳・呼吸困難がみられる場合があります．

9 放屁（おなら）

 放屁は消化管の運動により生じます．糖尿病で内服治療中なら，αグルコシダーゼ阻害薬（アカルボース，ボグリボースなど）の服用によるものか，別の要因によるものかを鑑別することが必要です．また，手術後に経口摂取の開始時

D. 患者の音からわかること ◀ **25**

期を見極めるために，放屁の出現の有無をチェックすることは有用です．

D-2. 聴診器を用いて聞こえる音

聴診器の患者にあてる部分はチェストピースといい，膜型とベル型があります（図2-14）．また，検者の耳にあてる部分をイヤーピースといいます．イヤーピースは漢字の「八」（末広がりの形）型に広げて耳にあてます．患者に聴診器をあてる際には，チェストピースを手掌で温めておきましょう．

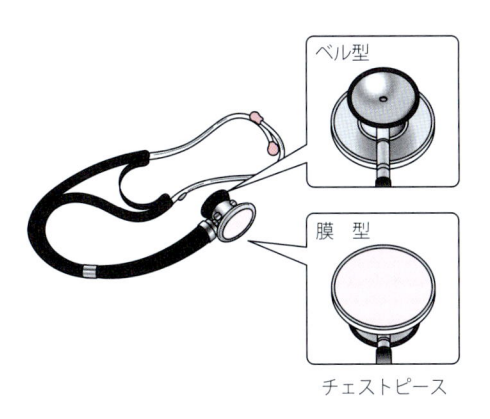

図2-14 聴診器での膜型とベル型

> **コラム　チェストピースの使い分け**
>
> 普段の聴診には膜型を使用します．一方，甲状腺機能亢進症や妊娠などにより循環血液量が増えた場合，左室壁にぶつかる血流は低音のためベル型のほうがよく聴取されます．

1 呼吸音

呼吸音は息を吸う，または吐くときに聞こえる音です．正常呼吸音と異常呼吸音があります．図2-15のように，アルファベットのZを描くように，前胸部および背部の肺の部分にチェストピースをあててみましょう．以下，種々の聞こえかたから呼吸音と薬剤との関連を解説します．

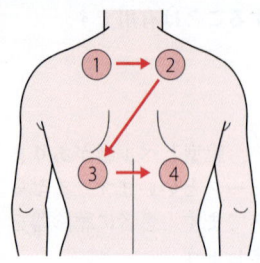

図2-15 呼吸音の聴診

聴診器の膜型を使用します．患者には口を開けさせた状態で「吸って，吐いて」などのかけ声をかけ深呼吸させます．図の①→②→③→④のように，左上から右下へアルファベットのZ字を描くように，呼吸音を聞きます．

a. 正常呼吸音

深呼吸をさせたときに，スースーと混じり気のない音が聞こえます．これが正常呼吸音です．異常呼吸音はこれにあてはまらない音をいいます．

b. 異常呼吸音

異常呼吸音は大きく3つに分けられます．1つ目はパチパチとかプクプクといった短い音節で途切れ途切れの断続性の音，2つ目はヒューという長く持続する連続性の音，3つ目はギュッギュッと擦れ合うような摩擦音です．この音の区別から類推される疾患を図2-16に示します．

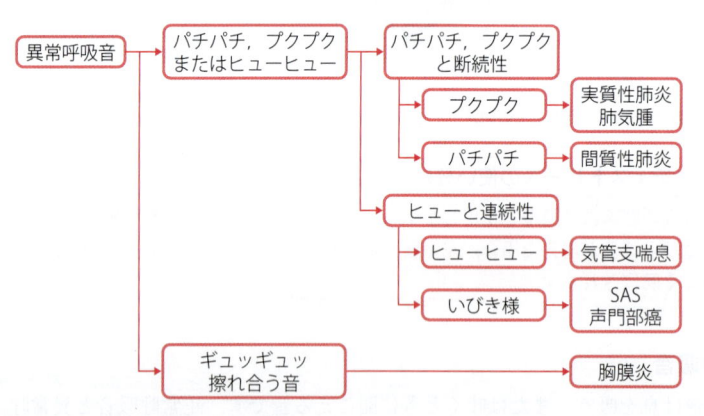

図2-16 異常呼吸音からの分類

間質性肺炎は薬剤の副作用と関係します（p136参照）．この場合，吸気の終わりにパチパチというマジックテープをはがすときのような音が聞こえます．

> **コラム　誤嚥性肺炎が疑われるときの聴診部位**
>
> 　高齢者では誤嚥による肺炎に注意します．食後や薬の内服後に咳が続くなどの症状があれば，右下肺野とほかの肺野とに聞こえる音の違いがないか確認してください．これは解剖学的に右気管支に誤嚥物が入りやすい構造になっているからです．

2　心　音

　心音は心臓の動きにより発せられる音です．呼吸音と同じように正常心音と異常心音があります．

a．正常心音

　正常心音はドッキン，ドッキンと規則的で橈骨動脈の拍動と一致します．これにあてはまらない音を異常心音といいます．

b．異常心音

　①ドッキン，ドッキンと規則的に聞こえるが，橈骨動脈の拍動が触れないか，または一致しない場合，心室性期外収縮が疑われます．リドカイン中毒などでみられます．

　②ドッキーン，ドッキーンと規則的だが間隔が長い場合，徐脈が疑われます．スポーツ選手では病的意義はありません．めまいや失神を伴う場合は，器質的疾患によるものか，β遮断薬（アテノロールなど）などの薬剤によるものかの区別が重要なので，薬剤の服用歴を確認します．

　③ドキドキドキドキ…と規則的だが，間隔が短い場合，頻脈が疑われます．器質的疾患によるものか，α遮断薬（ウラピジルなど），β刺激薬（イソクスプリン塩酸塩など），アミノフィリン，インスリン過量などの薬剤によるものかの区別が重要なので，薬剤の服用歴を確認します．

　④ドッキン，ドキドキドキ，ドッキン，ドキドキ…と不規則に聞こえる場合，心房細動が疑われます．心音と脈拍の解離が特徴です．放置すると脳梗塞を併発する危険性があり，予防的な抗凝固療法が必要となります．ファーマシューティカルケアが大切です．

　⑤ザーザーした音が聞こえる場合は「心雑音」が疑われます．心雑音には収縮期雑音と拡張期雑音とがあります．僧帽弁・大動脈弁・三尖弁が狭くなる（狭窄）か，または閉じなくなる（閉鎖不全）場合に心雑音が出現します．詳しくは成書を参照してください．

コラム　心音の聞こえかた

どうして心臓が動くときにドッキンという音が聞こえるのでしょうか．このドッキンの「ドッ」はⅠ音で僧帽弁の閉じる音，「キン」はⅡ音で大動脈弁の閉じる音です(図2-17)．Ⅰ音，Ⅱ音とも聞こえやすい部位があります(図2-18)．また，それぞれの部位の異常心音から病態や疾患を示唆することもできます．

聴診器を患者の胸にあてたままゆっくりと深呼吸をしてもらうと，脈は吸気時に速くなります．これは深呼吸により，もともと陰圧である胸腔内圧がさらに低下し静脈還流(右心室へ帰ってくる血流)が増え，脈拍数が増加するためです(呼吸性不整脈)．なお，このときⅠ音とⅡ音の間隔は変わりません．

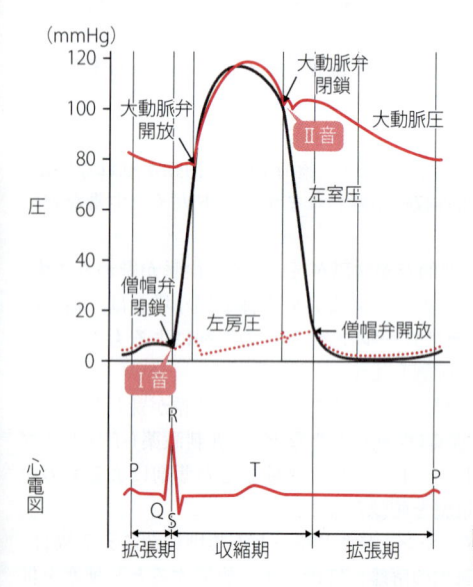

図2-17　心音のⅠ音とⅡ音ならびに心電図との関係

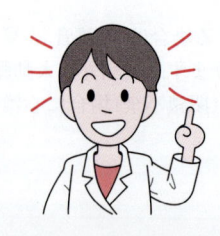

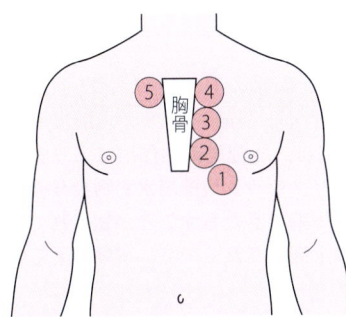

⑤ 2RSB：第2肋間胸骨右縁
④ 2LSB：第2肋間胸骨左縁
③ 3LSB：第3肋間胸骨左縁
② 4LSB：第4肋間胸骨左縁
① 心尖部

番号	場所	健常者での心音の特徴	異常心音や心雑音からの病態や疾患の可能性
⑤	大動脈弁領域（2RSB）	Ⅰ音＜Ⅱ音	貧血*，大動脈弁狭窄症
④	肺動脈弁領域（2LSB）	Ⅰ音＜Ⅱ音	貧血*，肺動脈弁狭窄症
③	エルブ領域（3LSB）	Ⅰ音≒Ⅱ音	大動脈弁閉鎖不全
②	三尖弁領域（4LSB）	Ⅰ音＞Ⅱ音	三尖弁閉鎖不全
①	僧帽弁領域（心尖部）	Ⅰ音＞Ⅱ音	僧帽弁閉鎖不全

図2-18 聴診部位による心音の特徴と病的意義

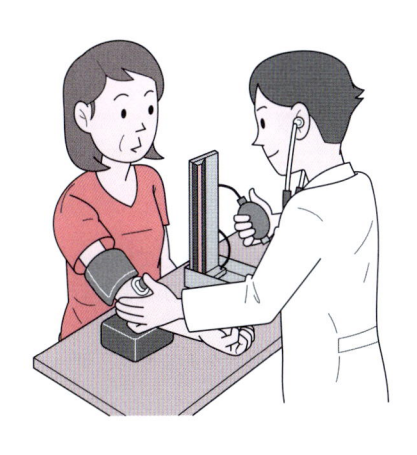

*貧血では高心拍出に伴う相対的な大動脈弁および肺動脈弁の狭窄による心雑音が生じます．

3 腸蠕動音

聴診器の膜型の部分を腹部にあてます（図2-19）．1分間に5回以上の腸蠕動音があれば正常と評価します．オピオイド製剤（モルヒネ塩酸塩水和物，オキシコドン塩酸塩水和物など）投与時には，腸運動抑制作用により腸蠕動が低下し便秘が頻発します．その一方でイリノテカン塩酸塩水和物投与後，活性代謝物が腸蠕動を著しく亢進させ重篤な下痢をもたらすことが知られています．この場合，腸蠕動音が1分間に10回以上観察されるので，下痢による脱水の早期発見に聴診器が役立ちます．

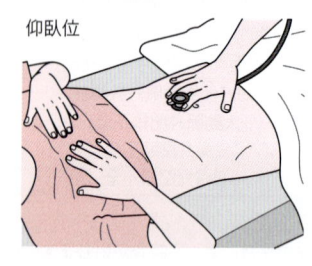

仰臥位

図2-19 腸蠕動音の聴取
腹部の聴診は，両膝を伸展させた状態で行います．腹部の1ヵ所に聴診器の膜型の部分をあて，1分間に5回以上の腸蠕動があれば正常とします．

4 その他

a. 頸動脈の聴取
頸動脈に聴診器の膜型部分をあてザッ，ザッという音が聞こえれば動脈硬化を疑います．

b. 透析患者のシャント音の聴取
透析患者の前腕にはシャントが形成されており，血流が良好ならば「ザッ，ザッ」と聞こえます．

c. 胃チューブの位置確認の聴取
鼻腔から入れた胃管が正確に胃内腔に達しているかどうかの確認に，先端から空気を入れポコッと音が聞こえるかどうか確認を行います．

d. 腹部大動脈の聴取
腹部の臍部周辺に聴診器の膜型部分をあてザッ，ザッという音が聞こえれば動脈瘤を疑います．

第3章　栄養アセスメントの実践

A. 治療計画の実施

- 栄養アセスメントに基づき，正しく栄養療法の選択（経口，経腸，経静脈）ができる．
- 栄養アセスメントに基づき，正しい栄養管理メニューを立案し，その栄養投与量を算出できる．

包括的な栄養アセスメントにより，適切な治療計画を立案していきます．また，栄養アセスメント，治療計画の作成，実施，モニタリングと再評価からなる栄養管理のプロセスは（図3-1），合併症の減少や入院期間の短縮に有効です．治療計画を実施している間も繰り返しアセスメントを行い，治療計画の見直しを含めて，評価を継続して行っていくことが治療を成功へと導きます．

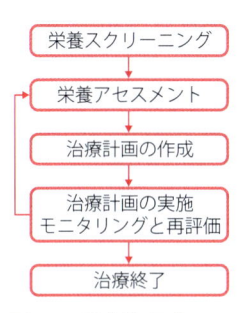

図3-1　栄養管理プロセス

A-1. 栄養療法の選択

栄養療法は図3-2に示すように，消化管が安全に使用できるかどうかによって経口摂取による栄養，経腸栄養または経静脈栄養を選択します．経腸栄養は経鼻経管栄養と消化管瘻（胃瘻，腸瘻），経静脈栄養は末梢静脈栄養と中心静脈栄養に分けられます．これらの栄養療法の選択基準は以下のとおりです．

1) 消化管が使えるのなら，消化管を使った栄養療法を行う
2) 消化管のどこが機能しているか
3) 栄養療法が必要と予測される期間
4) 患者にとって楽な方法（より生理的な方法）

ここで，各栄養療法の特徴を表3-1に示します．

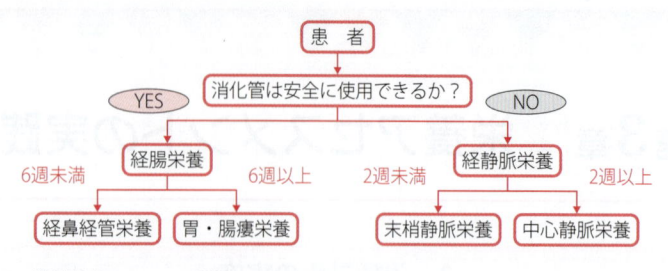

```
                          患者
                           │
                  消化管は安全に使用できるか？
         YES      ／              ＼      NO
                経腸栄養                経静脈栄養
       6週未満  ／   ＼ 6週以上    2週未満 ／   ＼ 2週以上
      経鼻経管栄養  胃・腸瘻栄養   末梢静脈栄養  中心静脈栄養
```

図3-2　栄養投与ルートの選択

表3-1　経腸栄養と経静脈栄養の特徴

経腸栄養	経静脈栄養
生理的である	目標エネルギー量の達成が容易
消化管機能が維持できる	短期間で目標エネルギー量に到達できる
腸粘膜バリア機構が維持できる	投与量が正確
感染性合併症が少ない	構成成分の調節が容易
代謝性合併症が少ない	肝障害が多い
ルート作製の侵襲度が低い	カテーテル感染が多い
清潔操作が不要	清潔操作が複雑
在宅栄養療法へ移行するのが容易	在宅栄養療法へ移行するのが容易ではないが不可能ではない
コストが低い	コストが高い

1 経口摂取による栄養

　食物の経口摂取が最も自然で生理的な栄養摂取法です．これが十分にできないときは嚥下機能などに問題がなく消化管吸収が保たれていれば，食物の経口摂取に加えて，経腸栄養剤の経口摂取をまずは考慮します．経腸栄養剤には成分栄養剤（ED），半消化態栄養剤，消化態栄養剤があり，表3-2に示したような特徴があります．消化管の安静が必要なクローン病などには成分栄養剤が用いられます．しかし，経腸栄養剤を経口摂取する場合，長期間同じ味が続くことや味に耐えられなくなることで，摂取量が減少して，目標エネルギー量に到達できなくなるケースがしばしばみられます．この場合は，経腸栄養を考慮します．

2 経腸栄養

　経口摂取が難しい場合，消化管が機能していれば経腸栄養を選択します．これは，腸管は栄養を消化吸収する場であるとともに，免疫システムが存在し細菌や毒素が体内に入り込むことを阻止する最後の砦となっているからです．経静脈栄養施行などにより腸管を使用しないでいると，腸粘膜の絨毛が萎縮し細菌や毒素が体内に入り込みやすい状態（バクテリアルトランスロケーション）となります．短期間の場合は，鼻から栄養チューブを入れて，胃もしくは十二指腸に留置する経鼻経管栄養を行います．長期化する場合には消化管瘻を内視鏡的あるいは外科的に造設して栄養投与を行います．このとき，一般的には経皮内視鏡的胃瘻造設術が行われますが，胃癌，食道癌などの既往や胃からの逆流がある患者の場合には腸瘻を造設します．この場合，栄養療法の目的では腸瘻は空腸に造設されます．空腸は，胃と異なり，貯蔵能が小さいため，経腸栄養剤は胃瘻では可能な間欠投与ではなく，少量を持続的に投与する必要があります．

3 経静脈栄養

　経静脈栄養には末梢静脈栄養（PPN）と中心静脈栄養（TPN）があります．経静脈栄養は経口摂取や経腸栄養が不十分もしくは不可能な場合に用いられます．実施期間が2週以内の場合はPPNを，2週以上の長期にわたる場合はTPNを行います．PPNでは浸透圧の高い7.5〜12.5％の糖質輸液剤やアミノ酸製剤を用いるため，静脈炎を引き起こすことが多く，1日の必要カロリーをすべて投与することが難しくなります．一方，TPNは中心静脈を用いるため高カロリー輸液剤を用いることが可能ですが，侵襲度の高いカテーテル留置が必要であることと，長期投与による腸管萎縮や代謝性の合併症，カテーテル感染のリスクがあります（表3-3）．このため，経静脈栄養を施行中でも常に経腸栄養の併用や経腸栄養への移行を考慮する必要があります．

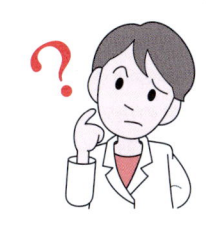

表3-2 経腸栄養剤の種類と特徴

	区分	代表的な商品名	成分	窒素源
成分栄養剤	医薬品	エレンタール 300 kcal/1袋 （1 kcal/mL）	すべての成分が化学的に明らか	窒素源がアミノ酸のみ
消化態栄養剤	医薬品	ツインライン 400 kcal/パック （1 kcal/mL）	基本的に成分栄養剤とほぼ同等	窒素源がアミノ酸または小ペプチド
半消化態栄養剤	医薬品	エンシュアリキッド 250 kcal/1缶 （1 kcal/mL）	自然食品を人工的に処理・調整	窒素源が蛋白質（主にカゼイン）
	食品	テルミールミニ 200 kcal/1パック （1.6 kcal/mL）		窒素源が蛋白質（主にカゼイン）

(注)医薬品：医師の処方が必要，入院中，在宅ともに保険適用です．
　　食品：医師の処方が不要，入院中は保険適用ですが，在宅では全額自己負担です．

表3-3 末梢静脈栄養と中心静脈栄養の特徴

末梢静脈栄養	中心静脈栄養
短期間（2週間以内）	長期間（2週間以上）
カテーテル留置不要	カテーテル留置必要
感染性合併症が少ない	カテーテル感染を起こしやすい
代謝性合併症が少ない	代謝性合併症を起こしやすい
投与エネルギー量が限られている	高エネルギー量投与が可能
血管痛・静脈炎を起こしやすい	

A-2. 栄養メニューの決定

　詳細な栄養アセスメントに基づいて患者の目標エネルギー量を決定し，3大栄養素をはじめとする栄養メニューを決定（処方設計）します．栄養メニュー決定のためには，①投与エネルギー量の決定，②蛋白質（アミノ酸）投与量の決定，③脂質投与量の決定，④糖質（ブドウ糖）投与量の決定，⑤NPC/N比の確認，⑥水分投与量の決定，⑦電解質投与量の決定，⑧ビタミン投与量の決定，⑨微量元素投与量の決定が必要です．

残　渣	消化機能	栄養素	粘稠度	浸透圧 (mOsm/L)
すべての成分が上部消化管で吸収され残渣はない	化学的消化を必要としない	脂肪はほとんど入っていない	低い	600〜800
すべての成分が上部消化管で吸収され残渣はほとんどない	化学的消化をほとんど必要としない	脂肪はほとんど入っていない	やや低い	500〜600
少量の残渣あり	消化管の安静を必要としない状態に使用	栄養素がほぼ完全な形で入っている	高い	300〜500
少量の残渣あり	消化管の安静を必要としない状態に使用	栄養素がほぼ完全な形で入っている	高い	300〜500

1 投与エネルギー量の決定

　臨床的には表3-4のように，体重，身長，年齢を用いハリス・ベネディクトの式により基礎エネルギー消費量(BEE)を算出し，これに活動係数(AF)とストレス係数(SF)を乗じて(表3-5)，投与エネルギー量を決定します．ここでは男女別の式を用いることと，るいそう(やせ)の患者では現体重を用い，肥満の患者では理想体重を用いて目標とする投与エネルギー量を計算し，少しずつ目標投与エネルギー量に近づけていくことがポイントです．介入時には患者の代謝が不安定であることも考えられるので，初期投与量は実際に計算された総投与エネルギー量の8割から開始することが重要です．また，厳密に投与エネルギー量を決定する必要がある場合は，間接熱量計で安静時エネルギー消費量(REE)測定し，これに活動係数を乗じて必要なエネルギー量を算出する方法もあります(図3-3)．この場合，ストレス係数を乗じる必要がないことに注意しなければなりません．

表3-4 投与エネルギー量（kcal/日）の決定

①基礎エネルギー消費量（BEE）
- ハリス・ベネディクトの式
  男性BEE ＝ 13.75×体重（kg）＋5×身長（cm）－6.74×年齢（年）＋66.47
  女性BEE ＝ 9.56×体重（kg）＋1.85×身長（cm）－4.68×年齢（年）＋655.1

②投与エネルギー量
  投与エネルギー量（kcal/日）＝ BEE×活動係数×ストレス係数

表3-5 活動係数とストレス係数

活動因子	活動係数	ストレス因子	ストレス係数
寝たきり			
（意識低下状態）	1.0	飢餓状態	0.6〜0.9
（覚醒状態）	1.1	術後（合併症なし）	1.0
ベッド上安静	1.2	小手術	1.2
ベッド外活動	1.3〜1.4	中等度手術	1.2〜1.4
一般職業従事者	1.5〜1.7	大手術	1.3〜1.5
		長管骨骨折	1.1〜1.3
		多発外傷	1.4
		腹膜炎，敗血症	1.2〜1.4
		重症感染症	1.5〜1.6
		熱傷	1.2〜2.0
		発熱（1℃ごと）	＋0.1

（岩佐正人：栄養評価．コメディカルのための静脈経腸栄養ハンドブック（日本静脈経腸栄養学会編），p132，南江堂，2009より引用，一部改変）

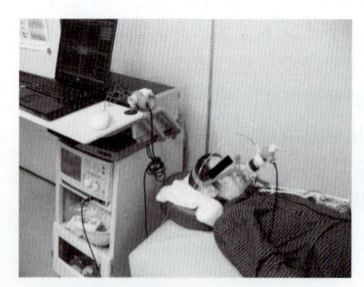

図3-3 間接熱量計

2 蛋白質投与量の決定

投与エネルギー量が決定したら，次に蛋白質投与量を決定します．蛋白質投与量は表3-6に示したとおり体重あたりの蛋白質量で算出します．経静脈栄養の場合では蛋白質投与量はアミノ酸投与量と同じと考えてかまいません．蛋白質投与量は患者のストレスに応じて0.6〜2.0 g/kg/日必要です．ストレスレベルには明確な定義はありませんが，軽度ストレスは小手術や骨折など，中等度は腹膜炎や多発外傷など，高度は多臓器不全，広域熱傷などが目安となります．また，蛋白質投与量が算出された後，非蛋白質熱量/窒素（NPC/N）比を考慮して蛋白質投与量の最終決定を行います．NPC/N比に関しては後述します．

表3-6 蛋白質投与量決定の目安

ストレスレベル	蛋白質投与量（g/kg/日）
なし	0.6〜1.0
軽度	1.0〜1.2
中等度	1.2〜1.5
高度	1.5〜2.0

3 脂質投与量の決定

総投与エネルギー量の20〜30％を脂質で投与することが望ましいとされています．ただし，30％を上限とします．経静脈栄養の場合，脂肪乳剤は末梢輸液製剤として非常に優れています．これは浸透圧が低いため，静脈炎や血管痛を起こしにくいことと，ブドウ糖やアミノ酸が1 gあたり4 kcalであるのに対し脂質は9 kcalと効率のよいエネルギー源となるためです．もちろんTPNにも使用できます．ただし，投与速度は0.1 g/kg/時を厳守しなければなりません（表3-7）．これは脂肪粒子が効率よくリポ蛋白化され，加水分解される投与速度の上限が中性脂肪に換算して0.1 g/kg/時以下とされているからです．したがって，投与速度が速すぎると中性脂肪が上昇するなどの脂質代謝異常を引き起こしたり，免疫能を低下させる可能性があります．体重50 kgの患者に100 mLの20％脂肪乳剤を0.1 g/kg/時で投与する場合，4時間を必要とします．

表3-7 脂質投与のポイント

- 総投与エネルギー量の20〜30％
- 推奨投与量1 g/kg/日
- 投与速度0.1 g/kg/時以下

4 糖質(ブドウ糖)の投与量の決定

　総投与エネルギー量から蛋白質,脂質投与によるエネルギー量を差し引いた残りをブドウ糖で投与します.わが国では経静脈栄養はブドウ糖,経腸栄養はデキストロースで投与されています.一般的には表3-8のようにブドウ糖の投与速度は5 mg/kg/分以下,侵襲時では糖耐能が低下しているため4 mg/kg/分を超えないように注意が必要です.また,経静脈栄養の場合は血糖値を測定し,高血糖となった場合には積極的にインスリンを用いて血糖管理をすることが重要です.

表3-8　ブドウ糖投与のポイント

- 非蛋白質熱量の60〜70%
- ケトーシス発生予防のため1日100 g以上をブドウ糖で投与する
- 侵襲なし　7 g/kg/日　5 mg/kg/分
  侵襲あり　6 g/kg/日　4 mg/kg/分(耐糖能低下があるため)

5 NPC/N比の確認

　非蛋白質熱量(NPC:non protein calorie)を窒素量(N:nitrogen)で除したものです.

$$\mathrm{NPC/N} = \frac{非蛋白質熱量}{窒素量} = \frac{総投与エネルギー量 - 蛋白質投与量}{\dfrac{蛋白質投与量}{6.25^*}}$$

*蛋白質中の窒素含有量がおよそ16%のため.

　アミノ酸はブドウ糖や脂質と違い窒素原子をもっています.これは,アミノ酸がほかの栄養素とは違い細胞や組織の構成成分として不可欠であることを意味します.しかし,十分なブドウ糖や脂質が存在しないと,アミノ酸もエネルギー源として消費されてしまいます(図3-4).NPC/N比はアミノ酸が蛋白質に有効に合成されるために必要なブドウ糖や脂質のエネルギー量と窒素量の比率を示したものです.表3-9に示したように侵襲下では異化が亢進しているため,多くのアミノ酸が必要とされNPC/N比は低くなり,蛋白質投与制限のある腎不全の患者では高くなります.

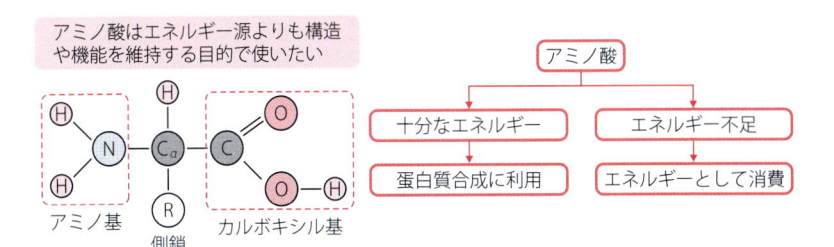

図3-4 アミノ酸の構造と利用

表3-9 NPC/N比の目安

健常	150〜200
侵襲下	80〜120
腎不全	300〜600

6 水分投与量の決定

3大栄養素の投与量が決まれば次に水分量を決定します。表3-10に示したような方法がありますが、②もしくは③が臨床でよく行われています。いずれの方法でも、水分摂取量と排泄量をチェックしながら脱水や浮腫などの状態に応じて水分量を増減します。また、心不全や腎不全で水分制限が必要かどうかを主治医に確認したうえで水分量を決定することも大切です。

表3-10 水分投与量決定方法

①尿量(mL)＋不感蒸泄量(mL)＋便の水分量(mL)－代謝水(mL)
②30〜35 mL/kg/日
③1 mL×総エネルギー投与量(kcal)/日
④1,500 mL×体表面積(m^2)/日

7 電解質投与量の決定

ナトリウム、カリウム、塩素、カルシウム、マグネシウム、リンなどが主な電解質です。電解質のバランスが崩れないようにモニターすることが大切です。通常、経腸栄養、経静脈栄養の製剤は電解質の必要量を考慮した組成になっていますが、長期にわたる栄養療法では、ナトリウムや塩素の低下がみられるので補正が必要となります(表3-11)。

表3-11 経静脈栄養における必要電解質量の目安

電解質	維持量
Na	1〜2 mEq/kg/日（または80〜100 mEq/日）
K	1〜2 mEq/kg/日（または60〜80 mEq/日）
Cl	1〜2 mEq/kg/日（または50〜100 mEq/日）
Ca	10〜15 mEq/日
Mg	8〜20 mEq/日
P	20〜40 mmol/日

8 ビタミン投与量の決定

ビタミンのほとんどは体内で生合成できないため，経静脈栄養では必ず投与しなければなりません．特にビタミンB_1の欠乏は乳酸アシドーシスなどの重篤な合併症を引き起こします（表3-12，13）．

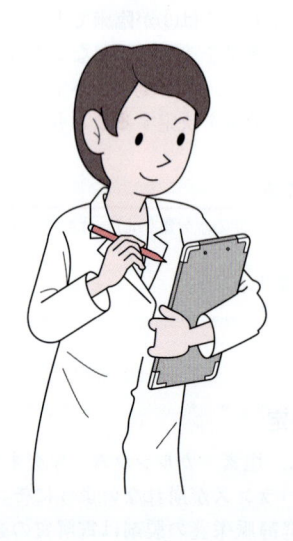

表3-12 ビタミンの作用と欠乏症・過剰症

		関連した作用	欠乏症	過剰症
水溶性ビタミン	ビタミンB_1	神経・精神機能維持,脂質・糖・アミノ酸代謝	ウェルニッケ脳症,神経炎,心拡大,脚気,乳酸アシドーシス	
	ビタミンB_2	粘膜・神経機能維持,脂質・糖・アミノ酸代謝,成長促進	口角炎,脂漏性皮膚炎,眼膜炎,舌炎,創傷治癒遅延,成長不良,口唇炎	
	ビタミンB_6	ヘモグロビン合成,アミノ酸代謝	貧血,皮膚炎,末梢神経炎,口角炎,舌炎	末梢神経障害
	ビタミンB_{12}	造血・神経機能維持,脂質代謝,蛋白質合成,骨髄における細胞分化	悪性貧血,巨赤芽球性貧血,末梢神経障害	
	ビタミンC	造血機能維持,膠原線維・細胞間組織形成	貧血,壊血病,骨形成不全,創傷治癒遅延,成長不良	
	ナイアシン	末梢血管拡張,代謝促進	認知症,皮膚炎,食思不振,ペラグラ	
	パントテン酸	脂質・蛋白質・糖代謝	皮膚炎,末梢神経障害,ペラグラ	
	ビオチン	脂質・糖・アミノ酸代謝	脱毛,知覚異常,皮膚炎	
	葉酸	脂質・糖・アミノ酸代謝	巨赤芽球性貧血,神経障害,腸機能不全	発熱,蕁麻疹,紅斑,瘙痒感,呼吸障害
脂溶性ビタミン	ビタミンA	視覚,生理機能維持,成長作用,生殖作用,上皮組織機能維持,細胞の増殖・分化	夜盲症,眼球乾燥,角膜軟化,皮膚炎,生殖機能低下,味覚異常	頭蓋内圧亢進,脱毛,関節痛,皮膚落屑,筋肉痛
	ビタミンD	Ca・Pの調節,骨石灰化	骨・歯発育障害,くる病,骨軟化症	尿路結石,腎機能障害,軟組織の石灰化障害,高カルシウム血症
	ビタミンE	発育促進,細胞増殖機能維持,生体膜の抗酸化	溶血性貧血,過酸化脂質増加,深部感覚障害,小脳失調	
	ビタミンK	血液凝固能維持,骨形成	出血傾向,新生児メレナ,突発性乳児ビタミンK欠乏症	

(田中平三:ビタミン・ミネラル.日本人の食事摂取基準(2010年版)完全ガイド,p46-65,医歯薬出版,2009)

表3-13 高カロリー輸液用経口総合ビタミン剤

ビタミン名		製品名	MVI注	MVI3注	オーツカMV注 1号	オーツカMV注 2号	ネオラミン・マルチV	注射用マルチミン	ビタジェクト(A・B液)
脂溶性ビタミン	A	(IU)	10,000			3,300	3,300	4,000	3,300
	D	(IU)	1,000(D₂)			200(D₃)	10μg(D₂)	400(D₃)	10μg(D₂)
	E	(mg)	5			10	15	15	15
	K	(mg)				2(K₁)	2(K₁)	2(K₂)	2(K₁)
水溶性ビタミン	B₁	(mg)	50*¹		3		3*¹	5*¹	3*¹
	B₂	(mg)	10		3.6		4	5*²	4
	B₆	(mg)	15*³		4		4*³	5*³	4*³
	B₁₂	(μg)		5	5		10	10	10
	C	(mg)	500		100		100	100	100
	ニコチン酸アミド	(mg)	100		40		40	40	40
	パントテン酸	(mg)	25*⁴		15		15*⁴	15*⁴	15
	葉酸	(mg)		400	400		400	400	400
	ビオチン	(μg)		60	60		100	100	100
剤形・用量			5 mL	5 mL	凍結乾燥	4 mL	凍結乾燥	凍結乾燥	A・B各液 5 mL

*¹チアミン塩化物塩酸塩,*²リボフラビンリン酸エステルナトリウム,*³ピリドキシン塩酸塩,*⁴パンテノール
(浦部晶夫,島田和幸,川合眞一(編):今日の治療薬2013, p445, 南江堂. 2013)

9 微量元素投与量の決定

　必須微量元素として,鉄,亜鉛,銅,マンガン,ヨウ素,セレン,クロム,モリブデンがあります.経静脈栄養単独での栄養管理が長期にわたると欠乏症が発症するので忘れずに投与することが必要です(表3-14).セレンは長期TPNにより欠乏し,心筋症などの重篤な疾患が発生する可能性があります.現在,わが国ではセレンを含む輸液製剤は販売されておらず,各施設の製剤に頼るか栄養飲料から補充するようにしています.参考までに米国での一般的な微量元素製剤を表3-15に加えます.

表3-14 微量元素

栄養素	機能	欠乏症
鉄	ヘモグロビンとミオグロビンの形成,チトクロム酵素,鉄-イオン蛋白	貧血,嚥下障害,匙状爪,腸疾患,作業効率の低下,学習能力の低下
亜鉛	酵素の成分,皮膚の完全性,創傷治癒,成長	成長遅延,性腺機能低下症,味覚減退,肝硬変と腸性先端皮膚炎は亜鉛欠乏(2次性)の原因となる
銅	酵素の成分,造血,骨形成	栄養不良の子どもにおける貧血,メンケス(ちぢれ毛)症候群
マンガン	マンガン特異的酵素の成分:グリコシルトランスフェラーゼ,ホスホエノールピルビン酸カルボキシラーゼ,マンガンスーパーオキシドジスムターゼ	原発性欠乏症:疑問あり ヒドララジンに起因する2次性欠乏症:関節痛,神経痛,肝脾腫大
ヨウ素	チロキシン(T_4)とトリヨードチロニン(T_3)の形成,エネルギー制御機能,胎児の分化	単純性(コロイド様,地方病性)甲状腺腫,クレチン病,聾吐,胎児の成長および脳発達の障害
セレン	グルタチオンペルオキシダーゼおよびテトラヨードチロニン-5'-脱ヨウ素化酵素の成分	克山病,筋力低下
クロム	耐糖能の増進	栄養不良の子ども,糖尿病の一部,高齢者の一部における耐糖能障害
モリブデン	亜硫酸酸化酵素,キサンチンデヒドロゲナーゼおよび1つのアルデヒドオキシダーゼに対する補酵素,成分	頻脈,頭痛,悪心,失見当識(亜硫酸中毒症候群)

(田中平三:ビタミン・ミネラル.日本人の食事摂取基準(2010年版)完全ガイド,p46-65,医歯薬出版,2009)

表3-15 高カロリー輸液用微量元素製剤

製品名	会社名	容量(mL)	μ mol/本						
			Fe	Mn	Zn	Cu	I	Cr	Se
ミネラリン注	日本製薬/武田	2	35	1	60	5	1		
エレメンミック注	味の素製薬	2	35	1	60	5	1		
ミネリック-4注	ニプロ	2	35		60	5	1		
Multitrace5 (参考:米国)	American Regent Laboratories,Inc.	1	—	0.5 mg	5 mg	1 mg	—	10 μg	60 μg

B. モニタリングと再評価

・治療計画を実行するうえで,モニターすべき項目とその頻度を理解できる.

図3-1で示したように,栄養アセスメントに始まり,治療計画を立案し,栄養療法を実施していきますが,治療を成功に導くためには,計画的,経時的なモニタリングにより,治療法を再評価することが必要となります.モニタリングは,治療効果の確認,合併症の防止や早期発見という目的があります.正確な再評価をするためには,必ず複数のパラメータをモニターします(表3-16).したがって,栄養治療を成功に導くためのプロセスは,栄養アセスメント,治療計画の立案,実施,モニタリング,再評価を繰り返し行うこと以外にありません.

表3-16　経静脈栄養施行時に定期的にモニターすべきパラメータ

- ●治療計画立案時
  体重,TSF,AMC,電解質(Na,K,Cl,HCO$_3$)
  ブドウ糖,BUN,クレアチニン,Ca,Mg,P
  アルブミン,プレアルブミン,トランスフェリン,レチノール結合蛋白,中性脂肪,血球数,
  肝機能(AST,ALT,ALP,γ-GTP,LDH,ビリルビン),PT-INR(必要に応じて)
- ●毎日モニター
  体重,バイタルサイン(脈拍,呼吸,体温)
  摂取水分量,摂取栄養量,排泄量(尿量など),
  電解質(Na,K,Cl,HCO$_3$),BUN,クレアチニン,ブドウ糖
- ●週2〜3回モニター
  血球数,Ca,Mg,P
- ●週1回モニター
  アルブミン,プレアルブミン,トランスフェリン,レチノール結合蛋白,肝機能(AST,ALT,ALP,γ-GTP,LDH,ビリルビン),PT-INR,中性脂肪,総コレステロール,窒素バランス,Fe,Cu,Zn
- ●必要時のみ
  アミノ酸分析

第4章 バイタルサインと薬剤

A. 脈 拍

・代表的なバイタルサインを列挙できる(脈拍).

A-1. 脈拍のメカニズム

心臓の拍動によって血液が全身へ駆出される際に,血液の波動(脈波)が動脈を伝って末梢まで伝えられます.この動脈の拍動は,体表面から触知をすることができます.

1 脈拍の測定部位

全身には体表面から脈拍を触知できる部位が数ヵ所存在します(図4-1).

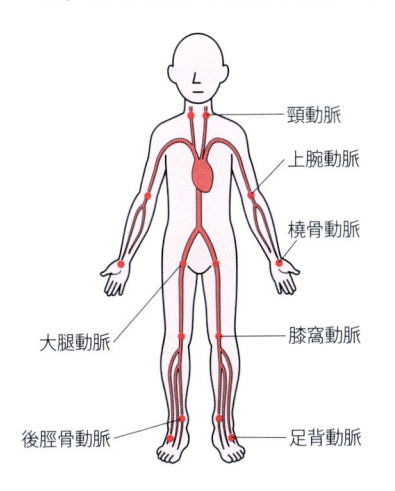

図4-1 脈拍の触知部位

2 脈拍数の基準値

触知により判断できる脈拍数の基準は表4-1のとおりです．ただし，不整脈などの異常がみられた場合には，心電図などのさらに詳しい検査が必要になります．

表4-1 脈拍数の基準値

頻脈	100回/分以上
正常	成人　　60〜100回/分 乳幼児　90〜130回/分 高齢者　50〜 90回/分
徐脈	60回/分以下

3 脈拍数に影響を与える因子

脈拍数が上記の基準値から外れている場合であっても，すぐに治療が必要になるとは限りません．脈拍数は表4-2のようなさまざまな因子の影響を受けます．

表4-2 脈拍数に影響を与える因子

脈拍数の増加	食事，運動，入浴，脱水，発熱，ストレス，興奮，貧血，甲状腺機能亢進症など
脈拍数の減少	スポーツ心臓，低体温，甲状腺機能低下症など

4 脈拍数の異常をきたす不整脈疾患

脈拍数の異常（増加や減少）をきたすものとしては表4-3のような不整脈疾患が挙げられます．

表4-3 脈拍数の異常をきたす不整脈疾患

脈拍数の増加	心房細動，発作性上室性頻拍，心室頻拍，心室細動，WPW症候群
脈拍数の減少	洞不全症候群，房室ブロック

WPW：Wolff-Parkinson-White

A-2. 脈拍のアセスメント

1 問 診
自覚症状(脈の不整や動悸など)の有無以外にも,薬を正しく飲めているかなどを尋ねます.

2 脈拍数の測定
① 患者に脈をみることを伝えます.
② 患者の橈骨動脈に,検者の第2,3指をあてます(図4-2).
③ 脈拍を15秒間測定し,1分間あたりの脈拍数に換算します.ただし,不整脈が認められた場合は,1分間,脈拍の変動を観察します.
④ 普段の脈拍数とは大きく異なる場合,理由なく100回/分を上回る場合や50回/分を下回る場合,動悸や胸部不快感,脈の不整などを訴える場合は医師への受診勧奨が必要です.

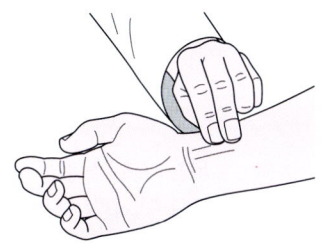

図4-2 橈骨動脈の触知

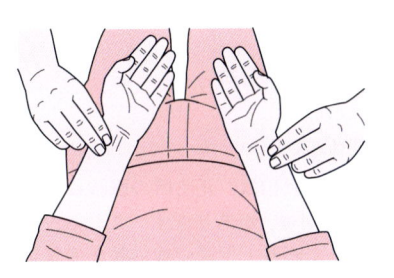

> **コラム　脈拍の測定位置**
>
> 通常,橈骨動脈で脈拍の測定が行われますが,ショックを起こしたときは血圧が低下し,末梢での脈拍の触知は難しくなります.この場合,心臓に最も近い頸動脈,あるいは大腿動脈で脈拍の触知を行います.ただし,頸動脈の両側を同時に圧迫すると,動悸や血圧低下を起こすおそれがあるため,両側を同時に圧迫してはいけません.なお,小児の場合は頸動脈か大腿動脈,乳児の場合は,ショックの有無にかかわらず,上腕動脈で触知をします.

3 脈拍の左右差

脈拍の触知をする際には，脈拍数のカウントだけではなく，両側の脈拍を触知することで，左右差がないことを確認することが大切です．たとえば，動脈の狭窄を伴う重症の糖尿病患者や閉塞性動脈硬化症 arteriosclerosis obliterans（ASO）の患者などでは，末梢（下肢）の血行障害により壊疽や壊死にいたる場合があります．末梢皮膚の熱感や冷感，色調，感覚の有無などとともに，左右差がないことを確認します（図4-3）．

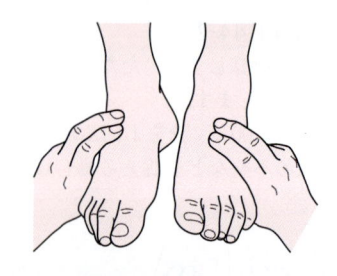

図4-3　足背動脈の触知

4 脈拍の大小

触知される脈拍は，正常時の脈拍に比べて大きく感じる場合（大脈）と小さく感じる場合（小脈）があります．これらが起こる原因は，表4-4のとおりです．また，立ち上がりと下降が速い脈を速脈，立ち上がりと下降が遅い脈を遅脈といいます．

表4-4　大脈と小脈が起こる原因

	脈圧	原因
大脈	上昇	動脈硬化，大動脈解離，敗血症性ショック，甲状腺機能亢進症，大動脈弁閉鎖不全症など
小脈	低下	大動脈弁狭窄症，心タンポナーデなど

5 脈拍のリズム

脈拍の触知のみでは不整脈がわかりづらい場合，パルスオキシメータを用いて脈波の動きを観察することができます．また，携帯用の心電計を用いて不整脈の有無を確認することも有用です（図4-4）．

A. 脈 拍 **49**

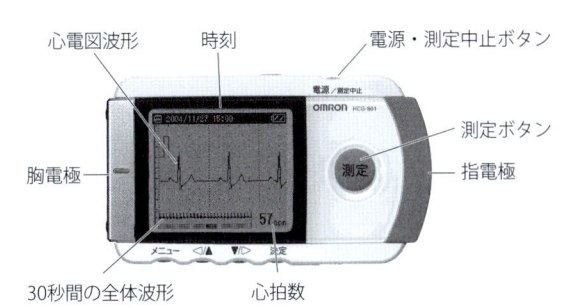

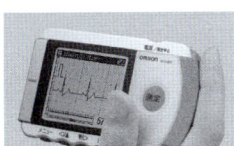

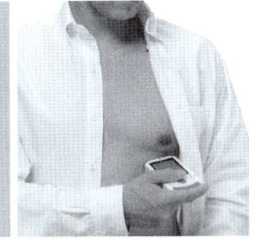

図4-4 携帯用心電計
(オムロン株式会社)

- 心電図波形
- 時刻
- 電源・測定中止ボタン
- 測定ボタン
- 指電極
- 胸電極
- 30秒間の全体波形
- 心拍数

6 脈拍測定時の注意点

異常値をみた場合，表4-5に示すような脈拍測定の基本事項を再確認しましょう．

表4-5 脈拍測定の基本事項

①安静，過度の緊張がない状態で測定を開始しましたか
　(体を動かした後や過度に緊張している状態では，脈拍は高値を示します)
②安楽な体勢で測定をしましたか
　(不安定な体勢(宙に浮いた腕など)では，脈拍は高値を示します)
③母指で測定をしていませんか
　(脈拍が弱い場合，測定者の脈拍と混同してしまうことがあります)

A-3. 脈拍の異常を引き起こす代表的な病態と薬剤

脈拍はさまざまな病態や薬剤の影響を受け，頻脈や徐脈へと変化していきます．脈拍に異常をきたす代表的な原因は表4-6, 7のとおりです．

表 4-6 頻脈を引き起こす原因

1次性

ⅰ）食事：飲酒(アルコール)，喫煙，コーヒー(カフェイン)
ⅱ）運動，入浴
ⅲ）発熱
ⅳ）精神：ストレス，興奮

2次性

ⅰ）感染症：肺炎，腎盂炎など
ⅱ）低酸素血症：肺血栓塞栓症など
ⅲ）甲状腺機能亢進症
ⅳ）代謝性アシドーシス
ⅴ）電解質バランスの不均衡：高カリウム血症，低マグネシウム血症
ⅵ）脱水および大量出血
ⅶ）その他
ⅷ）薬剤
　①心不全治療薬，昇圧薬：ドパミン塩酸塩(イノバン®)(高用量)，アドレナリン(ボスミン®，エピペン®)，ノルアドレナリンなど
　②気管支拡張薬，気管支喘息治療薬
　　a) β刺激薬：プロカテロール塩酸塩水和物(メプチン®)，クレンブテロール塩酸塩(スピロペント®)，サルメテロールキシナホ酸塩(セレベント®)，ツロブテロール(ホクナリン®，ベラチン®)，アルブテロールなど
　　b) キサンチン誘導体：テオフィリン
　③消化性潰瘍治療薬：ブチルスポコラミン臭化物(ブスコパン®)，アトロピン硫酸塩水和物(硫酸アトロピン，アトロピン硫酸塩)など
　④降圧薬
　　a) カルシウム拮抗薬(ジヒドロピリジン系*)：アムロジピンベシル酸塩(ノルバスク®)，ニフェジピン(アダラート®)，ベニジピン塩酸塩(コニール®)など
　　b) 血管拡張薬：ヒドララジン塩酸塩(アプレゾリン®)，ブドララジン(ブテラジン®)
　　c) ACE阻害薬：エナラプリルマレイン酸塩(レニベース®)，デラプリル塩酸塩(アデカット®)など
　　d) 硝酸薬：ニトロプルシドナトリウム水和物(ニトプロ®)
　⑤狭心症治療薬：ニトログリセリン(ニトログリセリン，バソレーター®，ミリスロール®など)，硝酸イソソルビド(ニトロール®)，ジピリダモール(ペルサンチン®)など
　⑥抗精神病薬：クロルプロマジン塩酸塩(ウインタミン®，コントミン®)，ハロペリドール(セレネース®)，クエチアピンフマル酸塩(セロクエル®)など
　⑦抗うつ薬：イミプラミン塩酸塩(トフラニール®)，ミルナシプラン塩酸塩(トレドミン®)など
　⑧勃起不全改善薬：シルデナフィルクエン酸塩(バイアグラ®)，バルデナフィル塩酸塩水和物(レビトラ®)

*ジヒドロピリジン系のなかで頻脈を起こしにくいものにアゼルニジピン(カルブロック®)がある．これは徐脈となるので注意が必要．

表4-7 徐脈を引き起こす原因

1次性

ⅰ）運動：スポーツ心臓
ⅱ）加齢
ⅲ）低体温

2次性

ⅰ）急性心筋梗塞：特に下壁梗塞
ⅱ）うっ血性心不全
ⅲ）甲状腺機能低下症
ⅳ）サルコイドーシス，アミロイドーシス
ⅴ）電解質バランスの不均衡：低カリウム血症など
ⅵ）感染症：心膜炎，心筋炎，サルモネラ感染など
ⅶ）その他
ⅷ）薬剤
　①降圧薬
　　a）β遮断薬：プロプラノール塩酸塩（インデラル®，インデラル®LA），アテノロール（テノーミン®，メインテート®）など
　　b）カルシウム拮抗薬（ベンゾチアゼピン系）：ジルチアゼム塩酸塩（ヘルベッサー®）
　　c）末梢性交感神経抑制薬：レセルピン（アポプロン®）
　　d）その他：クロニジン塩酸塩（カタプレス®）
　②心不全治療薬：ジゴキシン（ハーフジゴキシン®KY，ジゴシン®など），メチルジゴキシン（ラニラピッド®），カルペリチド（ハンプ®）など
　③抗不整脈薬：ジソピラミド（リスモダン®），アミオダロン塩酸塩（アンカロン®），ベラパミル塩酸塩（ワソラン®）など
　④気分安定薬：炭酸リチウム（リーマス®）
　⑤抗認知症薬：ドネペジル塩酸塩（アリセプト®），ガランタミン臭化水素酸塩（レミニール®）
　⑥頻尿，過活動膀胱治療薬：コハク酸ソリフェナシン（ベシケア®）

B. 体温

- 代表的なバイタルサインを列挙できる（体温）．

B-1. 体温のメカニズム

　体内での熱の産生と放散は，間脳視床下部にある体温調節中枢で調節されています．皮膚表面の受容器，あるいは深部受容器により感知した信号が体温調

節中枢に伝えられ，自律神経系・体性神経系・内分泌系などに働き，一定の体温が保たれています．これらにかかわる因子には表4-8に示したものがあります．

表4-8　熱産生と熱放散

熱産生	運動，食事誘発性熱産生(特異動的作用)，基礎代謝(脂肪 9.3 kcal，蛋白質・糖質 4.1 kcal)，骨格筋の収縮(ふるえ)など
熱放散	外界への放射・伝導，不感蒸泄，発汗，末梢血管の拡張など

1　体温に影響する因子

　体温調節中枢の異常以外にも，体温に影響を与えるものとして，性別(女性の場合，排卵周期に伴う変化)，年齢(小児は成人より0.2～0.5℃高く，高齢者は成人よりやや低い)，日内変動(日差)(早朝の体温が最も低く，夕方にかけて高温になるがその差は1℃以内)，個人差，各種疾患(感染症など)，心因性によるものなどがあります．

2　測定部位と体温

　最も用いられているのは腋窩温です．口腔温や鼓膜温は腋窩温より0.2～0.5℃高めに測定されます．鼓膜温の測定には耳式体温計が必要で，耳垢の貯留で低めに出ることもあります．直腸温は，口腔温よりもさらに0.5℃程度高いとされ，最も正確ともいわれますが，衛生面や違和感・羞恥心の問題から，手術室・集中治療室などでの利用に限定されます．

3　熱　型

　感染症に起因する発熱には，時間経過とともに，一定の変動パターンがみられることがあります．代表的な熱型としては，稽留熱，弛張熱，間欠熱，波状熱・再発熱，周期熱があります(表4-9)．ただし，これらの熱型は，消炎鎮痛薬や抗菌薬の使用により変化するので，薬剤をすでに使用している場合は注意が必要です．

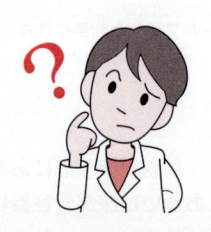

表4-9 代表的な熱型

熱型	熱型の特徴		主な疾患
稽留熱	日内変動が1℃以内の高熱(38℃以上)が持続する熱型		肺炎 腸チフス 粟粒結核 脳炎
弛張熱	日内変動が1℃以上で,37℃以下まで下がらない熱型		敗血症 ウイルス性感染症 腫瘍熱 膠原病
間欠熱	日内変動が1℃以上で,37℃以下になるときがある熱型		フィラリア症 熱帯熱マラリア 弛張熱と同様の疾患
波状熱・再発熱	有熱期と無熱期が不規則に繰り返される熱型		ブルセラ症 マラリア症 ホジキン病(ペルエプスタイン熱)
周期熱	有熱期と無熱期が規則的な周期(2,3日)で繰り返される熱型		マラリア症(三日熱,四日熱)

B-2. 体温のアセスメント

1 問 診

体が熱っぽいか, 発汗はみられないかなどを尋ねます.

2 体温の測定

体温の測定には水銀体温計，電子体温計（予測式，実測式），耳式体温計を用いて，体表面に近い腋窩，鼓膜，口腔などで測定を行います（図4-5）．

① 患者に体温を測定することを伝えます．
② 測定前に腋窩の汗を拭きとり，腋窩を外気にさらさず，閉じた状態で保ちます．
③ 体温計が腋窩動脈にあたるように，下から上へ30〜45°の角度で挿し込みます（図4-6）．
④ 予測式の電子体温計では約1〜2分間，実測式の電子体温計では約3分間，水銀体温計では，約10分間測定をします（予測値と実測値の両方が測定できる体温計では，1度目のアラームで予測値が表示され，そのまま続けて測定した場合，2度目のアラームで実測値が表示されます）．
⑤ 感染予防の観点から，使用後は体温計をアルコール綿で消毒します．
⑥ 高熱，悪寒・戦慄，脱水などを伴った発熱の場合は医師への受診勧奨が必要です．

a. 予測式　　b. 予測式＋実測式　　c. 実測式　　d. 耳式

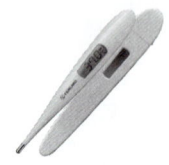

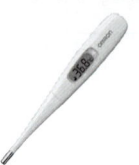

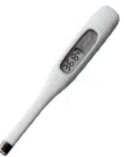

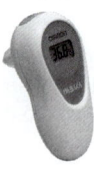

図4-5　体温計
（a：テルモ株式会社，b〜d：オムロン株式会社）

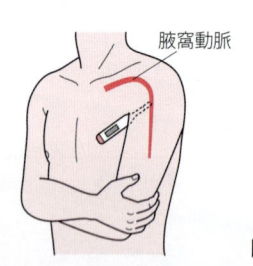

腋窩動脈

図4-6　体温の測定部位

3 腋窩での体温測定時の注意点

①異常値をみた場合，まず基本を再確認しましょう（表4-10）．
②側臥位のときは下側の血管は圧迫され，十分な血流が得られないので，上側

の腋窩で測定をします．
③麻痺や拘縮がみられる場合は，患側では健側ほど十分な血流が得られない，体温計の先端部分が腋窩動脈にあたらない，うまく体温計をはさめないなどの状況が考えられるので健側で測定しましょう．

表4-10 体温測定の基本事項

①汗を拭きとりましたか
（汗があると体温が低く測定されます）
②測定中は，腋窩を外気にさらさず，気密性を保っていましたか
（腋窩が外気にさらされていると体温が低く測定されます）
③体温計の挿入方向は下から上に向けて挿入しましたか
（体温計が下向きになると，体温計の先端部分が腋窩動脈付近にあたらず，実際より低く測定されます）
④体温計は連続使用をしていませんか
（予測式の体温計の場合，連続使用すると体温計の先端部分が温められ，正確な測定結果が得られなくなります）

コラム　解熱のタイミング

　感染症や術後などで急激に体温が上昇するとき，悪寒・戦慄（歯がガタガタいうようなふるえ）を伴う場合があります．このとき，体温中枢は高い体温にセットされます．たとえば，体温が38℃でも体温中枢が39℃にせよという指令を出せば，筋収縮による熱産生によって体温を上昇させます．解熱薬（消炎鎮痛薬）を使うのは，悪寒や戦慄が止まってからのほうがよいでしょう．体温が体温中枢のリセットした39℃に追いついてから解熱薬を使用すると，体温中枢が新たに37.5℃といった新たな低めの体温を設定します．すると，身体からは汗が出て，熱放散が行われ体温が下がります．一方，熱中症で体温が上がるときは，体温中枢による調節がうまく働かず，解熱薬の効果が低いので，腋窩や頸部，鼠径部を冷やすことが重要です．

コラム　インフルエンザ脳症とNSAIDs

　小児への非ステロイド性消炎鎮痛薬 non-steroidal anti-inflammatory drugs（NSAIDs：ジクロフェナクナトリウム，メフェナム酸など）の使用は，インフルエンザ脳症を引き起こす可能性が高くなるため，小児の解熱ではアセトアミノフェンを使用します．

B-3. 体温の異常を引き起こす代表的な病態と薬剤

体温は，さまざまな病態や薬剤の影響を受け，低体温や高体温に変化していきます．体温に異常をきたす代表的な原因は，表4-11, 12のとおりです．

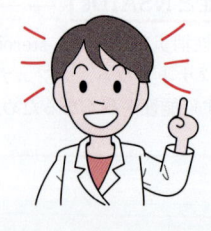

表4-11 体温上昇を引き起こす原因

1次性
ⅰ）過度の運動
ⅱ）高温多湿な環境下での作業
ⅲ）小児
ⅳ）水分不足，大量の発汗，尿量の減少

2次性
ⅰ）感染症（肺炎，腎盂炎など）
ⅱ）甲状腺機能亢進症
ⅲ）膠原病
ⅳ）悪性腫瘍
ⅴ）熱中症（熱射病）
ⅵ）薬剤 ①抗精神病薬：クロルプロマジン塩酸塩（ウインタミン®，コントミン®），ハロペリドール（セレネース®）など ②抗うつ薬：アミトリプチリン塩酸塩（トリプタノール®），アリピプラゾール（エビリファイ®），オランザピン（ジプレキサ®，ジプレキサザイディス®）など ③気分安定薬：炭酸リチウム（リーマス®） ④パーキンソン病治療薬：レボドパ（ドパストン®，ドパゾール®），ドロキシドパ（ドプス®） ⑤胃腸機能調整薬：メトクロプラミド（プリンペラン®），プロクロルペラジン（ノバミン®） ⑥麻酔薬：リドカイン塩酸塩（キシロカイン®），セボフルラン（セボフレン®） ⑦インターフェロン（IFN）製剤：インターフェロンアルファ（スミフェロン®，オーアイエフ®） ⑧造血薬：フィルグラスチム（グラン®），レノグラスチム（ノイトロジン®），ナルトグラスチム（ノイアップ®）など

表4-12 体温低下を引き起こす原因

1次性
寒冷曝露

2次性
ⅰ）甲状腺機能低下症，粘液水腫性昏睡
ⅱ）副腎不全
ⅲ）下垂体機能不全
ⅳ）循環血液量減少性ショック
ⅴ）肝不全
ⅵ）脳卒中
ⅶ）敗血症
ⅷ）薬剤
①抗うつ薬（表4-11参照）の過剰摂取（自殺企図）
②不適切な輸血：低温で保存していた輸血用血液を温めずに過剰に輸血したとき
③麻薬：ドロペリドール・フェンタニルクエン酸塩配合（タラモナール®）

> **コラム　体温には個人差がある**
>
> 37.2℃が平熱の人もいれば，35.5℃が平熱の人もいます．同じ38.0℃の発熱であっても，その体温だけをみて安易に発熱と判断をせずに，その個人の平熱を聞き取り，発熱の有無を判断しなければなりません．

C. 呼　吸

・代表的なバイタルサインを列挙できる（呼吸）．

C-1. 呼吸のメカニズム

　私たちの身体は，体外から酸素（O_2）を取り入れ，二酸化炭素（CO_2）を排出することで生命を維持しています．これらのガス交換は肺の肺胞で行われています．成人の1回の換気量は約450〜500 mLで，このうち約150 mLは気道（死腔）に残り，ガス交換には利用されません．呼吸状態では，呼吸数，呼吸の深浅，規則性の有無，さらには呼吸をする姿勢の変化を観察します．

C-2. 呼吸のアセスメント

1 問 診

問診では，自覚症状(呼吸困難感，咳，痰，喀血，発熱，体重減少など)や生活環境(食品・ハウスダストなどのアレルギーの有無，ペット，家の築年数)，喫煙歴，職業，家族歴，薬歴などを尋ねます．

息切れ，息苦しいなどの呼吸困難感を評価するには，フレッチャー・ヒュー・ジョーンズの分類(表4-13)が用いられます．自転車エルゴメータやトレッドミルなどの運動負荷試験，あるいは適切な運動強度の調節には，心拍数，および患者の主観からなる自覚的運動強度，ボルグスケール(表4-14)が用いられます．

呼吸困難感は，呼吸機能の異常のみが原因とは限らず，過換気症候群や不安などによって生じることもあります．また呼吸困難感を生じにくくする薬(鎮静薬や鎮痛薬など)もあるため，SpO_2の異常と必ずしも一致するわけではありません．

表4-13 フレッチャー・ヒュー・ジョーンズの分類

Ⅰ.	同年齢の健常者と同様に動けて，歩行や階段昇降も健常者並みにできる
Ⅱ.	平地では同年齢の健常者と同様に歩けるが，坂道や階段は健常者並みには歩けない
Ⅲ.	平地でも健常者並みには歩けないが，自分のペースであれば1.6 km以上歩ける
Ⅳ.	休み休みでなければ50 m以上歩けない
Ⅴ.	会話や衣類の脱着など身の回りのことをするのに息切れがする，外出できない

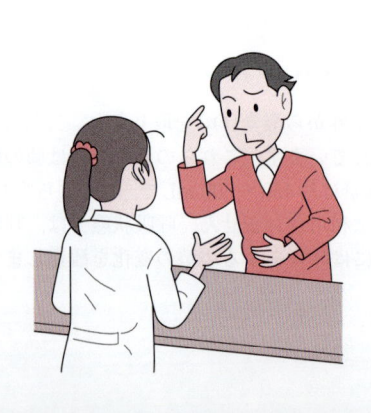

表4-14 ボルグスケール

ボルグスケール		修正ボルグスケール	
6		0	感じない
7	非常に楽	0.5	非常に弱い
8		1.0	やや弱い
9	かなり楽	2.0	弱い
10		3.0	
11	やや楽	3.0	
12		4.0	多少強い
13	ややきつい	5.0	強い
14		6.0	
15	きつい	7.0	とても強い
16		8.0	
17	かなりきつい	8.0	
18	非常にきつい	9.0	
20	最高にきつい	10.0	非常に強い

コラム　パルスオキシメータによるSpO_2の測定

血液中のヘモグロビンが酸素と結合している割合をSaO_2(動脈血酸素飽和度)といい，パルスオキシメータで測定した場合の値をSpO_2(経皮的動脈血酸素飽和度)といいます．SaO_2は動脈採血が必要であるのに対して，SpO_2は非侵襲的に測定可能です．ただ，マニキュアをしているとき，手が冷たくて皮膚血流がわるいときには正しく測定できない場合もあります．

SpO_2が90％を下回ると，通常，呼吸不全の診断となります．ただ，慢性的に呼吸状態がわるい場合にはSpO_2が90％を下回っても息苦しさを訴えない患者もいます．

2 呼吸数の測定

呼吸数を数えるには，目で胸郭の動きを観察する方法（観察法）と肩に手をのせてその揺らぎを感じる方法（用手法）があります．いずれの方法も，30秒間測定し，2倍して分時呼吸数を算出します．

a. 観察法

呼吸数は意識することで変動するので，呼吸数の測定は患者に意識させないよう脈拍の測定に続けて行います（患者には，橈骨動脈に触れながら「1分間，脈拍を測定します」と伝え，脈拍を15秒，呼吸数を30秒測定します）．胸郭や肩の微妙な動きを観察する必要があります（吸気と呼気1回ずつで1呼吸）．

b. 用手法

観察法でうまく呼吸数を測定できない場合は用手法を用います．坐位にした患者の肩に検者の手掌をあて，呼吸により手に伝わってくる肩の動きを観察法と同様に30秒測定し，1分あたりの数に換算します．

呼吸数の基準値は表4-15のとおりです．ただし，1歳未満の乳児は，呼吸数の基準値が24〜38回/分と通常より多くなります．

表4-15 呼吸数の基準値

	呼吸数
徐呼吸	10回以下/分
正常	12〜22回/分
頻呼吸	24回以上/分

> **コラム　緊急時の換気回数は，5〜6秒に1回**
>
> 緊急時に用いられる人工呼吸用の成人用バッグバルブマスク（BVM，アンビューバッグなど）は，最大約1,500 mLの換気が可能です．このため，全体を強く押し送気すると1回あたりの換気量が多すぎます．換気時には，5〜6秒に1回（1分間に10〜12回），バッグの1/3程度を押し，胸郭が上がることを確認しながら1秒かけて送気します．

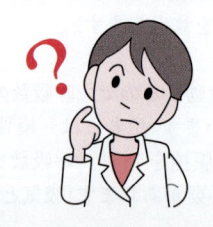

3　呼吸状態のアセスメント（表4-16）

a. 体位・呼吸様式

起坐呼吸，努力呼吸の有無を確認します．気管支喘息発作（呼吸困難），肺水腫などでは坐位のほうが楽に呼吸できます．気管支喘息では，坐位になると横隔膜が下がり，肺容量が大きくなります．肺水腫では，重力により肺うっ血がやや軽減されます．

表4-16 呼吸状態のアセスメント

チェック項目	観察のポイント	原　因
呼吸数	10回以下/分(徐呼吸) 24回以上/分(頻呼吸)	薬剤性，頭蓋内圧亢進など 発熱，疼痛，肺疾患，心疾患など
体位・ 呼吸様式	起坐呼吸(仰臥位よりも坐位を好む状態) 努力呼吸(鼻翼呼吸や下顎呼吸) 口すぼめ呼吸(呼気時に口をすぼめてゆっくり吐き出す) 奇異呼吸(左右非対称，胸郭の一部がほかと逆の動きをするなど) 呼気延長	左心不全，気管支喘息発作など 気道狭窄，気道閉塞など COPDなど 一側の無気肺，気胸，血胸，気道内異物，頸髄損傷，胸壁動揺など 気管支喘息発作，COPDなど
胸部・脊柱	胸部や脊柱の変形，左右非対称な呼吸	
呼吸のリズム・深さ	チェーンストークス呼吸 ビオー呼吸 クスマウル呼吸	脳腫瘍，脳血管疾患，薬物中毒など 脳腫瘍，髄膜炎など 代謝性アシドーシスなど
咳・痰	湿性咳嗽：痰を伴う咳 乾性咳嗽：痰を伴わない咳	肺炎，気管支炎，気管支拡張症 気管支喘息，感染後咳嗽，逆流性食道炎，ACE阻害薬
口唇・手指	口唇や爪床のチアノーゼの有無 ばち状指の有無	呼吸不全一般，シャントなど 肺癌，心臓弁膜症など

b. 胸部・脊柱

胸鎖乳突筋の肥大，脊柱側弯，亀背(胸部脊柱が大きく前弯する)などを確認します．胸鎖乳突筋は，斜角筋とともに呼吸補助筋と呼ばれ，COPDのときに使用されて肥大します．脊柱側弯や亀背は呼吸器疾患の原因となり得ます．

c. 呼吸のリズム・深さ

呼吸のリズム(速さ)・深さなどの呼吸パターンを観察します．横軸を時間，縦軸を呼吸の深さとして表すと，代表的な呼吸パターンは図4-7のように示されます．チェーンストークス呼吸は小さな呼吸から徐々に大きくなり，また小さくなる形でモルヒネ投与時に出現しやすいので注意が必要です．ビオー呼吸は脳髄膜炎などでみられ，大きな呼吸が連続的になされます．クスマウル呼吸は，大きくゆっくりした呼吸で，代謝性アシドーシスの補正のためにみられるものです．あえぎ呼吸は，断続的で呼吸筋は動きますが，換気量はあまりなく，死期が近いことを表します．

チェーンストークス呼吸

ビオー呼吸

クスマウル呼吸

あえぎ呼吸

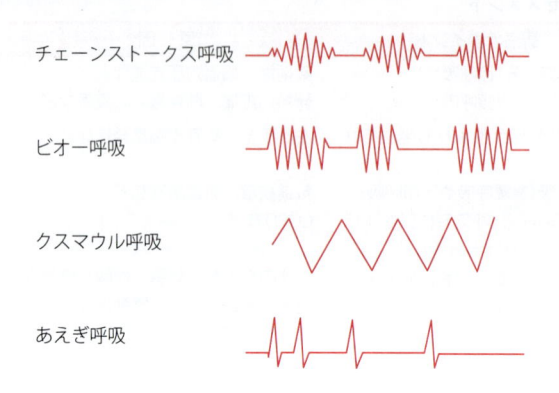

図4-7 代表的な呼吸パターン

d. 咳・痰

咳・痰の有無を確認します．痰を伴う咳を湿性咳嗽，伴わない咳を乾性咳嗽と呼びます．湿性咳嗽は気道の分泌液が増えると出現し，乾性咳嗽は気道過敏，逆流性食道炎，薬剤などで出現します．

e. 口唇・手指

口唇や指先を確認し，暗赤～赤紫へ変色（チアノーゼ）していないかを確認します．また，肺癌，チアノーゼ性心疾患などの場合にばち状指がみられます．

f. 聴 診

呼吸音の異常や副雑音の有無を確認するために，図2-15（p26参照）の部位を左右対称に観察していきます．左右で差がみられ，たとえば片側で呼吸音が弱い場合は，肺炎，胸水，気胸などを疑います．副雑音は断続性ラ音と連続性ラ音に分類され，前者は水泡音と捻髪音，後者は笛音といびき音にさらに分類されます（図4-8）．

> **コラム　聴診は背部も重要**
>
> 前胸部は上葉，背部は下葉が大半を占めています．このため，肺炎や無気肺（右中葉）を発生しやすい下葉を観察するには，背部の聴診を行う必要があります．人工呼吸器管理中や寝たきり患者の場合でも，側臥位にして聴診を行うようにしなければなりません．

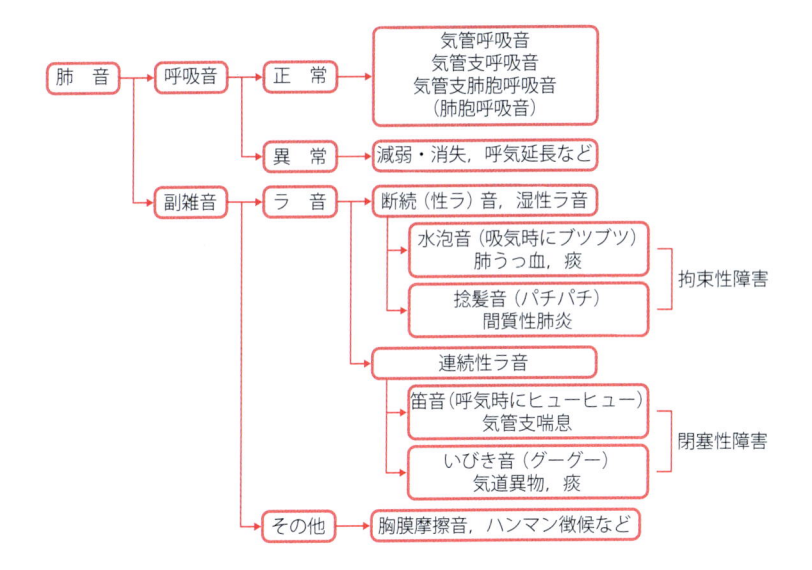

```
                              ┌─ 気管呼吸音
                              │  気管支呼吸音
              ┌─ 正 常 ─────┤  気管支肺胞呼吸音
              │              │  (肺胞呼吸音)
    ┌─ 呼吸音 ─┤
    │         └─ 異 常 ─── 減弱・消失,呼気延長など
肺音┤
    │         ┌─ ラ 音 ─── 断続(性ラ)音,湿性ラ音
    │         │              ┌─ 水泡音(吸気時にブツブツ) ─┐
    │         │              │  肺うっ血,痰              ├─ 拘束性障害
    │         │              ├─ 捻髪音(パチパチ)         │
    │         │              │  間質性肺炎               ┘
    └─ 副雑音 ─┤              ├─ 連続性ラ音
              │              ├─ 笛音(呼気時にヒューヒュー) ─┐
              │              │  気管支喘息                 ├─ 閉塞性障害
              │              └─ いびき音(グーグー)         ┘
              │                 気道異物,痰
              └─ その他 ─── 胸膜摩擦音,ハンマン徴候など
```

図4-8 肺音の分類とその原因

　水泡音は吸気終末のブツブツという音で,肺炎や肺水腫で聴取されます.捻髪音はパチパチという音で,びまん性間質性肺炎で聴取されます.笛音は呼気時のヒューヒューという高調な音で,主に気管支喘息で聴取されますが,治療によって分単位で改善することも多いです.いびき音は,グーグーという低調な音で,気管や太い気管支の狭窄,睡眠時無呼吸症候群(p23参照),痰づまりなどによって聞かれます.痰づまりの音は咳払いによって改善します.

　副作用として間質性肺炎を起こしやすい薬剤を使用している患者で,咳や息切れ,呼吸のしにくさを訴え,聴診で捻髪音を確認した場合は迅速な医師への受診勧奨が必要です.

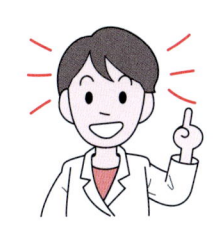

C-3. 呼吸機能の異常を引き起こす代表的な病態と薬剤

呼吸数は，さまざまな病態や薬剤の影響を受け，頻呼吸や徐呼吸へと変化します．呼吸機能に異常をきたす代表的な原因は表4-17, 18のとおりです．

表4-17 頻呼吸を引き起こす原因

1次性

ⅰ）不安，恐怖，過換気症候群
ⅱ）ヒステリー

2次性

ⅰ）心血管系の異常に由来するもの：肺血栓塞栓症，心不全，虚血性心疾患，心膜炎
ⅱ）肺の異常に由来するもの：COPD，気管支喘息，肺炎，肺水腫，間質性肺炎，気胸，肺結核，肺癌(転移性腫瘍も含む)
ⅲ）頭部の異常に由来するもの：脳卒中，頭部外傷
ⅳ）代謝異常に由来するもの：代謝性アシドーシス，敗血症，重度の脱水
ⅴ）その他：甲状腺機能亢進症，褐色細胞腫
ⅵ）薬剤
　①昇圧薬・心不全治療薬：アドレナリン(ボスミン®, エピペン®)，ノルアドレナリン(ノルアドレナリン)，ドパミン塩酸塩(イノバン®)，ドブタミン塩酸塩(ドブトレックス®)など
　②降圧薬：ニカルジピン塩酸塩(ペルジピン®, ニコデール®など)，ニフェジピン(アダラート®)
　③気管支拡張薬：テオフィリン(テオドール®)
　④NSAIDs：アスピリン(アスピリン)，ジクロフェナクナトリウム(ボルタレン®, ナボール®SRなど)，インドメタシン(インダシン®, インテバン®)
　⑤抗悪性腫瘍薬：ゲフィチニブ(イレッサ®)やイマチニブメシル酸塩(グリベック®)，ゲムシタビン塩酸塩(ジェムザール®)，テガフール・ギメラシル・オテラシルカリウム配合(1：0.4：1)(ティーエスワン®)など
　⑥抗リウマチ薬：金チオリンゴ酸ナトリウム(シオゾール®)，ブシラミン(リマチル®)，メトトレキサート(リウマトレックス®)，インフリキシマブ(レミケード®)など
　⑦漢方薬：小柴胡湯(ツムラ顆粒(9))など
　⑧抗肝炎ウイルス薬：インターフェロンアルファ(スミフェロン®, オーアイエフ®)，インターフェロンベータ(フエロン®)，リバビリン(レベトール®, コペガス®)など
　⑨造血薬：フィルグラスチム(グラン®)，レノグラスチム(ノイトロジン®)，ナルトグラスチム(ノイアップ®)

表4-18　徐呼吸を引き起こす原因

1次性
舌根沈下

2次性

ⅰ) 頭部の異常に由来するもの：脳卒中，頭部外傷，脳圧亢進
ⅱ) 代謝異常に由来するもの：低ナトリウム血症，低カルシウム血症，高アンモニア血症，低血糖
ⅲ) その他：敗血症
ⅳ) 薬剤
　①麻薬：モルヒネ塩酸塩水和物(モルヒネ塩酸塩，アンペック®など)，オキシコドン塩酸塩水和物(オキノーム®)，フェンタニルクエン酸塩(フェンタニル，フェントス®など)，フェンタニル(デュロテップ，ワンデュロ®)など
　②非麻薬：ペンタゾシン塩酸塩(ソセゴン®，ペンタジン®など)，ブプレノルフィン塩酸塩(レペタン®)
　③気管支拡張薬：プロキシフィリン配合(アストモリジン®)
　④麻酔薬：リドカイン塩酸塩(キシロカイン®)，ハロタン(フローセン®)，ミダゾラム(ドルミカム®)など
　⑤筋弛緩薬：トルペリゾン塩酸塩(ムスカルム®)

D. 血　圧

・代表的なバイタルサインを列挙できる(血圧)．

D-1. 血圧のメカニズム

　血圧は血液の圧力によって血管壁が押される力のことで，心拍出量と血管の硬さ(血管抵抗)によって決まります．心拍出量が増加する，あるいは血管抵抗が大きくなることで血圧は上がります(血圧＝心拍出量(1回拍出量×心拍数)×末梢血管抵抗)．血圧には，収縮期血圧(SBP)と拡張期血圧(DBP)があります．心臓が収縮したときには，血液が大動脈に送り出され，血管に高い圧力がかかります．これが収縮期血圧です．一方，心臓は収縮後に拡張し，血液が充満します．血圧はその時点で最も低くなり，これを拡張期血圧といいます．

D-2. 血圧のアセスメント

1 問 診

まず,いままでに健康診断などで血圧を測定したことがあるかを尋ね,ふだんの血圧を知ります.高血圧で治療中の人には,家庭での血圧値や薬を正しく飲めているか,めまい,ふらつきなど(血圧の下がりすぎ)の症状が出ていないかなどを尋ねます.また,あらかじめ血圧の経時的変化をカルテで確認しておきます.

2 血圧の測定

血圧の測定には水銀血圧計と聴診器を用います(図4-9).まず,触診法で収縮期血圧の推定値を求め,その後,聴診法で収縮期血圧と拡張期血圧を測定します.

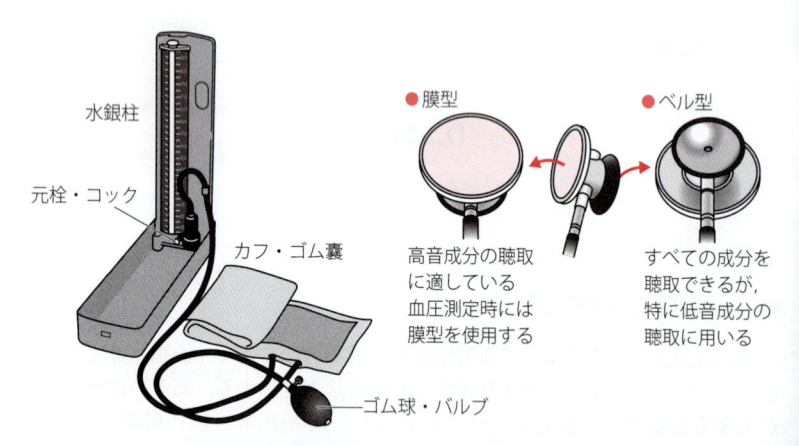

水銀柱
元栓・コック
カフ・ゴム嚢
ゴム球・バルブ

● 膜型
高音成分の聴取に適している
血圧測定時には膜型を使用する

● ベル型
すべての成分を聴取できるが,特に低音成分の聴取に用いる

図4-9 血圧計と聴診器の名称と仕様

a. 触診法
① 患者に血圧を測定することを伝え,静かに着席させます.
② 上腕の中点を心臓の高さに合わせ,橈骨動脈を第2,3指で確認します.
③ 上腕の太さとカフ(マンシェット)のサイズを確認します.
④ カフが肘にかからないように注意し,指が1〜2本入る強さで巻きつけます(図4-10).

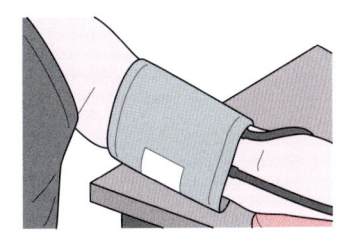

図4-10 カフの巻きかた

❺血圧計のコックが開いていること,バルブが容易に開け閉めできることを確認したうえで,橈骨動脈を第2,3指で触知しながら,徐々に加圧します(図4-11).

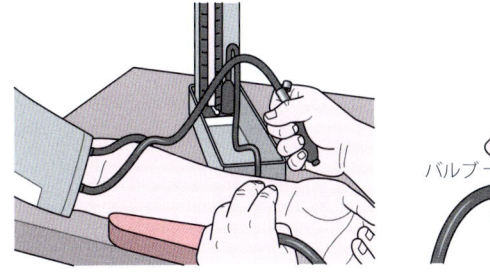

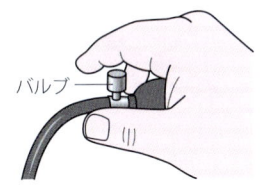

バルブ

図4-11 触診法

❻脈拍が触知できなくなったところからさらに10 mmHg程度加圧し,その後バルブを緩め,徐々に減圧します(1秒間に2 mmHg程度の減圧速度).
❼再び脈拍の触知ができるようになったときの値を読み取ります.このときの値が収縮期血圧です.

コラム　長袖の肌着,セーターを着たときの血圧測定

ある研究によると,肌着の上,厚さ2 mm程度までのニットなら,服の上からカフを巻き,聴診しても血圧値はほとんど違わないとの報告がされています.

---

b. 聴診法
❶患者への説明,カフのサイズや巻きかたについては,触診法と同じです.
❷上腕の中点を心臓の高さに合わせ,上腕動脈を触知します(図4-12).

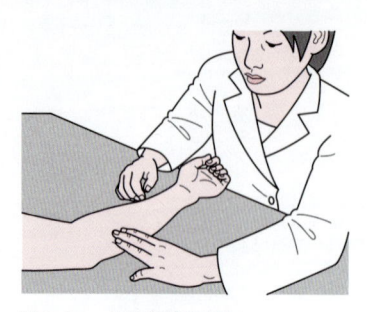

図4-12　上腕動脈の触知

❸聴診器(膜型)を上腕動脈の上にあて，触診法で得られた値か普段の血圧に10〜20 mmHgを加えた値まですばやく加圧します(図4-13).

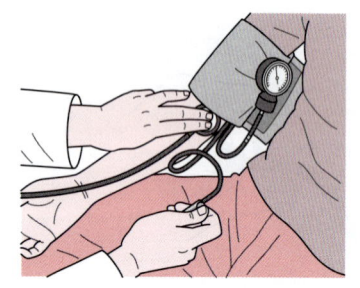

図4-13　聴診法

❹バルブを緩め，圧を下げると，コロトコフ音(トットッ…)が確認できます．このコロトコフ音が聞こえ始めた値(第Ⅰ相：収縮期血圧)と，さらに減圧をして，聞こえなくなった値(第Ⅴ相：拡張期血圧)を聴取します．

c. 血圧値の評価

聴診される音と収縮期血圧，拡張期血圧の関係は図4-14のとおりです．

しめつけたカフを緩めていくと，中枢側の血液と末梢側の血液がぶつかりあい，音が聞こえます．さらに緩めると，血液のぶつかりあいがなくなり音は消失します．

図4-14におけるカルテへの記載は，収縮期血圧，拡張期血圧の順に「126/84」と記します．

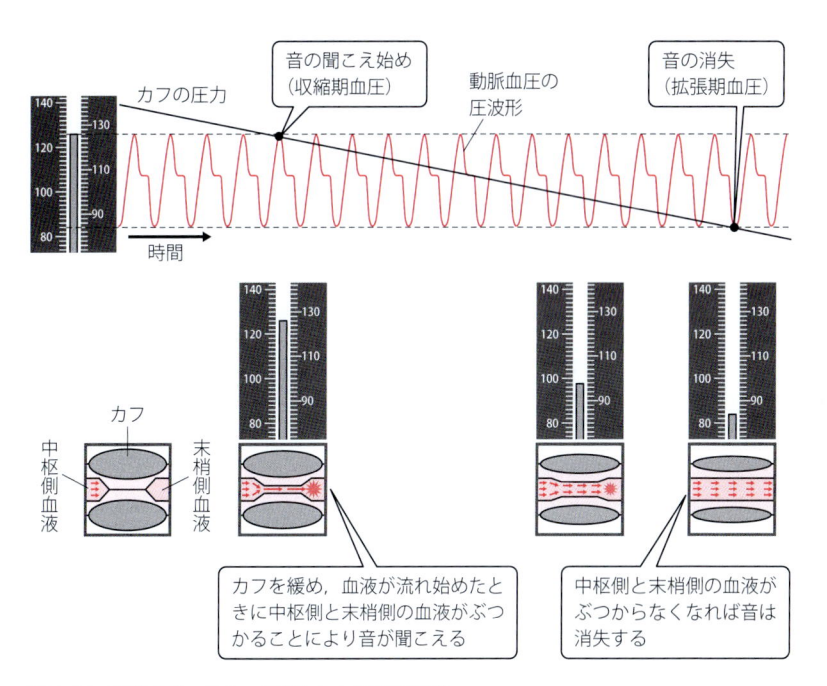

図4-14 聴診音(コロトコフ音)と血圧値の関係

3 診察室血圧と家庭血圧の測定要件

診察室血圧(表4-19)の測定のみならず,家庭血圧(表4-20)を測定し,記録することは,降圧薬治療による過度な血圧低下,あるいは不十分な降圧を評価するのに有用です.服薬指導の際には,血圧はさまざまな要因で容易に変動することを伝え,測定ごとに気にしすぎず記録にとどめることが重要で,測定値に基づき勝手に降圧薬を変更してはならないことを伝えます.

表4-19 診察室血圧測定法

1. 装置	a.	電子圧力柱(擬似水銀)血圧計またはアネロイド血圧計を用いた聴診法による測定,および上腕式の自動血圧計による測定が用いられる[*1]
	b.	聴診法では,カフ内ゴム嚢の幅13 cm,長さ22～24 cmのカフを用いる.上腕周27 cm未満では小児用カフ 太い腕(腕周34 cm以上)で成人用大型カフを使用する
2. 測定時の条件	a.	静かで適当な室温の環境
	b.	背もたれつきの椅子に脚を組まずに座って数分の安静後
	c.	会話をかわさない
	d.	測定前に喫煙,飲酒,カフェインの摂取を行わない
3. 測定法	a.	前腕を支え台などに置き,カフ下端を肘窩より2～3 cm上に巻き[*2] カフ中央を心臓の高さ(胸骨中央あるいは第4肋間)に維持する
	b.	聴診法では橈骨動脈あるいは上腕動脈を触診しながら急速にカフを加圧し,脈拍が消失する血圧値より30 mmHg以上高くして聴診器をあてる
	c.	カフ排気速度は2～3 mmHg/拍あるいは秒
	d.	聴診法ではコロトコフ第Ⅰ相の開始を収縮期血圧,第Ⅴ相の開始[*3]を拡張期血圧とする
4. 測定回数		1～2分の間隔をあけて少なくとも2回測定.この2回の測定値が大きく異なっている場合[*4]には,追加測定を行う
5. 判定	a.	安定した値[*4]を示した2回の平均値を血圧値とする
	b.	高血圧の診断は少なくとも2回以上の異なる機会における血圧値に基づいて行う
6. その他の注意	a.	初診時には,上腕の血圧左右差を確認.以後は,測定値(右または左)を記載
	b.	厚手のシャツ,上着の上からカフを巻いてはいけない.厚地のシャツをたくし上げて上腕を圧迫してはいけない
	c.	糖尿病,高齢者など起立性低血圧の認められる病態では,立位1分および3分の血圧測定を行い,起立性低血圧の有無を確認
	d.	聴診法では,聴診者は十分な聴力を有する者で,かつ測定のための十分な指導を受けた者でなくてはならない
	e.	脈拍数も必ず測定し記録

[*1] 電子圧力柱(擬似水銀)血圧計とは,水銀柱の代わりに電子式のアナログ柱を用いた血圧計である.アネロイド血圧計とは,バネ式の針が円弧状に動く血圧計である.自動血圧計は,定期的な検査,および各機器の添付文書に記載の耐用年数・測定回数を考慮した使用が必要である.アネロイド血圧計は原理的に衝撃や経年変化で誤差が生じやすいため,耐用年数を超えた使用後や劣化が疑われる場合は速やかに破棄・交換が必要である.
自動巻き付け式血圧計を待合室などで使用する場合,十分な指導と管理の下で測定されなければ大きな誤差を生じる.

[*2] カフは緩くなく,またきつくないように巻く.緩く巻いた場合,血圧は高く測定される.添付文書に記載のある機器では,記載通りに巻く.

[*3] 第Ⅴ相の開始とは,コロトコフ音の消失時(disappearance)をいう.これは,欧米のガイドライン(ESH2018,ACC/AHA2017)と共通の定義である.

[*4] 異なった値あるいは安定した値の目安は,およそ5 mmHg未満の測定値の差とする.

(日本高血圧学会:高血圧治療ガイドライン2019,14頁,2019)

表4-20 家庭血圧測定の方法　条件　評価

1. 装置	上腕カフ・オシロメトリック法に基づく装置
2. 測定環境	1) 静かで適当な室温の環境[*1] 2) 原則として背もたれつきの椅子に脚を組まず座って1～2分の安静後 3) 会話を交わさない環境 4) 測定前に喫煙，飲酒，カフェインの摂取は行わない 5) カフ位置を心臓の高さに維持できる環境
3. 測定条件	1) 必須条件 　a. 朝　起床後1時間以内 　　　　排尿後 　　　　朝の服薬前 　　　　朝食前 　　　　座位1～2分安静後 　b. 晩　(就床前) 　　　　座位1～2分安静後 2) 追加条件 　a. 指示により　夕食前，晩の服薬前，入浴前，飲酒前など 　　その他適宜．自覚症状のある時，休日昼間，深夜睡眠時[*2]
4. 測定回数と 　その扱い[*3]	1機会原則2回測定し，その平均をとる 1機会に1回のみ測定した場合には，1回のみの血圧値をその機会の血圧値として用いる
5. 測定期間	できるかぎり長期間
6. 記録	すべての測定値を記録する
7. 評価の対象	朝測定値7日間(少なくとも5日間)の平均値 晩測定値7日間(少なくとも5日間)の平均値 すべての個々の測定値
8. 評価	高血圧　　朝　晩いずれかの平均値≧135/85 mmHg 正常血圧　朝　晩それぞれの平均値<115/75 mmHg

[*1] ことに冬期，暖房のない部屋での測定は血圧を上昇させるので，室温への注意を喚起する
[*2] 夜間睡眠時の血圧を自動で測定する家庭血圧計が入手しうる
[*3] あまり多くの測定頻度を求めてはならない
注1　家庭血圧測定に対し不安をもつ者には測定を強いてはならない
注2　測定値や測り忘れ(ただし頻回でないこと)に一喜一憂する必要のないことを指導しなければならない
注3　測定値に基づき，自己判断で降圧薬の中止や降圧薬の増減をしてはならない旨を指導する
注4　原則として利き手の反対側での測定を推奨する．ただし，血圧値に左右差がある場合などは，適宜，利き手側での測定も指導する

(日本高血圧学会：高血圧治療ガイドライン2019, 16頁, 2019)

4 血圧測定時の注意点

異常値をみた場合，表4-21に示すような血圧測定の基本事項を再確認しましょう．

表4-21 血圧測定の基本事項

① カフのサイズは適当ですか
　（腕の太さに比してカフが小さい場合，血圧は高値を示します）
② 巻いたカフは緩すぎませんか
　（巻いたカフと腕との間に3本の指が入れば緩すぎます）
③ 来室してから測定するまで，時間をおきましたか
　（測定は坐位安静1〜2分後に行い，1〜2分の間隔をおいて複数回測定し，安定した値）
　（測定値の差が5 mmHg未満を目安)を示した2回の平均値を血圧値とします）
④ 測定中は会話をしていませんでしたか
⑤ 上腕の中点が心臓の高さと合致していますか
⑥ 聴診器を上腕動脈にしっかりあてていますか
⑦ すばやく加圧し，その後ゆっくりと減圧していますか
⑧ アネロイド血圧計は校正していますか
　（繰り返し使用すると不正確になってきます）

5 血圧に影響を与える因子

血圧は，2次性高血圧の原因にみられるような疾患(慢性糸球体腎炎，多発性囊胞腎，原発性アルドステロン症，クッシング症候群，褐色細胞腫，甲状腺機能亢進・低下など)以外に，表4-22のようなさまざまな因子の影響を受けます．

表4-22 血圧に影響を与える因子

血圧上昇	食事(塩分)，ストレスなど
血圧低下	食事(野菜・果物)，定期的な運動など
両方に影響するもの	体温，呼吸，運動，排泄，体位，睡眠，入浴，妊娠，精神状態，日内変動，季節・気温など

a. 大動脈炎や大動脈解離を伴う場合

脈拍の触知と同様，血流でも動脈の狭窄や閉塞などにより左右差がみられることがあります．このため，血圧の測定時には，上腕動脈で十分な血流の流れを確認するとともに，最初は左右両方を測ります．

b. 輸液

末梢静脈ラインから輸液の投与を行っている側の上肢で血圧を測定すると薬剤の流れをとめ，静脈圧を亢進させます．このため，原則として輸液の投与を行っていない側の上肢で測定を行います．

c. 採血後

 カフの加圧により静脈圧が亢進し,針の刺入部位から再出血する場合があります.採血を行っていない側の上肢で測定をするか,採血後十分に時間をおいてから(凝固系に異常がある場合は特に注意)測定をします.

d. 拘　縮

 拘縮がみられる患者に対して,血圧測定のために無理に伸展させることは厳禁です.上肢にカフを巻けるなら触診法で測定します.拘縮が強い場合は下肢で測ります.ただし,上肢と下肢では血圧値に差がみられることがあるため,血圧の経時的変化をみるために,測定部位を統一させることが必要です.

6 血圧値の分類

 血圧値は表4-23のように分類されます.また,降圧目標は表4-24のとおりです.新しいガイドラインから診察室血圧に基づいた心血管病リスク層別化(表4-25)および初診時の高血圧管理計画(図4-15)の図表は高血圧に限定したものになっています.

表4-23　成人における血圧値の分類(mmHg)

分類	診察室血圧(mmHg)			家庭血圧(mmHg)		
	収縮期血圧		拡張期血圧	収縮期血圧		拡張期血圧
正常血圧	<120	かつ	<80	<115	かつ	<75
正常高値血圧	120〜129	かつ	<80	115〜124	かつ	<75
高値血圧	130〜139	かつ/または	80〜89	125〜134	かつ/または	75〜84
Ⅰ度高血圧	140〜159	かつ/または	90〜99	135〜144	かつ/または	85〜89
Ⅱ度高血圧	160〜179	かつ/または	100〜109	145〜159	かつ/または	90〜99
Ⅲ度高血圧	≧180	かつ/または	≧110	≧160	かつ/または	≧100
(孤立性)収縮期高血圧	≧140	かつ	<90	≧135	かつ	<85

(日本高血圧学会:高血圧治療ガイドライン2019,18頁,2019)

7 血圧に基づいた脳心血管リスク層別化と血圧管理

 本態性高血圧の発症,進展には環境因子や遺伝的要因が大きく関与しているため,適切な血圧管理に向けて,生活習慣の改善(非薬物療法)が必要になります.生活習慣の改善により目標血圧まで到達できない場合は,個々の患者の高血圧のレベル,心血管病に対する危険因子,心血管合併症を総合的に評価して,リスクの層別化に応じた治療(薬物療法)計画を立てます(図4-15).

表4-24　降圧目標

	診察室血圧(mmHg)	家庭血圧(mmHg)
75歳未満の成人[*1] 脳血管障害患者 　(両側頸動脈狭窄や脳主幹動脈閉塞なし) 冠動脈疾患患者 CKD患者(蛋白尿陽性)[*2] 糖尿病患者 抗血栓薬服用中	< 130/80	< 125/75
75歳以上の高齢者[*3] 脳血管障害患者 　(両側頸動脈狭窄や脳主幹動脈閉塞あり， 　または未評価) CKD患者(蛋白尿陰性)[*2]	< 140/90	< 135/85

[*1] 未治療で診察室血圧130〜139/80〜89 mmHgの場合は，低・中等リスク患者では生活習慣の修正を開始または強化し，高リスク患者ではおおむね1ヵ月以上の生活習慣修正にて降圧しなければ，降圧薬治療の開始を含めて，最終的に130/80 mmHg未満を目指す．すでに降圧薬治療中で130〜139/80〜89 mmHgの場合は，低・中等リスク患者では生活習慣の修正を強化し，高リスク患者では降圧薬治療の強化を含めて，最終的に130/80 mmHg未満を目指す．
[*2] 随時尿で0.15 g/gCr以上を蛋白尿陽性とする．
[*3] 併存疾患などによって一般に降圧目標が130/80 mmHg未満とされる場合，75歳以上でも忍容性があれば個別に判断して130/80 mmHg未満を目指す．

降圧目標を達成する過程ならびに達成後も過降圧の危険性に注意する．過降圧は，到達血圧のレベルだけでなく，降圧幅や降圧速度，個人の病態によっても異なるので個別に判断する．

(日本高血圧学会：高血圧治療ガイドライン2019，53頁，2019より)

表4-25　診察室血圧に基づいた脳心血管病リスク層別化

血圧分類 リスク層	高値血圧 130〜139/ 80〜89 mmHg	Ⅰ度高血圧 140〜159/ 90〜99 mmHg	Ⅱ度高血圧 160〜179/ 100〜109 mmHg	Ⅲ度高血圧 ≧180/≧110 mmHg
リスク第一層 　予後影響因子がない	低リスク	低リスク	中等リスク	高リスク
リスク第二層 　年齢(65歳以上)，男性，脂質異常症，喫煙のいずれかがある	中等リスク	中等リスク	高リスク	高リスク
リスク第三層 　脳心血管病既往，非弁膜症性心房細動，糖尿病，蛋白尿のあるCKDのいずれか，または，リスク第二層の危険因子が3つ以上ある	高リスク	高リスク	高リスク	高リスク

JALSスコアと久山スコアより得られる絶対リスクを参考に，予後影響因子の組合せによる脳心血管病リスク層別化を行った．
層別化で用いられている予後影響因子は，血圧，年齢(65歳以上)，男性，脂質異常症，喫煙，脳心血管病(脳出血，脳梗塞，心筋梗塞)の既往，非弁膜症性心房細動，糖尿病，蛋白尿のあるCKDである．

(日本高血圧学会：高血圧治療ガイドライン2019，50頁，2019)

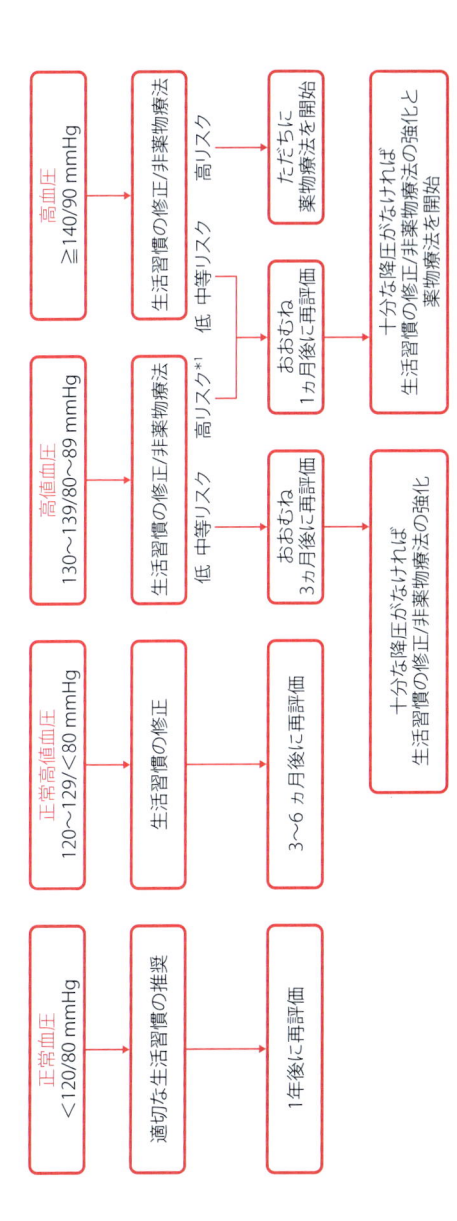

図4-15 初診時の血圧レベル別の高血圧管理計画

正常血圧 <120/80 mmHg → 適切な生活習慣の推奨 → 1年後に再評価

正常高値血圧 120～129/<80 mmHg → 生活習慣の修正 → 3～6ヵ月後に再評価

高値血圧 130～139/80～89 mmHg → 生活習慣の修正/非薬物療法
- 低・中等リスク → おおむね3ヵ月後に再評価 → 十分な降圧がなければ生活習慣の修正/非薬物療法の強化
- 高リスク*1 → おおむね1ヵ月後に再評価 → 十分な降圧がなければ生活習慣の修正/非薬物療法の強化と薬物療法を開始

高血圧 ≥140/90 mmHg → 生活習慣の修正・非薬物療法
- 低・中等リスク → おおむね1ヵ月後に再評価 → 十分な降圧がなければ生活習慣の修正/非薬物療法の強化と薬物療法を開始
- 高リスク → ただちに薬物療法を開始

*1 高値血圧レベルでは、後期高齢者（75歳以上）、両側頸動脈狭窄や脳主幹動脈閉塞がある、または未評価の脳血管障害、蛋白尿のないCKD、非弁膜症性心房細動の場合は、高リスクであっても中等リスクと同様に対応する。その後の経過で症例ごとに薬物療法の必要性を検討する。

（日本高血圧学会：高血圧治療ガイドライン2019, 51頁, 2019より）

D-3. 血圧の異常を引き起こす代表的な病態と薬剤

血圧は，さまざまな病態や薬剤の影響を受け，高血圧や低血圧へと変化します．血圧に異常をきたす代表的な原因は，表4-26，27のとおりです．

表4-26　高血圧を引き起こす原因

1次性
ⅰ）塩分過剰摂取
ⅱ）肥満，運動不足
ⅲ）喫煙

2次性
ⅰ）緊急性の高いもの：脳卒中，くも膜下出血，大動脈解離
ⅱ）急激に発症した高血圧，4剤以上を併用しても抵抗性の高血圧，ACE阻害薬使用開始後の急激な腎機能低下，30歳未満の若年者の高血圧の場合，以下を疑う 　①腎血管性高血圧，②慢性糸球体腎炎，慢性腎不全，多発性嚢胞腎，③原発性アルドステロン症，④クッシング症候群，⑤褐色細胞腫，⑥甲状腺機能亢進症
ⅲ）その他：妊娠中毒症
ⅳ）薬剤 　①昇圧薬：ドパミン塩酸塩（イノバン®），ドブタミン塩酸塩（ドブトレックス®），アドレナリン（ボスミン®，エピペン®）など 　②血管収縮薬：フェニレフリン塩酸塩（ネオシネジン®），ナファゾリン硝酸塩（プリビナ®）など 　③子宮収縮薬：エルゴメトリンマレイン酸塩（エルゴメトリンマレイン酸塩「F」），ジノプロスト（プロスタルモン®・F） 　④片頭痛治療薬：スマトリプタン（イミグラン®），エルゴタミン配合（クリアミン®） 　⑤副腎皮質ステロイド：コルチゾン酢酸エステル（コートン®），ヒドロコルチゾンリン酸エステルナトリウム（ソル・コーテフ®），プレドニゾロン（プレドニゾロン，プレドニン®） 　⑥免疫抑制薬：シクロスポリン（サンディミュン®，ネオーラル®），タクロリムス水和物（プログラフ®，グラセプター®），バシリキシマブ（シムレクト®） 　⑦抗リウマチ薬：イグラチモド（ケアラム®，コルベット®），アダリムマブ（ヒュミラ®），ゴリムマブ（シンポニー®），トシリズマブ（アクテムラ®）など 　⑧抗悪性腫瘍薬：ベバシズマブ（アバスチン®），ソラフェニブトシル酸塩（ネクサバール®）など 　⑨造血薬：エポエチンアルファ（エスポー®），エポエチンベータ（エポジン®），ダルベポエチンアルファ（ネスプ®）など 　⑩NSAIDs：インドメタシン（インダシン®，インテバン®）

表4-27 低血圧を引き起こす原因

1次性
ⅰ）起立性低血圧：高齢者で急に立ち上がったときにみられる
ⅱ）食後性低血圧：高齢者で食後75分以内にみられる
ⅲ）循環血液量の減少：脱水，嘔吐，出血

2次性
ⅰ）ショック：心原性，敗血症性，アナフィラキシーなど
ⅱ）下垂体機能低下症
ⅲ）副腎機能不全
ⅳ）急性膵炎
ⅴ）その他：血液透析，脂質異常症，肺血栓塞栓症，心タンポナーデ，心臓弁膜症，心筋症，頭部外傷，大動脈瘤，緊張性気胸，亜硝酸薬とシルデナフィルの併用，人工呼吸器での過剰PEEPなど
ⅵ）薬剤
①心不全治療薬：ミルリノン（ミルリーラ®，ミルリーラ®K）
②抗不整脈薬：アミオダロン塩酸塩（アンカロン®）
③麻酔薬：ロピバカイン塩酸塩水和物（アナペイン®），プロポフォール（ディプリバン®），フェンタニルクエン酸塩（フェンタニル，フェントス®など）など
④筋弛緩薬：チザニジン塩酸塩（テルネリン®），スキサメトニウム塩化物水和物（スキサメトニウム，レラキシン®），ダントロレンナトリウム水和物（ダントリウム®），ベクロニウム臭化物（マスキュラックス®），ロクロニウム臭化物（エスラックス®）
⑤麻薬：フェンタニルクエン酸塩（フェンタニル）
⑥抗精神病薬：クロルプロマジン（ウエンタミン®，コントミン®），ハロペリドール（セレネース®）など
⑦抗うつ薬：ロフェプラミン塩酸塩（アンプリット®），トラゾドン塩酸塩（レスリン®，デジレル®）
⑧パーキンソン病治療薬：レボドパ（ドパストン®，ドパゾール®），セレギリン塩酸塩（エフピー®），アポモルヒネ塩酸塩水和物（アポカイン®）
⑨抗悪性腫瘍薬：ボルテゾミブ（ベルケイド®）
⑩下剤：硫酸マグネシウム水和物（硫酸マグネシウム）（大量投与時）

PEEP：呼気終末陽圧 positive endexpiratory pressure

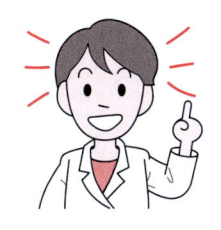

E. 意識

- 意識障害について，生じる原因とそれを伴う代表的疾患を説明できる．

E-1. 覚醒のメカニズム

意識は，大脳新皮質，大脳辺縁系，網様体（特に，上行性網様体賦活系），視床下部の4領域が相互に影響し合って保たれています．

1 意識障害の分類

何らかの原因で意識混濁をきたした状態は表4-28に示した「昏睡」「半昏睡」「昏迷」「傾眠」の4段階に分けられます．

表4-28 意識障害の分類（メイヨークリニックの分類）

昏睡 deep coma	覚醒状態の完全な消失，開眼しない，いかなる刺激を加えても反応しない状態
半昏睡 semicoma	ときどき無意識の体動や開眼があるが，睡眠状態にあり，外的刺激に反応しない状態
昏迷 stupor	強い刺激でかろうじて開眼し，払いのけるなどの反応を示すが，十分に覚醒できていない状態
傾眠 somnolence	刺激を与えないと睡眠状態にあるが，強い刺激で短時間であれば目覚めることができる状態

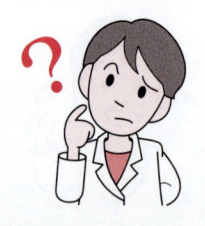

2 意識障害の原因

意識障害の原因にはさまざまなものがありますがAIUEOTIPS（アイウエオチップス）（表4-29）と覚えておくと突然の場面でも病態をアセスメントするのに役立つでしょう．

表4-29 意識障害をきたす主な原因「AIUEOTIPS」

A	Alcohol	アルコール
I	Insulin (hypo/hyper-glycemia)	高血糖・低血糖
U	Uremia	尿毒症
E	Encephalopathy (hypertensive, hepatic) Endocrinopathy (adrenal, thyroid) Electrolytes (hypo/hyper-Na, Ca, Mg) Environmental causes	脳症(高血圧性, 肝性など) 内分泌疾患(副腎, 甲状腺) 電解質異常(低・高Na, Ca, Mg) 環境要因(熱中症, 低体温など)
O	Opium Oxygen	麻薬中毒 低酸素血症, CO_2 ナルコーシス
T	Trauma Tumor Temperature (hypo/hyper)	外傷 腫瘍 低体温, 熱中症
I	Infection	感染(髄膜炎など)
P	Psychiatric Poison	精神疾患(せん妄など) 薬物
S	Shock Subarachnoid hemorrhage Senior Stroke Seizure	ショック くも膜下出血 老衰 脳血管障害 てんかん, 痙攣

E-2. 意識のアセスメント

1 問 診

呼びかけに反応があるかどうかを確認します.反応のない場合には,頬をたたく,体を揺するなどの刺激を与え反応をみます.

2 意識の清明度

意識の測定には意識の清明度を評価します.意識の清明度の評価スケールには,クラスゴー・コーマ・スケールやジャパン・コーマ・スケールがあります.また,鎮静薬や鎮痛薬を用いて意識レベルを鈍らせている場合は,評価をする対象が「意識」ではなく,「鎮静」に変わるので,鎮静レベルを評価するリッチモンド興奮・鎮静スケールや鎮静・鎮痛スケールなどを用います.

a. グラスゴー・コーマ・スケール(GCS)(表4-30)

GCSは世界的にも広く用いられているスケールです.開眼(E),言語(V),

運動(M)の3領域のスコアを合計し，3点が最低，15点が最高です．8点以下は重篤な意識障害と判断されます．合計点から患者の意識レベルを評価できる一方，欠点として，合計点が同じでも病態が変化している場合があります．このため，経時的な変化を追うには，合計点のみでは十分ではなく，具体的に「E3，V4，M5」のような記録を併せて残しておくことが大切です．

表4-30 グラスゴー・コーマ・スケール(GCS)

E：開眼 eye opening
- 4 自発的に開眼する
- 3 呼びかけで開眼する
- 2 痛み刺激を与えると開眼する
- 1 開眼しない

V：言語反応 verbal response
- 5 見当識の保たれた会話
- 4 会話に混乱がある
- 3 混乱した発語のみ
- 2 理解不能の音声のみ
- 1 なし

M：運動反応 best motor response
- 6 命令に従う
- 5 合目的な運動をする
- 4 逃避反応としての運動
- 3 異常な屈曲運動
- 2 伸展反応
- 1 まったく動かない

合計15点

表4-31 ジャパン・コーマ・スケール(JCS，3-3-9度方式)

Ⅲ群 刺激しても覚醒しない(deep coma, coma, semicoma)
- 300 まったく動かない
- 200 手足を少し動かしたり顔をしかめる
- 100 払いのける動作をする

Ⅱ群 刺激すると覚醒する*(stupor, lethargy, hypersomnia, somnolence, drowsiness)
- 30 かろうじて開眼する
- 20 痛み刺激で開眼する
- 10 呼びかけで容易に開眼する

Ⅰ群 覚醒している(confusion, senselessness, delirium)
- 3 名前，生年月日がいえない
- 2 見当識障害あり
- 1 清明とはいえない

*覚醒後の意識内容は考慮しない．
R：不穏，I：失禁，A：自発性喪失　例：30-R，3-I，3-A

b. ジャパン・コーマ・スケール(JCS)(表4-31)

JCSは大きく分けて1桁，2桁，3桁の3段階あり，評価の簡便性からわが国では広く用いられています．1桁(1，2，3)は刺激をしないでも覚醒している状態，2桁(10，20，30)は刺激をすると覚醒する状態，3桁(100，200，300)は刺激をしても覚醒しない状態を表します．また不穏(R)，失禁(I)，自発性喪失(A)などの場合には，評価した数字の後にアルファベットを併記し「200-I」，「10-RI」といったように記録します．

> **コラム　GCSとJCSの使い分け，ECS**
>
> 　意識の清明度を確認するためには，GCSとJCSがありますが，もともとGCSは頭部外傷患者の初期評価に，JCSは脳卒中患者の初期評価に開発されたスケールです．また，近年，JCSは覚醒の定義があいまいであり，検者によって差異を生じることから，日本神経救急学会と日本脳神経外科救急学会により，JCSの改訂版としてECS(emergency coma scale)が開発されています．どのスケールを用いるにしても，患者の状態を正しく評価するには，統一したスケールを用いて，経時的に評価することが大切になります．

3　意識の内容

　意識の内容は，判断力や計算力，記憶力，見当識などを表しています．このほかに，うつ傾向や不穏，興奮状態(いわゆる，せん妄)になったりする場合なども含みます．その評価にはCAM-ICUなどがあります．CAM-ICUによるせん妄の評価は，リッチモンド興奮・鎮静スケールで意識レベルを評価し，続いて，せん妄を評価する2段階を経ます．評価は，精神状態変化の急性発症または変動性の経過，注意力の欠如，意識レベルの変化，無秩序な思考について行い，せん妄を評価します．

a. リッチモンド興奮・鎮静スケール(RASS)(表4-32)

❶患者を観察する(0〜+4の判定)：30秒間，患者の観察のみで0から+4のスコアを判定します．

❷呼びかけ刺激を与える(-1〜-3の判定)：大声で名前を呼ぶか，開眼を指示します．話し相手をみるように指示し，10秒以上アイコンタクトできなければ繰り返します．呼びかけ刺激に対する反応のみで-1〜-3のスコアを判定します．

❸身体刺激を与える(-4，-5の判定)：呼びかけ反応がみられなければ，肩を揺するか胸骨を摩擦，刺激に対する反応から，スコア-4，-5を判定します．

> ▶RASSが-4または-5の場合，評価を中止した後で再評価します．
> ▶RASS≧-3の場合，ICUのためのせん妄評価(CAM-ICU)を行います．

表4-32 リッチモンド興奮・鎮静スケール

	スコア	状態	臨床症状
観察	+4	闘争的, 好戦的	明らかに好戦的, 医療スタッフに対する差し迫った危険がある
	+3	非常に興奮した, 過度の不穏状態	攻撃的, チューブ類またはカテーテル類を自己抜去する
	+2	興奮した, 不穏状態	頻繁に非意図的な体動があり, 人工呼吸器に抵抗性を示しファイティングが起こる
	+1	落ち着きのない, 不安状態	不安で絶えずそわそわしている, しかし動きは攻撃的でも活発でもない
	0	覚醒, 静穏状態	意識清明で落ち着いている
呼びかけ刺激	−1	傾眠状態	完全に清明ではないが, 呼びかけに10秒以上の開眼およびアイコンタクトで応答する
	−2	軽い鎮静状態	呼びかけに開眼し10秒未満のアイコンタクトで応答する
	−3	中等度鎮静状態	呼びかけに体動または開眼で応答するが, アイコンタクトなし
身体刺激	−4	深い鎮静状態	呼びかけに無反応, しかし身体刺激で体動または開眼する
	−5	昏睡	呼びかけにも身体刺激にも無反応

> **コラム ショックをみたら**
>
> ショックとは, 急性の循環障害により全身に十分な酸素や栄養を送ることができない状態をいいます. 多くの場合, 血圧は低下し, 呼吸は過換気になります. 循環血液量減少性ショック(出血, 薬剤などによる), 心原性ショック(急性心筋梗塞, 心筋症などによる), 閉塞性ショック(心タンポナーデ, 肺血栓塞栓症などによる)では, 四肢の末梢皮膚温は冷たく湿った状態になり, 血液分布異常性ショック(敗血症, 脊髄損傷などによる)では温かくなります. ショックの所見をみたら迅速に医療機関での受診を勧奨することが必要です.

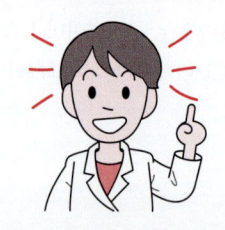

E-3. 意識障害を引き起こす代表的な病態と薬剤

意識は，さまざまな病態や薬剤の影響を受け，変化していきます．意識に異常をきたす代表的な原因は表4-33のとおりです．

表4-33　意識障害を引き起こす原因

1次性
ⅰ）アルコール摂取
ⅱ）電解質のバランス異常（低ナトリウム血症，高カルシウム血症），酸塩基平衡の異常
ⅲ）呼吸障害（低酸素血症，高CO_2血症，CO中毒など）
ⅳ）体温異常（熱中症，高熱，低体温など）

2次性
ⅰ）脳障害：脳梗塞，脳出血，脳腫瘍，脳炎，髄膜炎，くも膜下出血，てんかんなど
ⅱ）頭部外傷：硬膜外血腫，硬膜下血腫，脳挫傷，脳震盪など
ⅲ）せん妄，ヒステリー
ⅳ）内分泌異常：甲状腺機能低下，副腎不全，下垂体機能低下など
ⅴ）その他の2次的要因：感染症，ショック，低血糖，高血糖，高浸透圧，肝性脳症，尿毒症，ビタミンB_1不足など
ⅵ）薬剤
　①抗不整脈薬：プロカインアミド塩酸塩（アミサリン®）
　②降圧薬
　　a）カルシウム拮抗薬（ジヒドロピリジン系）：ニフェジピン（アダラート®）
　　b）β遮断薬：プロプラノロール塩酸塩（インデラル®，インデラル®LA）
　　c）ARB：アジルサルタン（アジルバ®），テルミサルタン（ミカルディス®）
　③抗精神病薬：ハロペリドール（セレネース®），クロルプロマジン塩酸塩（ウインタミン®，コントミン®）など
　④気分安定薬：炭酸リチウム（リーマス®）
　⑤パーキンソン病治療薬：レボドパ（ドパストン®，ドパゾール®），セレギリン塩酸塩（エフピー®），アマンタジン塩酸塩（シンメトレル®）
　⑥抗インフルエンザウイルス薬：オセルタミビルリン酸塩（タミフル®），ザナミビル水和物（リレンザ®）
　⑦麻薬：モルヒネ塩酸塩水和物（モルヒネ塩酸塩，アンペック®など），フェンタニルクエン酸塩（フェンタニル®，フェントス®など）
　⑧抗菌薬：イミペネム・シラスタチンナトリウム配合（チエナム®）
　⑨免疫抑制薬：シクロスポリン（サンディミュン®，ネオーラル®），タクロリムス水和物（プログラフ®，グラセプター®）

ARB：アンギオテンシンⅡ受容体拮抗薬

MEMO

第5章 症状と検査値

A. 血液検査からわかること

・代表的な血液および血液凝固検査を列挙し，その検査値の異常から推測される主な疾病を挙げることができる．

A-1. 血球検査

1 全血球計算（CBC）

全血球計算（CBC）は，一般に「血算」と呼ばれています．患者血液をEDTA入りの採血管に入れ，全自動液分析装置で測定すると，白血球数（WBC），赤血球数（RBC），ヘモグロビン（Hb），ヘマトクリット（Ht），血小板数（PLT），平均赤血球容積（MCV），平均赤血球ヘモグロビン量（MCH），平均赤血球ヘモグロビン濃度（MCHC）が示されます．MCV，MCH，MCHCを赤血球恒数といい，MCVは赤血球1個の大きさを，MCHは赤血球1個あたりのヘモグロビン量を，MCHCは単位容積あたりのヘモグロビン量を示します（表5-1, 2）．WHOによる貧血の診断基準を表5-3に，MCVからみた貧血の分類を表5-4に示します．WBCやPLTは，化学療法時の骨髄抑制の進行程度を知る指標となります．血小板数が1万を切れば血小板輸血を行います．

赤血球数がある程度保たれていてもHbが低く，MCVが低値なら鉄欠乏性貧血が疑われます．このような場合には，原疾患に対する治療とともに，鉄剤の補充が必要です．

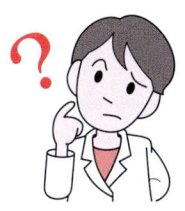

表5-1 CBCの基準値

項　目				基準値
赤血球	赤血球数			男性：450～550万/μL 女性：350～500万/μL
	血色素量（ヘモグロビン）			男性：14～17 g/dL 女性：12～15 g/dL
	ヘマトクリット			男性：40～50％ 女性：35～45％
	網赤血球数			5～20‰
白血球	白血球数			4,000～9,000/μL
	白血球分画	好中球	分葉核球	20～70％
			桿状核球	0～20％
		好酸球		0～ 5％
		好塩基球		0～ 2％
		単球		2～10％
		リンパ球		22～55％
血小板	血小板数			15～40万/μL

表5-2 平均赤血球恒数の求めかたと基準値

恒数	計算方法	基準値	単位
MCV	$\dfrac{\text{ヘマクリット値(\%)} \times 10}{\text{赤血球数}(\times 10^6/\mu L)}$	81～100	fL
MCH	$\dfrac{\text{ヘモグロビン(g/dL)} \times 10}{\text{赤血球数}(\times 10^6/\mu L)}$	28～34	pg
MCHC	$\dfrac{\text{ヘモグロビン(g/dL)} \times 10}{\text{ヘマクリット値(\%)} \times 10}$	31～35	％

表5-3 WHOによる貧血の診断基準

分　類	ヘモグロビン濃度
成人男性	13 g/dL未満
成人女性，小児（6～14歳）	12 g/dL未満
妊婦，幼児（6ヵ月～6歳）	11 g/dL未満

表5-4 MCVからみた貧血の分類

MCV	貧血の分類	考えられる疾患
↓(≦80)	小球性貧血	鉄欠乏性貧血,慢性疾患による貧血,鉄芽球性貧血,サラセミア
→(81〜100)	正球性貧血	再生不良性貧血,溶血性貧血,腎性貧血,出血直後,骨髄異形成症候群
↑(101≦)	大球性貧血	巨赤芽球性貧血,骨髄異形成症候群

2 CBC以外の分析項目

a. 赤血球関連

①RDW(赤血球分布幅):RDW-SDやRDW-CVは,赤血球容積の不均一性の指標です.これらが高値なら赤血球の大小不同の可能性があります.

②RET(網赤血球数):この値は,骨髄の造血能力を反映します.造血が盛んなら増加し,造血が減れば低下します.

③RET-He(網赤血球中のヘモグロビン量):骨髄中のヘモグロビン合成を赤血球から直接得ることのできる指標です.

④IRF(網赤血球幼若指数):網赤血球のなかでさらに幼若なものの割合で,化学療法後の造血状態の指標になります.

b. 白血球関連

白血球は,好中球(NEUT),好酸球(EO),好塩基球(BASO),リンパ球(LYM),単球(MONO)の5つに分類され,それぞれの値が診断に利用されます.白血球が増加し,そのなかの好中球の成分が多くを占める場合は細菌感染症を,リンパ球が多い場合にはウイルス感染症を疑います.また,リンパ球の数から栄養状態を評価できます.

①TLC(総リンパ球数):TLCは白血球数にリンパ球分画(%)を乗じて算出します.

$$TLC = \frac{白血球数 \times リンパ球分画}{100 (mm^3)}$$

ただし,化学療法,放射線照射,副腎皮質ホルモン投与により変動するため,注意を要します.1,200〜2,000は軽度栄養障害,800〜1,200は中等度栄養障害,800未満は高度栄養障害と評価します.

②T細胞サブセット:T細胞サブセットにはTh1,Th2,Th17,濾胞型(ろほうがた)ヘルパーT細胞(TFH)があります.

③ IMI(immature cell information)：IMIは成熟白血球と幼若白血球を区別するための項目で，白血病細胞(幼若白血球)，血小板凝集が検出されます．

c. 血小板関連

① MPV(平均血小板容積)：MPVは通常血小板数と逆相関を示しますが，特発性血小板減少性紫斑病や慢性骨髄性白血病では骨髄での産生亢進で増加し，化学療法施行後や再生不良性貧血では減少します．

② IPF(幼若血小板比率)：IPFの増加は骨髄における血小板産生能を反映します．したがって骨髄穿刺をしなくても巨核球の増減状態が推測できます．しかしながら骨髄異形成症候群 myelodysplastic syndrome(MDS)でIPF高値例は予後不良です．

A-2. 凝固・線溶系の検査

1 プロトロンビン時間(PT)

プロトロンビン時間(PT)は外因系および共通系の凝固因子活性を調べる検査法(図5-1)です．PTは先天性凝固因子欠乏症，肝障害，ビタミンK欠乏症，播種性血管内凝固症候群 disseminated intravascular coagulation(DIC)，抗凝固療法(ワルファリン内服中)で延長します．ワルファリン投与中はプロトロンビン時間のINR値(PT-INR)を2.0前後にコントロールします．

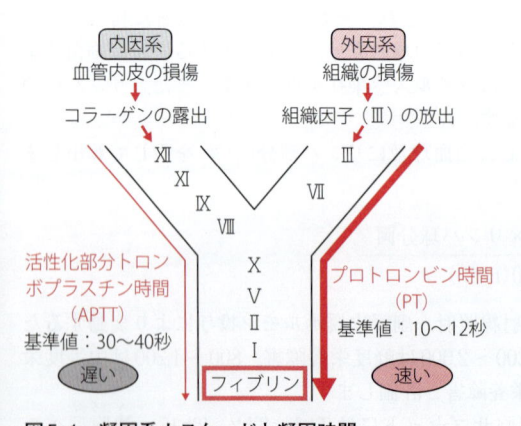

図5-1　凝固系カスケードと凝固時間
Ⅰ：フィブリノゲン，Ⅱ：プロトロンビン

```
 Xa, Va, リン脂質, Ca    アンチトロンビン
プロトロンビン ──→ トロンビン ──→ トロンビン-アンチトロンビン複合体 (TAT)
フィブリノゲン ─────────────────→ フィブリン
         PAI-1  プラスミノゲン
     ┌─  t-PA  ×                       ┐
  1次│         ↓                       │2次
  線溶│      プラスミン                  │線溶
     └─      ↓                         ┘
       α₂プラスミン    プラスミン-α₂プラスミン
       インヒビター     インヒビター複合体 (PIC)
       フィブリノゲン分解産物 (FgDP)     D-ダイマー
           フィブリン/フィブリノゲン分解産物 (FDP)
```

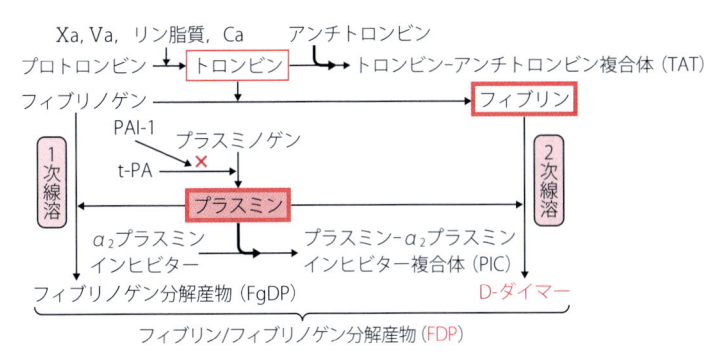

図5-2 凝固・線溶系カスケードと各種分子マーカー

2 活性化部分トロンボプラスチン時間(APTT)

活性化部分トロンボプラスチン時間(APTT)は内因系および共通系の凝固因子活性を調べる検査法です(図5-1).APTTは先天性凝固因子欠乏症,肝障害,ビタミンK欠乏症,DIC,抗凝固療法(ワルファリン内服中)で延長します.

PTやAPTTの延長をみたら,凝固因子の欠乏や低下によるのか,抗体(抗リン脂質抗体症候群など)によるのかを見極めます.前者は凝固因子製剤や新鮮凍結血漿の補充を行いますが,後者は易血栓症状況にあるため,抗凝固療法や抗血小板療法が必要になります.

3 フィブリノゲン

肝臓で生成される凝固因子で急性相反応蛋白で炎症や創傷治癒にも関与します.加齢で上昇し,凝固の最終段階でトロンビンによりフィブリンに転換され血栓を形成します(図5-2).DICで減少します.

4 アンチトロンビン(AT)

アンチトロンビン(AT)は肝臓で生成される凝固抑制因子で,トロンビンと結合し,トロンビン-アンチトロンビン複合体(TAT)を形成します(図5-2).ヘパリン投与下で速やかにヘパリンと結合し抗凝固作用を示します.肝疾患,DICなどで減少します.

5 フィブリン/フィブリノゲン分解産物(FDP)

線溶は,血栓を生じる前の1次線溶と血栓形成後の2次線溶に分類されます.

1次線溶は，フィブリノゲンがプラスミンにより分解されることをいい，生じたものをフィブリノゲン分解産物といいます．2次線溶は，安定化フィブリンがプラスミンにより分解されることをいい，生じたものをD-ダイマーといいます．前者のフィブリノゲン分解産物と後者のD-ダイマーをあわせてFDPと呼びます（図5-2）．FDPの値は線溶亢進時のほか，DICや血栓症などで上昇します．

6 プラスミノゲンアクチベータインヒビター1（PAI-1）

プラスミノゲンアクチベータインヒビター1（PAI-1）は血管内皮細胞で生成される線溶抑制因子で，血栓部位での組織プラスミノゲンアクチベータ（t-PA）を阻害し，プラスミンの生成を抑制しフィブリン血栓の溶解を抑制します（図5-2）．急性心筋梗塞やDICなどで上昇します．

7 α_2プラスミンインヒビター

肝臓で生成される線溶抑制因子で，生体内で形成されたプラスミンと1：1で結合し，プラスミン-α_2プラスミンインヒビター複合体（PIC）を形成し血栓の溶解を抑制します（図5-2）．PICの値は肝障害やDICなどで上昇します．

8 抗リン脂質抗体

自己抗体で抗カルジオリピン抗体やループスアンチコアグラントが代表的です．試験管内では抗凝固活性を示しますが，生体内では凝固が亢進し，血栓症や不育症を呈します．リン脂質依存のAPTTは延長しますが，PTは正常です．

B. 生化学検査からわかること

- 代表的な生化学検査を列挙し，その検査値の異常から推測される主な疾病を挙げることができる．
- 栄養アセスメントの実践のために検査値に基づいた計算と評価ができる．

1 アルブミン，RTP

アルブミンは肝臓で合成される蛋白質です．栄養評価に最も用いられる生化学検査値は血清蛋白であり，これは内臓蛋白の状態を反映しています．このなかでも，血清アルブミンが栄養評価に最も頻回に用いられます．しかし，アルブミンの半減期は21日と長く，現在の栄養状態がただちに値に反映されないので，長期的な栄養指標として用います．逆に，短期的な栄養指標として，

RTP (rapid turnover protein) であるプレアルブミン (トランスサイレチン), トランスフェリン, レチノール結合蛋白が用いられます. アルブミンやRTPは肝臓で合成されますが, 特に, 侵襲度の高い救急症例 (外傷, 熱傷, 敗血症など) においては, 肝臓ではC反応性蛋白 (CRP) などの急性相蛋白が優先的に産生されるため, アルブミンやRTPなどの血清蛋白の合成は抑制されることから, 栄養指標としては不適当となります. また, アルブミン製剤が投与されている場合は, アルブミン値が正常であっても, 栄養状態がよいとは限らず, 評価に留意しなければなりません. RTPは血液製剤の影響を受けにくいため, 術後にも指標として用いることができます. 栄養状態が改善されてきた場合には, まず半減期の短いRTP値が上昇し, 正常域に到達し, その後でアルブミン値が上昇し, 体重が増加し, AC, AMC, TSF (第2章B-1. 参照) が改善されます. したがって, RTPは短期間で栄養状態を評価できる鋭敏な指標であり, 一方, アルブミン値, 体重などの身体計測値は鋭敏ではありませんが, 最終的にすべての身体構成成分が充足された状態に改善されたことを確認する長期的な指標といえます. これらの, 栄養指標としての血清蛋白は, それぞれの半減期や病態によって使い分けることが重要です (表5-5).

表5-5 栄養指標としての血清蛋白

		半減期 (日)	正常濃度	分子量	高値	低値
アルブミン		18〜21	3.5〜5.0 g/dL	67,000	脱水	肝機能障害, 低栄養, ネフローゼ症候群
R T P	プレアルブミン (トランスサイレチン)	2〜3	15〜40 mg/dL	55,000	慢性腎不全, 甲状腺機能亢進症, 妊娠後期	肝機能障害, 低栄養
	トランスフェリン	8〜10	250〜300 mg/dL	76,500	鉄欠乏性貧血, 蛋白同化ホルモン投与, 妊娠中期〜後期	肝機能障害, 低栄養, ネフローゼ症候群, 急性炎症
	レチノール結合蛋白	0.5	2.5〜7.5 mg/dL	21,000	慢性腎不全, 過栄養性脂肪肝	肝機能障害, ビタミンA欠乏症, 低栄養, 甲状腺機能亢進症, 感染・外傷

2 コリンエステラーゼ

コリンエステラーゼは肝臓で合成される酵素で, 肝機能を反映するとともに, 蛋白質合成能のマーカーとなります. 特に, ネフローゼ症候群や蛋白漏出性の疾患においては, アルブミン (分子量67,000) は尿中に漏出するため, 栄養指標としては使えませんが, コリンエステラーゼは分子量が350,000と大きく,

3 AST, ALT

アスパラギン酸アミノトランスフェラーゼ(AST)やアラニンアミノトランスフェラーゼ(ALT)は肝機能障害の程度を評価する指標となります。これらは肝細胞が破壊されると血中に逸脱し、その値が上昇します。

4 ALP, LAP, γ-GTP

アルカリホスファターゼ(ALP)は、胆道癌・肝癌や癌の骨転移で上昇します。ロイシンアミノペプチダーゼ(LAP)は胆道閉塞性疾患、妊娠で上昇します。γ-グルタミルトランスペプチダーゼ(γ-GTP)はアルコール性肝障害や薬剤性肝障害で上昇します。

5 LDH

乳酸デヒドロゲナーゼ(LDH)は溶血、心筋梗塞、白血病、急性肝炎で上昇します。

6 BUN, 血清クレアチニン

血中尿素窒素(BUN)や血清クレアチニンは腎機能障害の程度を評価する指標となります。栄養評価ではBUNは過剰な蛋白質摂取により上昇することから蛋白質投与量の評価に用いられます。また、BUNと血清クレアチニンの比率によって脱水症であるかどうかの判断を行います。脱水症の場合、血液が濃縮されるため、アルブミン値はみかけ上、高値となります。また、血清クレアチニンは筋肉量が少ないとみかけ上数値が低くなります。

コラム 肝機能・腎機能の基準値を知ろう！

項　目	基準値	項　目	基準値
総ビリルビン	～1.0 mg/dL	血清総蛋白	6.5～8.0 g/dL
AST	10～35 IU/L	BUN	8～20 mg/dL
ALT	10～40 IU/L	血清クレアチニン	0.6～1.0 mg/dL
ALP	100～350 IU/L	尿酸	3.5～7.0 mg/dL
LAP	～80 IU/L	Na	135～145 mEq/L
γ-GTP	～50 IU/L	K	3.7～4.8 mEq/L
LDH	100～200 IU/L	Cl	96～108 mEq/L

C. 尿検査からわかること

- 代表的な尿および糞便を用いた臨床検査を列挙し，その検査値の異常から推測される主な疾病を挙げることができる．

1 尿の外観

尿の色調変化は，器質的疾患のみならず薬剤によっても起こります．薬剤師は投与薬剤によって尿の色調変化が生じることを患者に伝えることが重要です．逆に，着色のみられる尿については薬剤以外の器質的疾患の可能性も考えていく必要があります（図5-3）．

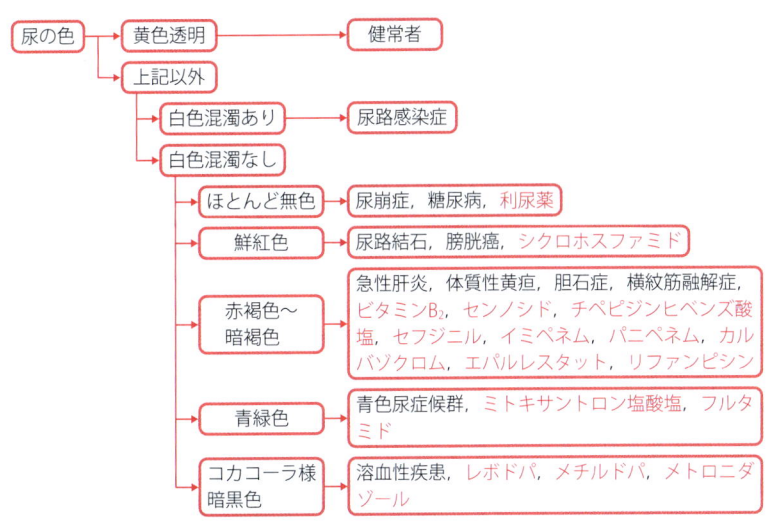

```
尿の色 ─┬─ 黄色透明 ────────→ 健常者
        └─ 上記以外
           ├─ 白色混濁あり ──→ 尿路感染症
           └─ 白色混濁なし
              ├─ ほとんど無色 → 尿崩症，糖尿病，利尿薬
              ├─ 鮮紅色 ────→ 尿路結石，膀胱癌，シクロホスファミド
              ├─ 赤褐色～暗褐色 → 急性肝炎，体質性黄疸，胆石症，横紋筋融解症，
              │                   ビタミンB₂，センノシド，チペピジンヒベンズ酸
              │                   塩，セフジニル，イミペネム，パニペネム，カル
              │                   バゾクロム，エパルレスタット，リファンピシン
              ├─ 青緑色 ────→ 青色尿症候群，ミトキサントロン塩酸塩，フルタミド
              └─ コカコーラ様暗黒色 → 溶血性疾患，レボドパ，メチルドパ，メトロニダゾール
```

図5-3　尿の色からの病態や薬剤の推測

2 尿試験紙法

尿に試験紙を浸しすぐに取り出し判定する試験紙法は，健康診断はもとより，外来一般検査として広く活用できます．試験紙法で，pH，比重，蛋白，潜血，ケトン体ウロビリノーゲンが評価できます．

試験紙法では，尿蛋白±は15 mg/dL，＋は30 mg/dL，＋＋は100 mg/dL，＋＋＋は300 mg/dL，を表すとされていますが，メーカーにより差がみられま

す．濃縮尿や希釈尿では尿蛋白レベルを過大あるいは過小評価することになるので，試験紙法による蛋白尿の判定は，あくまで定性的なものです．

腎障害の程度は尿潜血より尿蛋白との相関が強く，健康診断での試験紙法による尿蛋白の程度と透析導入例の発症率をみた検討では，＋＋以上は末期腎不全への悪化因子と判断される尿蛋白量であることを示しています．薬剤師は服薬指導の際に，患者の尿蛋白の程度の確認を行い，食事や運動も含めた生活指導や受診勧奨を行うことも重要です．

3 窒素バランス

窒素バランス（NB）は蛋白質代謝が異化亢進状態であるか，同化亢進状態であるかを判定し，蛋白質投与量が適正であるかを判断する指標となります．NBは以下の式で求めます．

$$NB(g/dL) = \frac{総蛋白質摂取量(g)}{6.25} - (24時間の尿中尿素窒素量(g) + 4)$$

窒素排泄量を知るためには，24時間の蓄尿による尿中尿素窒素量を測定する必要があります．また，尿中に排泄される窒素には尿素窒素のほかに，尿酸，クレアチニン，アンモニアなどに含まれるものもあることや，尿中以外にも，微量ながら，皮膚や便などへの窒素の排泄があることを考慮して4gを加えるという上記のような簡便な方法がとられています．

通常，NBは±0で，投与した総窒素量と排泄された総窒素量のバランスが保たれています．NBを把握することにより，たとえ大量の蛋白質を投与しても，窒素排泄量が多ければ，適正な非蛋白質熱量が投与されていないために，蛋白質がエネルギー源として利用されている可能性があります．また，適正なエネルギー量が投与されていても，さらに異化が亢進している状態にある可能性などを判断することができます．NBがプラスの場合は，体蛋白質の蓄積を意味し，同化が優位となります．成長期の小児，妊婦，侵襲後の回復期などでは同化が優位となります．また，NBがマイナスの場合は，体蛋白質の喪失を意味し，異化が優位となります．病態や損傷による蛋白質の消耗や蛋白質や投与エネルギー量の不足により異化が優位となります．具体的には，外科的手術後や外傷，熱傷などの侵襲度の高い状態や進行癌，蛋白栄養不良症などがあります．

4 尿中クレアチニン

一般的にはクレアチニンの尿中排泄量は全身の筋肉量に比例します．この尿

中クレアチニンをもとに％クレアチニン身長係数(CHI)を求めて栄養評価をすることができます．実際には，24時間の蓄尿を行い，その一部を検体として尿中クレアチニンを測定します．CHIの計算方法は，理想体重×クレアチニン係数(女性：18 mg/kg，男性：23 mg/kg)を算出し，この理想値に対する実測値の割合をパーセンテージで示します．式は以下のとおりです．

$$\%CHI = \frac{24時間の尿中クレアチニン排泄量(実測値)}{24時間の尿中クレアチニン排泄量(理想値)} \times 100 (\%)$$

60〜80％を中等度栄養障害，60％未満は高度栄養障害と評価します．

5 尿中NAG(N-アセチルグルコサミニダーゼ)

NAGは，細胞内のライソゾーム中にある糖質分解酵素で，体内に広く分布しますが特に近位尿細管に多くみられます．尿中NAGを測定することで，薬剤，特にアミノグリコシド系抗菌薬を重症な患者に投与した際などの尿細管障害の指標となります．薬剤の投与を中止すれば尿中NAGは低下します．

6 尿中抗原

肺炎球菌やレジオネラなどの細菌で引き起こされた肺炎が疑われる場合，尿中抗原が陽性であれば，適切な抗菌薬の選択につながります．しかしながら尿中抗原は，数週から数ヵ月にわたって持続的に尿中に排出されるため，肺炎既往のある患者に新しい肺炎がみられた場合には，尿中抗原陽性の意味を慎重に判断する必要があります．

7 微量アルブミン尿

尿中に排泄されるわずかなアルブミンは，試験紙法ではとらえられません．これを検出するには，随時尿(任意の時間に採取した尿)を用いて，アルブミンとクレアチニンの比(アルブミンmg/グラム・クレアチニン(gCr))をみる方法が推奨されており，30 mg/gCr以上を陽性とします．糖尿病性腎症の早期診断基準における必須項目です．

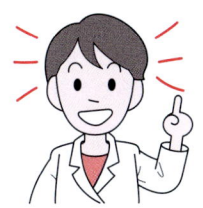

コラム　微量アルブミン尿測定の有用性

糖尿病性腎症の早期診断基準では，午前中の随時尿で，尿中アルブミン/クレアチニン比が30〜299 mg/gCr（3回中2回以上）であることとされています．もし，299を超え300以上になれば，試験紙法の（+）つまり30 mg/dLでひっかかるからです．糖尿病患者の服薬指導の際には，微量アルブミンの検査歴についても確認しましょう．

8　ナトリウム摂取量の推定（グラム・クレアチニンより）

尿より，普段摂取しているナトリウムがどのくらいか，推定することができます．これを知ることで，高血圧患者などの食事指導に役立てることができます．しかし，日々の生活における食事や発汗などにより，尿に捨てられる電解質（Na^+やK^+など）は刻々と変動しているため，正確に測定するには24時間の蓄尿が必要になります．これは，入院中の患者では可能ですが，外来ではこのようなことは一般的ではないので，尿中クレアチニン量からナトリウム摂取量を推定します．成人男性では1日1 g程度のクレアチニンが産生され，腎臓から排泄されます．このことから尿中ナトリウム値を測定する際に，クレアチニンの値も測定することで，1日のナトリウム摂取量を推定できます．たとえば，随意尿で①ナトリウム：100 Eq/L，②クレアチニン：50 mg/dLの場合，②から1日の尿量は1,000÷50=20 dL/日＝2 L/日と推定できます．これらからナトリウム量は100 mEq/L×2 L/日＝200 mEq/日となります．1 gの食塩は17 mEqなので200 mEq/日÷17 mEq/g≒12 g/日となり1日のナトリウム摂取量が推定できます．この計算はナトリウムだけでなく，蛋白質などでも利用することができます．

9　臨床検査値と身体計測値を包括したアセスメント

栄養障害にはいくつかのタイプがあり，正確な栄養評価を実施するには，臨床検査値と身体計測値の栄養指標を組み合わせて評価することが重要です．たとえば，外傷などの重症度の高い救急症例では急性栄養障害により，アルブミンは低値でもBMIは正常な場合があります．一方，神経性食思不振症などの長期の栄養障害では，BMIは低値でもアルブミン値は正常に保たれている場合が多くみられます．また，浮腫のある患者では，体重による栄養評価は過小評価となる場合があります．

D. 循環機能検査からわかること

> ・代表的な循環機能検査を列挙し，その検査値の異常から推測される主な疾病を挙げることができる．

D-1. 心電図検査

心臓は1回収縮するごとにわずかな電力を生じています．この電力は心臓のリズムを司る洞結節で発生し，刺激伝導系を介して心筋細胞に伝えられます（図5-4）．このときの電力の変化を手や胸に取りつけた電極でキャッチし，波の形で表したものが心電図です．

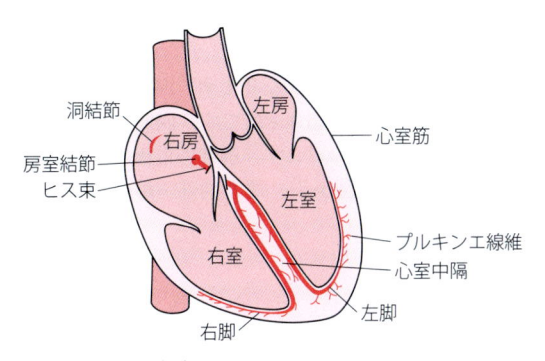

図5-4 心臓の解剖図

1 測定方法

a. 測定の流れ

患者をベッドの上に上半身裸で仰臥位になって安静にさせたら，電極を取りつけ，心電図のスタートボタンを押します．すると図5-5のような波形が出てきます．その後，記録紙がスムーズに流れているか，校正波の出現を確認します（図5-6）．検査の間は，安静を保ちます．

図5-5　心電図の波形

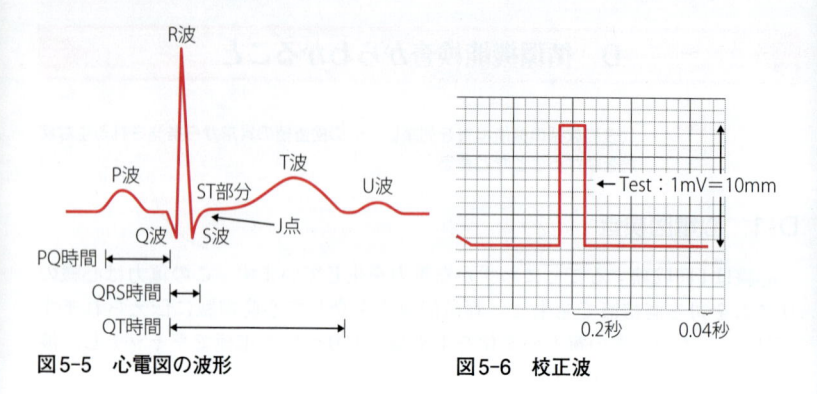

図5-6　校正波

b. 電極の取りつけかた

電極は色分けされており，形状も四肢と胸部で異なります．四肢誘導の電極の取りつけ場所は，左右の手関節と足関節の合計4ヵ所です．四肢誘導の電極は洗濯ばさみのような形ではさむように取りつけます．胸部の電極は基本的に6ヵ所（V_1〜V_6）の肋骨の間に取りつけます（図5-7）．また胸部誘導の電極は吸盤型をしています．

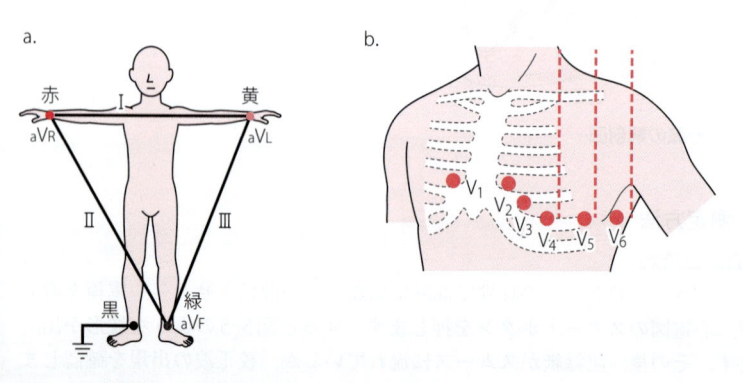

図5-7　肢誘導(a)と胸部誘導(b)の電極の位置

コラム　なぜたくさんの電極をつけるのか？

それは，楕円体である3次元の心臓の情報を，2次元の波の形で再現するからです．そしてその波には決まりごとがあります．各部位において，電気が向かってくるときは基線より上向きの波が記録され，電気が遠ざかるときは基線より下向きの波が記録されます．この上向きの波を陽性波，下向きの波を陰性波と呼びます．

2 心電図の波形

図5-5は，Ⅱ誘導でみた標準的な心電図波形です．最初に小さい山(P波)があり，次にとんがり山(最初に少し下がったところをQ波，とんがりの頂点をR波，最後に少し下がったところをS波)，その次になだらかな幅の広い山(T波)がみられます．なお，T波の後に，まれに小さな山(U波)がみられることがあります．特にQRS波については最初に深く下がっている部分をQ波，最初の少し下がった部分がなくて上がっている部分のみの場合はR波といい，R波の後の下がった波をS波といいます．もしその後に上向きあるいは下向きの波がくればそれぞれR′波，S′波と呼びます．小文字qrsは比較的小さな振幅の場合に用いられます．

3 測定結果

得られた結果から①時間(PQ時間，QRS時間，QT時間)の測定，②波形の確認を行います．

a. 正常基準

まず，P波が一定の間隔で記録され，50～100回/分であるかを確認します．そのうえで表5-6に示した用件を満たしているか確認します．

表5-6　心電図の確認事項

用語	記録紙での長さ	記録紙での時間	意味するところ
P波	Ⅱ誘導で高さ2.5 mm以内，幅2.5 mm以内	Ⅱ誘導で高さ0.1秒以内，幅0.1秒以内	心房の収縮
PQ時間	3～5 mm	0.12～0.2秒	心房の脱分極と心室の脱分極との時間間隔
QRS時間	3 mm以内	0.12秒以内	心室の脱分極持続時間
QT時間	11 mm以内	0.44秒以内	心室の脱分極時間と再分極時間の両方を含み，心拍数に反比例する*

*心拍数と相関した(補正された)QT時間は $QTc = QT/\sqrt{RR}$ です．

b. 結果からわかること
①心房負荷の有無（図5-8）

図5-8 心房負荷の心電図

②心室肥大の有無（図5-9）

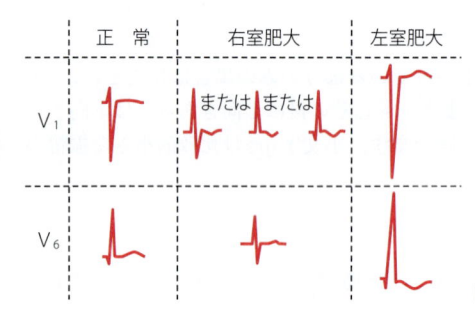

図5-9 心室肥大の心電図

③脚ブロックの有無（図5-10）：2次性のT波陰転（矢印）が，右脚ブロックrSR′波と，左脚ブロックにおける幅広いR波に伴って出現しています．

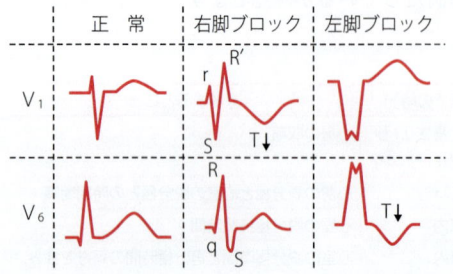

図5-10 脚ブロックの心電図

④虚血性心疾患(狭心症,心筋梗塞など)の有無(図5-11):ST低下は狭心症,ST上昇は心筋梗塞でみられます.異型狭心症の場合はST上昇をみます.

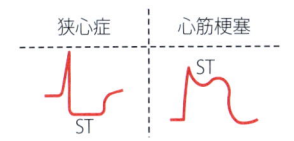

図5-11 虚血性心疾患の心電図

⑤電解質異常の有無:先鋭化したテント状のT波は高カリウム血症でみられます(図5-12).さらにカリウム濃度が上昇すれば,QRS幅が広がりP波はみられなくなります.この場合は緊急に治療することが必要です.QT時間の延長は低カリウム血症(図5-13)や低カルシウム血症にみられます.逆にQT時間の短縮は高カルシウム血症にみられます.

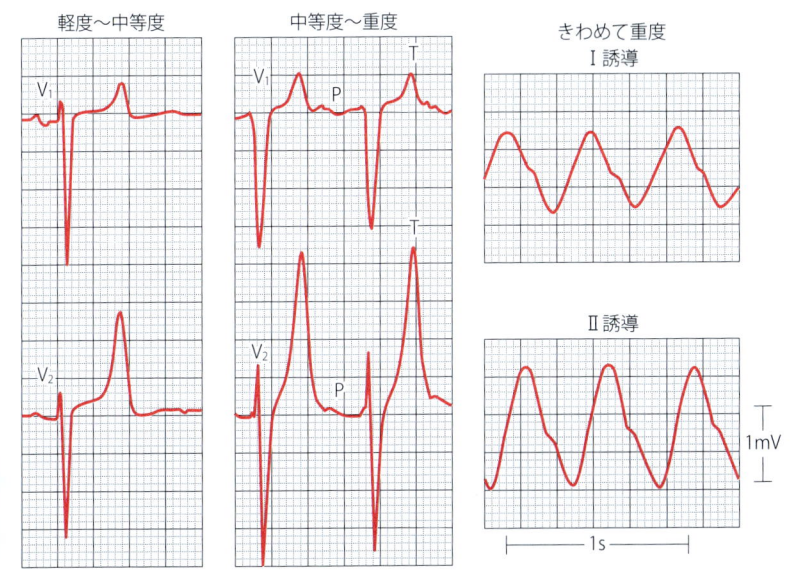

図5-12 高カリウム血症の心電図

正常　　　　　低カリウム血症

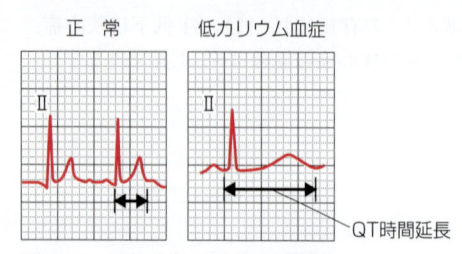

図5-13　低カリウム血症の心電図

⑥種々の疾患や病態による変化（図5-14）：心房細動による変化はぜひ知っておいてください．その特徴はⅰ）P波の消失，ⅱ）不規則なRR間隔，ⅲ）基線の細かい動揺の3点です．心房細動は脳卒中の危険因子（人口に占める割合は2％と少ないが，相対危険度が10倍もある）であり，抗凝固療法を必要とします．低体温ではJ点（QRS波終末部とST部分開始部の接合点，図5-5）における「こぶ」がみられます．さらに陰性T波はくも膜下出血でみられます．

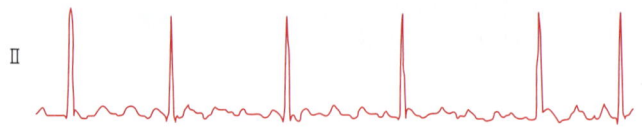

図5-14　心房細動の心電図

⑦薬剤による変化：洞性頻脈を伴う幅の広いQRSやQT時間の延長が三環系抗うつ薬の過剰投与でみられます（図5-15）．

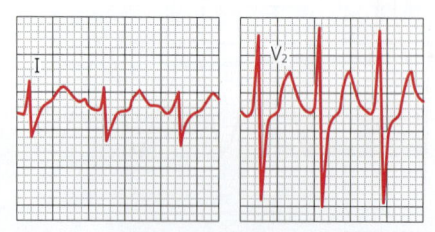

図5-15　三環系抗うつ薬投与時の心電図

　QT延長症候群（以下QT延長）は，通常心臓の機能それ自体には問題がなく，薬剤や代謝異常などの何らかの誘因からQT時間の延長が発生し不整脈

が引き起こされる疾患の総称です．ここが狭心症・心筋梗塞や心臓弁膜症などの器質的心疾患との大きな違いです．QT延長を放置しておくと心室細動を起こし突然死する危険があります．いまから20年ほど前に，心筋梗塞後の心室性期外収縮を抑制する薬剤（Ⅰc群薬）を使用した際に，QT延長から死亡率がかえって増加し，予後を悪化させることが示されました（CAST）．最近は抗不整脈薬以外の薬剤によるQT延長の割合が増えてきています．薬剤では上述した三環系抗うつ薬のほかに，抗菌薬，抗精神病薬，脂質異常症治療薬などにもみられます（表6-6参照）．その他代謝異常では低カリウム血症（図5-13参照），また，徐脈でもみられます．なお，アミオダロンはQT延長がみられますが，重症の心室細動（トルサード・ド・ポアンツ Torsade de Pointes（TdP）：うねる波形をもった心室細動：図5-16）へは移行しにくいとされています．その理由として，直接的な早期脱分極のブロック作用や間接的な不整脈発生に必要な活動電位の延長抑制が推測されています．薬剤によるTdPの危険因子には，QTc＞0.5秒，QTを延長させる薬物相互作用，心不全，心筋梗塞，高齢，女性，低カリウム血症，低マグネシウム血症，低カルシウム血症，利尿薬，肝機能障害，徐脈などがあります．

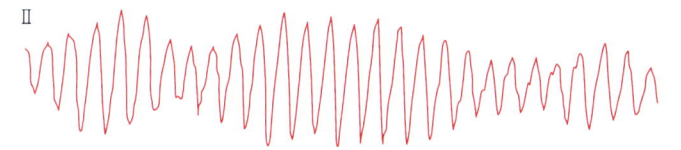

図5-16　トルサード・ド・ポアンツの心電図

D-2. 自動体外式除細動器（AED）

心臓に起因する突然死は，国内で1日およそ100人といわれています．その多くが，心臓の筋肉が痙攣を起こし，有効な血液が拍出されない「心室細動」に起因しています．AEDは，心室細動になった心臓に強い電流を流し，正常な動きを取り戻す機器です．操作は音声ガイドに従って進められ，初心者でも扱いやすい設計になっています．最近では一般の方のAED使用による救命の事例も増えてきていますが，医療従事者である薬剤師にもAEDなど救命に関する知識が求められてきています．

1 使用方法

❶AEDが届いたら素早く服を脱がせます．

❷水でぬれている場合はパッドをあてる前に拭きとります.（乾かす必要はありません）
❸貼付薬が貼付されていればはがします.
❹パッドは右上前胸部と左側腹部に装着します. 胸毛でうまく装着できない場合は, そのパッドを一気にはがして除毛し, 新しいパッドを装着します.
❺ペースメーカーが挿入されていればその部分から中指1本分（8 cm）離してパッドを装着します.
❻パッドを装着したらコネクターをAED本体にさし込むと電源が入ります（蓋を開けば電源が入るタイプのものもあります）.
❼AEDは自動的に心電図の波形の解析を始め, 通電が必要な場合には音声指示を出します.
❽誰も患者に触れていないことを確認してから,「除細動」のボタンを押します.
❾放電後, AEDのパッドはそのままつけたままで, ただちに胸骨圧迫を再開します.

　一般的に心停止からAEDを使うまで, 1分経過するごとに救命率が7〜10%下がるとされています. 一方で, 救急車が現場に着くまでに要した時間は全国平均で約7分です. そばに居合わせた人の速やかな対応が, 命を救うかぎとなります. いままでは心肺蘇生は, A：気道確保, B：人工呼吸, C：胸部圧迫（心臓マッサージ）の「ABCの順」で行うと定められていましたが, 2010年の国際蘇生連絡協議会（ILCOR）のガイドラインにより,「CABの順」に変更されました. これは,「死戦期呼吸」といった, 呼吸停止直前の, 顎はかろうじて動いているものの胸郭がまったく動いていない不規則な周期の長い呼吸状態を「呼吸あり」と誤認するのを防ぐためです. 従来, この死戦期呼吸を「呼吸あり」と認識して心肺蘇生を行わないことがありました.「死戦期呼吸に惑わされるな, 呼吸が異常ならすぐに胸骨圧迫を！」というのが新しいガイドラインの意図するところです. 倒れている人をみつけたら, まず胸骨圧迫を行い, AEDが手元に届けば装着し, 音声指示に従うようにしてください.

D-3. 6分間歩行試験

　この試験は, Guyattらが1985年に慢性心不全患者の運動耐容能の評価法として最初に用いたものです. 片道30 mの廊下を6分間できるだけ速く往復歩行し, その距離, 息切れの程度（ボルグスケール）, SpO_2を測り運動耐容能を

評価するものです．COPD 患者にも用いられています．

E. 呼吸機能検査からわかること

- 代表的な呼吸機能検査を列挙し，その検査値の異常から推測される主な疾病を挙げることができる．

E-1. パルスオキシメータ

　パルスオキシメータは，指に挟むことで動脈血中のヘモグロビンと酸素の結合割合（％）（SpO_2：動脈血酸素飽和度）を表示する器具です．正常値は 96〜100 ％です．非侵襲的なので経時的なモニターも可能です．動脈採血で得られる動脈血酸素分圧（PaO_2）と SpO_2 の関係を図 5-17 に示します．呼吸不全は PaO_2 が 60 mmHg 以下と定義され，これに相当する SpO_2 は 90 ％です．一酸化炭素（CO）中毒では低酸素血症を起こしますが，ヘモグロビンは CO と強く結合するため，みかけ上 SpO_2 は高値を示します．また硝酸薬（ニトログリセリン，亜硝酸アミル），サルファ剤（ST 合剤），エステル型局所麻酔薬（アミノ安息香酸エチル，プロカイン塩酸塩）などの薬剤でメトヘモグロビンが増加すれば SpO_2 は低値を示します．

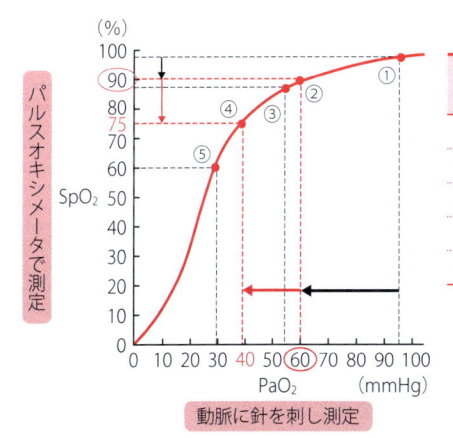

	SpO_2 (%)	PaO_2 (mmHg)
①	98	95
②	90	60
③	88	55
④	75	40
⑤	60	30

図 5-17　動脈血酸素飽和度と動脈血酸素分圧の関係（酸素解離曲線）

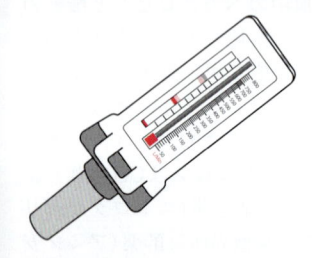

E-2. ピークフローメータ

　ピークフローメータ(図5-18)は，喘息患者が吐きだした呼気の最大流量(ピークフロー：単位L/分)を日々計測することで，自己管理に役立てるための携帯型器具です．喘息患者の気道炎症には日内変動があり，日々刻々と変化しています．朝と夜の1日2回，自分でピークフローを3回測定し，そのなかの最良値が基準値と比較しどのレベルにあるかを確認します．薬剤師は患者から検査値の異常などについて相談を受けた際には，薬の増量や処方薬の変更の提案，すみやかな受診勧奨などができるようにならなくてはいけません．

図5-18　ピークフローメータ

1 測定方法

a. 基準値の設定(図5-19)

　発作のない落ち着いた日を基準値の測定日とします．
① 器具を取り出し，使い捨てのマウスピースを接続します．
② 器具の真ん中にあるマーカー(赤い矢印)をゼロに合わせます．
③ 立位で片手にピークフローメータをもち，息を思いきり吸い込みます．
④ マウスピースをくわえ，一気に吐き出します．
⑤ この動作を3回繰り返し，そのなかの最もよい値を自己最高値とします．
　自己最高値を基準値としその値の80％値および60％値にマークします．そしてその値をもとに，その後の測定値がどのようなレベルに入るかのゾーンをあらかじめ決めておきます*．

　　　基準値の80％以上　　：安全なブルー(グリーン)ゾーン
　　　基準値の60％〜79％　：発作の危険のあるイエローゾーン
　　　基準値の60％未満　　：発作状態のレッドゾーン

*アメリカでは50〜79％をイエローゾーン，50％未満をレッドゾーンとしています．

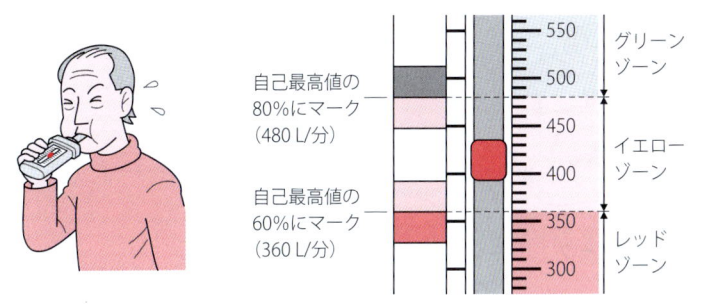

図5-19 ピークフローメータの基準値設定
自己最高値が600 L/分の場合.

b. 基準値設定後の日々の測定

❶〜❺を行い,最もよい値を記録します.

2 測定結果

最もよい値がどのゾーンに入るか確かめます.イエローゾーンであれば薬剤の増量を提案し,それでも改善がなければ早めの受診を勧奨し,レッドゾーンへの移行を避けます.最初からレッドゾーンであればすぐに受診が必要です.

3 ピークフローメータの問題点

ピークフローメータは簡便ですが,種類が多いため機種間での値のバラつきが多いなどの問題点もあります.さらに,末梢気道病変の評価には向いていません.末梢気道は吸入ステロイドが届きにくく,この部分に炎症が残っていれば自覚症状が続き,日常生活も制限されてしまいます.また,同じ閉塞性肺疾患に分類されるCOPDに関しては,努力呼出により気道が虚脱してしまうため,日常の管理には使えません.

E-3. スパイロメータ

スパイロメータ(図5-20)は,口から吐き出したガスの量を種々の条件で測定し,肺の容積やガスを出し入れする換気機能の状態を調べる検査機器です.息切れ,咳,痰などの症状がみられる場合以外に,手術前にもこの検査は行われます.この検査を用いた呼気の最大流量(ピークフロー:単位L/秒)は,ピークフローメータで測定した最大流量(ピークフロー:単位L/分)と,秒と分の単位が違うので注意が必要です.

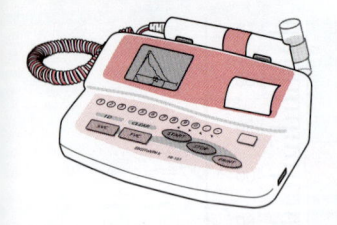

図5-20　スパイロメータ

1 測定方法

a. 安静時肺活量(SVC)測定法(図5-21a)
① 検者が実際にやってみせます．
② 被検者に立位あるいは坐位をとらせます．高齢者は坐位で行います．
③ しばらく安静にした後ノーズクリップをつけ，マウスピースをくわえさせます．
④ はじめは安静時呼吸を3回ほど続け，スパイロメータの画面が安定したら，合図を行い，呼気の後，一気に吸気を行わせます．
⑤ 最大限吸いこんだら，その後，ゆっくりと最後まで吐き出させます．
⑥ これを3回行います．

b. 努力肺活量(FVC)測定法(図5-21b)
①〜④は同じ．特に事前の説明で「努力」に依存するという意味を理解させます．
⑤ 最大限吸いこんだら，その後，一気に最後まで吐き出させます．
⑥ これを3回行います(この検査は健常者でも苦しいので患者に無理させないこと)．

a. 安静時肺活量　　b. 努力肺活量

$$1秒率(FEV_1\%) = \frac{1秒量(FEV_1)}{努力肺活量(FVC)}$$

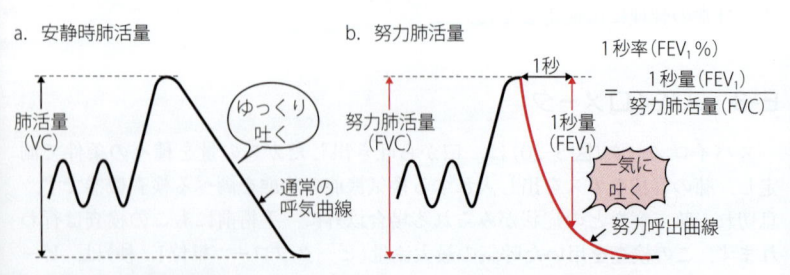

図5-21　肺活量と1秒率

2 結果の解釈

a. 肺気量分画(図5-22)

安静時肺活量(SVC)を測定することで肺気量分画が求められます。SVCは最大吸気位から最大呼気位までの容量です。1回換気量(TV)は吸気と呼気を合わせた1回の呼吸容量で、健常者では400〜500 mLです。残気量(RV)は最大呼気後に肺内に残っている容量ですが、スパイロメータでは測定できません。

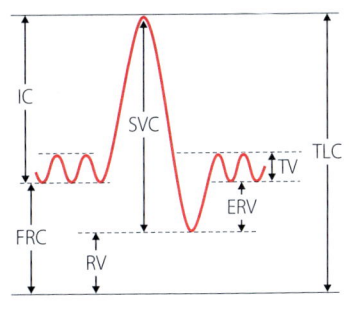

図5-22 肺気量分画
ERV：吸気予備量 expiratory reserve volume, FRC：機能的残気量 functional residual capacity, IC：最大吸気量 inspiratory capacity, TLC：全肺気量 total lung capacity, TV：1回換気量 tidal volume, RV：残気量 residual volume, SVC：安静時肺活量 slow vital capacity

b. %肺活量(%VC)(図5-23)

SVCが、年齢・性別・身長から得られた予測肺活量の何%にあたるかを示したものです。これは肺がどれだけ多くのガスを吸って吐きだしたかを示したものです。この値が低いと肺が膨らみにくく、80%未満なら拘束性換気障害(図5-24)と判定します。拘束性換気障害には、間質性肺炎、肺線維症、神経筋疾患による換気障害、術後の無気肺が含まれます。

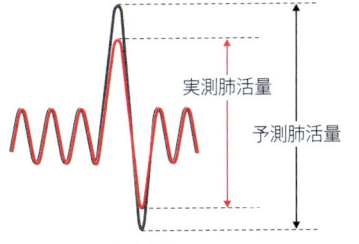

$$\%肺活量(\%VC) = \frac{実測肺活量}{予測肺活量} \times 100(\%)$$

図5-23 %肺活量

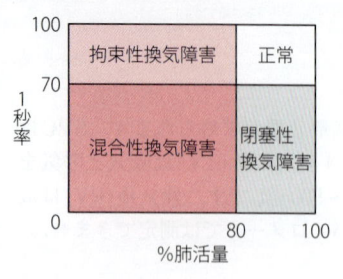

図5-24 換気障害の分類

c. 1秒率（FEV₁%）（図5-21参照）

努力呼出曲線で，努力肺活量（FVC）を測定することで，1秒率（FEV₁%）が求められます．これはFVCに対して最初の1秒間に吐き出せた量（1秒量：FEV₁）の割合を示したものです．つまり，肺が1秒間にどれだけ多くのガスを抵抗なく吐けたかを示したものです．この値が低いと気管支が狭く，70％未満なら閉塞性換気障害（図5-24）と判定します．閉塞性換気障害には，気管支喘息，COPD，びまん性汎細気管支炎が含まれます．

なお，拘束性換気障害と閉塞性換気障害をあわせもつものを混合性換気障害と判定します．

d. フロー・ボリューム曲線（図5-25）

フロー・ボリューム曲線は，最大吸気位から全力で最大呼気位まで息を呼出させたときの努力肺活量と呼気速度の関係を記録したものです．

e. ピークフロー，$\dot{V}_{25}$，$\dot{V}_{50}$，$\dot{V}_{50}/\dot{V}_{25}$（図5-26）

努力呼出時の最大呼気速度のことをピークフロー（PEF）といいます．フロー・ボリューム曲線の頂点のことです．この値が低いと中枢の気道が狭くなっていることを示します．ピークフローメータでも簡易的に測定可能です．フロー・ボリューム曲線で$\dot{V}_{25}$は努力肺活量の75％を呼出した時点での呼気速度を，$\dot{V}_{50}$は同じく50％を呼出した時点での呼気速度を示します．$\dot{V}_{25}$は末梢の気道に関係しています．この値が低いと末梢の気道が狭くなっていることを示します．この$\dot{V}_{25}$や$\dot{V}_{50}$の低下は，1秒率の低下より鋭敏なので，$\dot{V}_{50}/\dot{V}_{25}$の上昇（4以上）や，呼気曲線の下へのくぼみ（下に凸）パターンがみられた場合，閉塞性障害が疑われます（図5-27a）．また，呼気曲線の頂点からの下降脚が急峻な下がり（ほぼ直線に近い）を示し，努力肺活量の減少をみれば拘束性障害を疑います（図5-27b）．

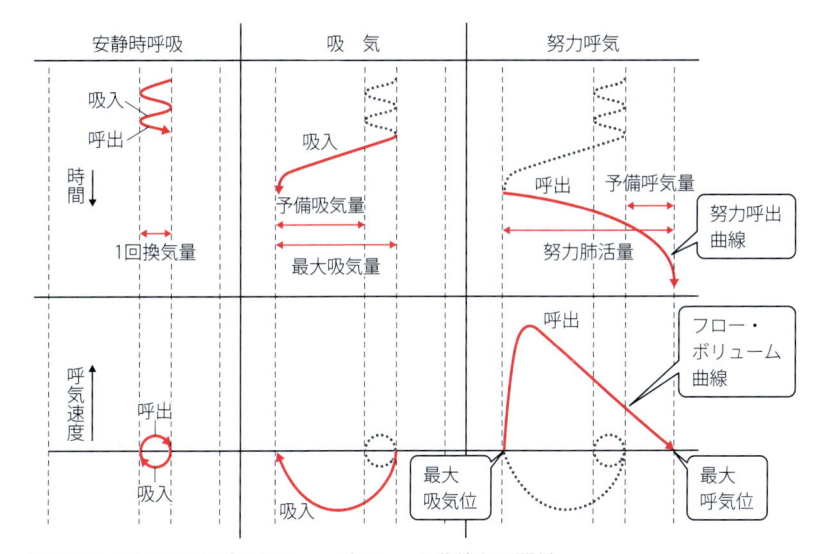

図5-25 努力呼出曲線とフロー・ボリューム曲線との関係
(医療情報科学研究所(編):病気がみえる―呼吸器―,第2版,p62,メディックメディア,2013より引用,一部改変)

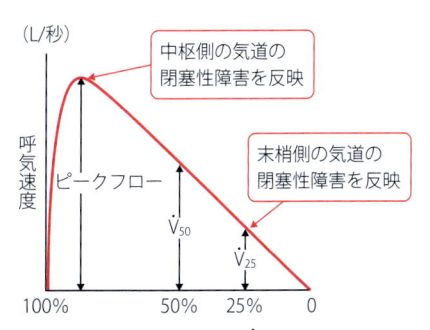

図5-26 ピークフローと$\dot{V}25$

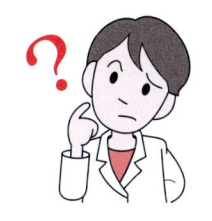

a. 閉塞性障害のパターン
(L/秒)

呼気速度

中度
軽度
正常
重度

努力肺活量 (L)

b. 拘束性障害のパターン
(L/秒)

呼気速度

中度
重度
正常
軽度

努力肺活量 (L)

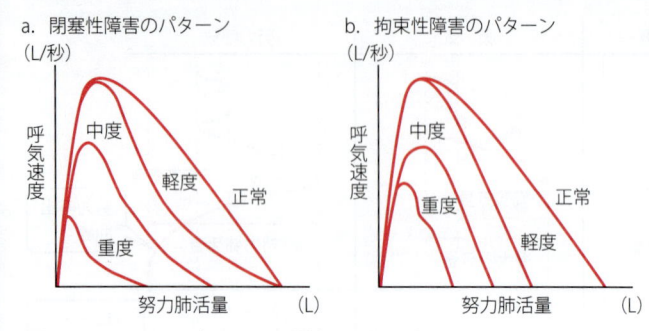

図5-27 フロー・ボリューム曲線の変化と疾患

3 測定の妥当性

　安静時肺活量測定法より得られたスパイログラムから，その記録に妥当性があるかどうかを判断します．これには①基準となる安静呼気位に，「ぶれ」のないこと，②3回の検査のなかで，最大の肺活量と次に多い肺活量の差が200 mL以内であること，の2つの条件が必要です．

　また，努力肺活量測定法より得られた努力呼出曲線とフロー・ボリューム曲線（努力呼出曲線は時間と気量の関係を示しているのに対し，フロー・ボリューム曲線は気量と呼気速度の関係を示します，図5-25参照）から，その記録に妥当性があるかどうかを判断します．これには，①フロー・ボリューム曲線に連続性があり，かつパターンが安定していること，②努力呼出曲線で素早い呼気開始が認められ，途中で挫折がなかったこと，の2つの条件が必要です．

4 スパイロメータの問題点

　この検査は，簡単にみえても，呼吸器疾患をもつ患者や高齢者にとっては，かなり苦しい検査となります．

コラム　スパイロメータ，スパイロメトリー，スパイログラムとは？

これらの名前は肺のガス交換の状態を知るための，器具の名前，測定方法，測定結果を意味しています．つまりスパイロメータと呼ばれる器具を用いて，スパイロメトリーという方法で吸い込んだガスを吐きだし，吐きだされた空気の体積と時間との関係を記録したものがスパイログラムです．

▶表現で注意を要することに，$FEV_1\%$と$\%FEV_1$とは違います．

$$FEV_1\% = \frac{FEV_1}{FVC} \times 100 \cdots \text{ゲンズラーの1秒率}$$

これに対して，$\%FEV_1$は，標準値に対する％（つまり年齢，性別，身長からの予測式に対する値）のことをさします．

$$\%FEV_1 = \frac{1秒量実測値}{1秒量標準値} \times 100$$

［1秒量の標準値を求める予測式］
　　男性の場合　$FEV_1 = 0.036 \times$ 身長（cm）$- 0.028 \times$ 年齢 $- 1.178$
　　女性の場合　$FEV_1 = 0.022 \times$ 身長（cm）$- 0.022 \times$ 年齢 $- 0.005$

COPDでは重症度が増すにつれて，残気量（RV）が増加し，結果としてFVCが低下します．このため分母にFVCをもつ$FEV_1\%$では，閉塞性障害の程度を過小評価してしまう可能性があります．したがって，評価には$FEV_1\%$を，重症度分類は$\%FEV_1$を用いて，Ⅰ期：軽症（$80\% \leq \%FEV_1$），Ⅱ期：中等症（$50\% \leq \%FEV_1 < 80\%$），Ⅲ期：重症（$30\% \leq \%FEV_1 < 50\%$），Ⅳ期：最重症（$\%FEV_1 < 30\%$）に分けます．

5 気道可逆性の評価

気管支拡張薬の吸入前後における1秒率を測定し，その改善率が12％以上でかつ，1秒量の改善が200 mL以上の場合，「気道可逆性あり」と判定します．

E-4．肺年齢

1秒量（FEV_1）の標準予測式に，実際に測定した1秒量と身長を代入し，年齢を推測したもので，この推測年齢を肺年齢と呼びます．実際の年齢と比較することで，肺の働きをわかりやすく説明するのに用いられます．

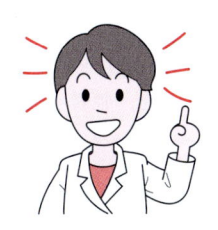

F. 消化機能検査からわかること

・代表的な消化機能検査を列挙し，その検査値の異常から推測される主な疾病を挙げることができる．

1 嚥下機能検査

嚥下は，口腔内で咀嚼された食塊あるいは流動物を食道へ送ることです．この嚥下がうまく行われなければ栄養はおろか薬剤も体内で吸収できません．加齢に伴い嚥下機能は低下します．薬剤師は薬剤が内服できるかどうか嚥下状態をチェックする必要があります．簡便な嚥下機能のスクリーニングとして反復唾液飲みテストがあります（図5-28）．椅子に座らせるかベッド上で坐位をとらせ，口腔内・舌を水で少し湿潤させ，本人の第3指をのどぼとけに，第2指をのどぼとけの上側に置き，30秒間で何回唾液を飲み込めるか回数を数えます．その結果，3回未満なら嚥下障害を疑います（p13参照）．

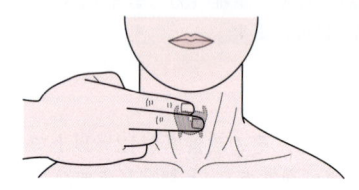

図5-28 反復唾液飲みテスト

2 食道内圧検査

食道の内圧をインフュージョン法やマイクロトランスデューサー法で測定し，診断に役立てる検査です．インフュージョン法は安価ですが，仰臥位のみの測定となり長時間の測定には適しません．マイクロトランスデューサー法は携帯性に優れ，長時間測定でき，次に述べるpHモニタリングとも併用可能です．

食道下部には下部食道括約筋（LES）が存在し，胃内容の逆流防止に重要な役割を果たしています．この筋肉が緩むと胃酸が逆流し胃食道逆流症 gastro-esophageal reflux disease（GERD）を，弛緩不全が続くと閉まりすぎて嚥下障害を伴うアカラシアを引き起こします．アカラシアを疑った場合には食道内圧検査を行います．

3 pHモニタリング

ガラスまたはアンチモンの微小電極を胃体中部あるいはLESの5cm口側に置き，胃内pHや食道pHを連続的に測定します．通常食道内pHは6〜7ですが，24時間連続測定を行い，pH4以下となる時間の割合が5％以上の場合は胃酸の逆流ありと判定します．

従来日本人には少なかったGERDが最近増えています．主な理由としては，食生活の欧米化による脂肪摂取の増加と，ピロリ菌除菌療法の普及によるピロリ菌感染者の減少が考えられます．脂肪を摂取すると十二指腸粘膜からコレシストキニン(CCK)が分泌され，一過性にLESの弛緩を起こします．また，ピロリ菌は胃底腺粘膜に慢性の炎症を引き起こして胃酸分泌を低下させますが，この感染がなければ高齢になっても胃酸分泌機能が高いままとなります．さらに，LESの圧を低下させる誘因に，抗コリン薬，平滑筋弛緩薬(β刺激薬)，アミノフィリン，硝酸薬，カルシウム拮抗薬，ホスホジエステラーゼ阻害薬などの薬剤，喫煙，妊娠などがあります．このように逆流を引き起こしやすい誘因が重なり，GERDが増加しています．自覚症状は胸やけや呑酸で，通常内視鏡検査で食道粘膜の発赤・びらん・潰瘍を確認します．また患者情報からもGERDかどうかを簡単にチェックできるようになりました(表5-7)．しかしながら自覚症状はあ

表5-7 Fスケール問診票

質問	ない	まれに	ときどき	しばしば	いつも
① 胸やけがありますか	0	1	2	3	4
② おなかがはることがありますか	0	1	2	3	4
③ 食事をした後に胃が重苦しいことがありますか	0	1	2	3	4
④ 思わず手のひらで胸をこすってしまうことがありますか	0	1	2	3	4
⑤ 食後に気持ちがわるくなることがありますか	0	1	2	3	4
⑥ 食後に胸やけが起こりますか	0	1	2	3	4
⑦ のどの違和感(ヒリヒリなど)がありますか	0	1	2	3	4
⑧ 食事の途中で満腹になってしまいますか	0	1	2	3	4
⑨ ものを飲み込むと，つかえることがありますか	0	1	2	3	4
⑩ 苦い水(胃酸)が上がってくることがありますか	0	1	2	3	4
⑪ げっぷがよく出ますか	0	1	2	3	4
⑫ 前かがみをすると胸やけが起こりますか	0	1	2	3	4

上の表で8点以上ならGERDの可能性が高い．
(M. Kusano et al：*J. Gastroenterol* **39**：888, 2004より一部改変)

るのに内視鏡で異常のみられないケースもあります.これを非びらん性胃食道逆流症(NERD)と呼び,GERDの50〜60%にみられます(図5-29).このような場合に経鼻的にpHセンサーつきのカテーテルを挿入し,食道内pHを測定し,異常の有無を確認します.

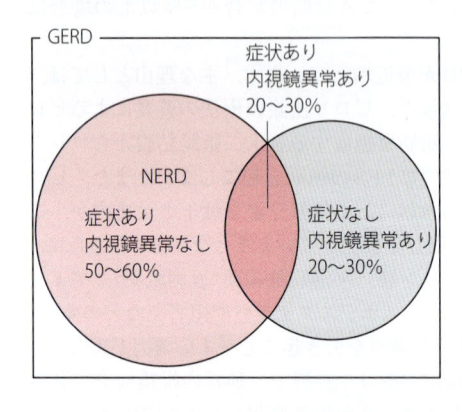

図5-29 GERDの分類
自覚症状の有無と内視鏡検査の異常の有無で区別します.

GERDは,食後や前屈位をとった場合に,強い「胸やけ」「げっぷ」が出現することが多く,高脂肪食や大食の制限,酸分泌を促す食品(肉,ワイン,チョコレート,イモ,餅など)やアルコール飲料の制限を伝えることが必要です.また夜間に症状の強い例に対しては,睡眠時に上半身を上げるよう指導が必要です.薬物治療はPPI(プロトンポンプ阻害薬)やH₂受容体拮抗薬に加えて,GABA-B受容体のアゴニストであるバクロフェンや漢方薬の六君子湯が有効であることが報告されています.H₂受容体拮抗薬は,速効性で夜間の胃酸分泌を強力に抑制しますが,連用によりその効果が減弱しやすい傾向にあります.一方PPIは,効果発現に3〜4日かかりますが,日中の酸分泌抑制効果は強く,さらに長期間連用しても,その効果が減弱することはありません.しかしPPIを用いても効果が十分でない場合は,同じ量を2回に分けてみる(たとえば20 mgを10 mgずつ2回に分ける)のも1つの方法です.

4 血清ペプシノゲン

血清ペプシノゲン(PG)は,ペプシンの前駆体で99%は胃内腔に排出されますが,残り1%は血中に流入します.この1%のものを血中PGとして測定しています.PGは免疫学的にPG ⅠとPG Ⅱに分けられ,PG Ⅰ値およびPG Ⅰ/Ⅱ比の低下は胃粘膜の萎縮と相関し,胃癌のハイリスク群となります.

5 便潜血検査

 糞便中に血液が混じっているかどうかを調べる検査です．ヒトヘモグロビンに特異的な抗ヒトヘモグロビン抗体を用いる免疫法で検査を行います．近年，高齢化や食生活の欧米化に伴い大腸癌の罹患率，死亡率ともに増えています．このため，大腸癌死亡率の減少を目標に，職場や地域の健康診断項目に「大腸癌検診」として取り入れられています．

G. 簡易検査からわかること

・代表的な簡易検査（音叉や打腱器）を列挙し，その検査値の異常から推測される主な疾病を挙げることができる．

1 音叉や打腱器を用いた末梢神経障害検査

 しびれなどを訴える患者に対して音叉や打腱器を用いることで，糖尿病患者の服薬指導時に末梢神経障害の発見が可能となります．

a. 音叉を用いた振動覚検査

［方　法］

❶振動させた音叉の基部を足関節部の内顆にあてます（図5-30）．

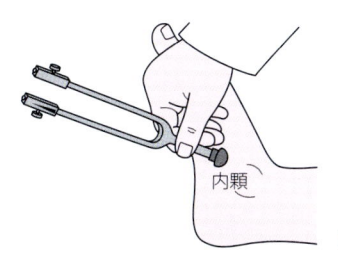

図5-30　音叉を用いた振動覚検査

❷あててから振動を感じなくなるまでの時間を計ります．

［結　果］

 健常者なら10秒以上持続しますが，糖尿病性の末梢神経障害が進行していれば10秒以内です．

b. 打腱器を用いたアキレス腱反射

［方　法］

❶ベッド上に膝立ちの姿勢で，両足関節部以下をベッドから宙に浮かします．
❷検者は片手で患者の足関節を軽く背屈させます．
❸そのまま打腱器でアキレス腱をたたきます(図5-31)．

［結　果］

健常ならアキレス腱反射を認めますが，糖尿病性末梢神経障害があれば減弱あるいは消失します．

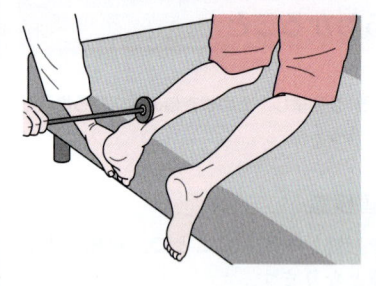

図5-31　打腱器を用いたアキレス腱反射

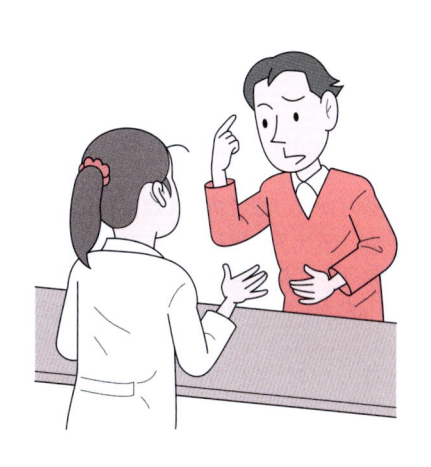

第6章 症状から疑われる疾患や病態

A. 頭痛

🚩 ・頭痛の生じる原因とそれを伴う代表的疾患を説明できる.

　頭痛には,片頭痛や筋緊張性頭痛のような命にかかわらない疾患から,くも膜下出血のように命にかかわる疾患までさまざまなものがみられます.

　頭痛の原因は,血管性変化,神経性変化,セロトニンの不均衡などが主とされています.その他,頭蓋内圧亢進,脳脊髄神経の圧迫,筋緊張,頭蓋内や頸部の筋肉や軟部組織の炎症によっても起こります.側頭動脈炎や緑内障も頭痛を起こします.薬剤による頭痛には,血管拡張作用によるもの,頭蓋内圧亢進作用によるもの,薬物乱用によるもの(薬物乱用頭痛 medication overuse headache,MOH)などがあります(図6-1).

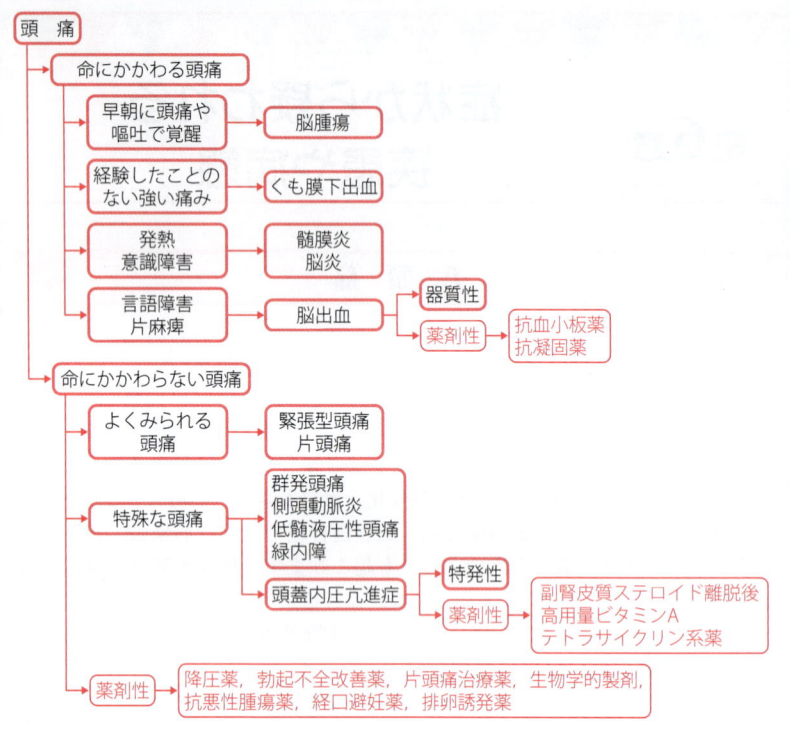

```
頭痛
├─ 命にかかわる頭痛
│   ├─ 早朝に頭痛や嘔吐で覚醒 ─ 脳腫瘍
│   ├─ 経験したことのない強い痛み ─ くも膜下出血
│   ├─ 発熱 意識障害 ─ 髄膜炎 脳炎
│   └─ 言語障害 片麻痺 ─ 脳出血 ┬ 器質性
│                                └ 薬剤性 ─ 抗血小板薬 抗凝固薬
├─ 命にかかわらない頭痛
│   ├─ よくみられる頭痛 ─ 緊張型頭痛 片頭痛
│   ├─ 特殊な頭痛 ─ 群発頭痛 側頭動脈炎 低髄液圧性頭痛 緑内障
│   └─ 頭蓋内圧亢進症 ┬ 特発性
│                     └ 薬剤性 ─ 副腎皮質ステロイド離脱後 高用量ビタミンA テトラサイクリン系薬
└─ 薬剤性 ─ 降圧薬, 勃起不全改善薬, 片頭痛治療薬, 生物学的製剤, 抗悪性腫瘍薬, 経口避妊薬, 排卵誘発薬
```

図6-1　頭痛から疑われる疾患や病態

A-1. 患者情報の収集

以下のような質問を投げかけ，患者情報を収集します．

① どのような頭痛ですか：ズキズキ脈打つ痛みなのか，しめつけられるような痛みなのか，金槌で殴られたような痛みなのか，鈍重感なのかを確認します．
② どのように起こりましたか：突然の発症か，じわじわと緩徐な発症かを確認します．
③ どの時間帯で起こりましたか：明け方に頭痛で覚醒すれば，頭蓋内圧亢進症を疑います．
④ どのくらい持続していましたか．
⑤ 随伴する症状はありますか．あるとすればどのような症状ですか：視力・視

野障害，悪心・嘔吐，発熱，羞明(しゅうめい)(強い光を受けた際に不快感や目の痛みを感じること)などの光過敏や耳鳴りを含む音過敏の有無を確認します．
⑥以前に頭痛があれば比較してどうですか：経験のない激痛はくも膜下出血を疑います．
⑦どのようなこと(不安や月経周期など)が頭痛を悪化させますか：ストレスや月経などの誘因があれば片頭痛を疑います．
⑧転倒や事故で頭を打ったことがありますか：あれば低髄液圧性を疑います．
⑨咳や咳払いで頭痛が悪化しますか：悪化すれば頭蓋内圧亢進症を疑います．
⑩現在使用している薬剤はありますか：薬剤による副作用の有無を確認します．
⑪ほかの医療機関への受診歴はありますか：他院での処置や薬剤について確認します．

A-2. フィジカルアセスメント

①バイタルサインの確認：意識状態を確認します．急激な血圧の上昇は脳血管障害を疑います．経時的な呼吸状態の観察も必要です．発熱や意識障害があれば髄膜炎を疑います．
②麻痺の有無の確認：第2章B-2．①a．参照．
③体重の確認：比較的若い女性で肥満があれば，特発性頭蓋内圧亢進症を疑います．

A-3. 頭痛のみられる疾患の特徴

1 命にかかわる頭痛

a. くも膜下出血

いままで経験したことのない突然の激しい頭痛(金槌で殴られたようなと形容される)や悪心・嘔吐・めまいがみられ，発症と同時に意識不明となる場合もあります．原因は脳動脈瘤の破裂や外傷が大部分で，このような頭痛をみれば脳神経外科へ紹介します．予後は不良で動脈瘤の再破裂や脳血管攣縮により約30％は死亡します．

b. 脳出血

激しい頭痛に加え，言語障害，片麻痺などがみられることが特徴です．また，高血圧の人では発症リスクが高くなることも知られています．

c. 髄膜炎
頭痛に伴い発熱，項部硬直，意識障害がみられることが特徴です．肺炎球菌性の髄膜炎は死亡率が30％にも及ぶため，適切な抗菌薬治療が必要です．

d. 脳腫瘍
頭痛や嘔吐のために早く起床してしまうことが特徴です．

2 命にかかわらない頭痛

a. 片頭痛
羞明や耳鳴りの後に悪心・嘔吐を伴い，片側性（ときに両側）・拍動性に数時間持続することが特徴です．女性に多く（男：女＝1：3），ストレスや月経などの誘因があり，発作のないときは無症状です．

b. 群発頭痛
男性に多く（男：女＝3：1），突然起こる片側性の眼窩後部の激痛発作で，1〜2時間持続します．しばしば落ち着きがなく，横になろうとしません（片頭痛は逆に安静を求めます）．

c. 緊張型頭痛
頭痛の約50％を占め，両側性に鉢巻をしめたような圧迫感を呈し，肩こりを伴います．

d. 頭蓋内圧亢進症
頭痛や嘔吐のために早く起床してしまうことが特徴です．また，特発性のものと薬剤性のものがあり，特発性は肥満体型の若〜中年の女性に多く，薬剤性は長期間使用した副腎皮質ステロイドの離脱後や，高用量ビタミンAやテトラサイクリン系薬（テトラサイクリン塩酸塩など）の投与により生じます．

e. 側頭動脈炎
60歳以上の高齢女性に多い中〜大型の動脈の炎症で，内頸動脈の枝である眼動脈に及ぶと一時的な血行遮断で目が急に数分みえなくなります．これを一過性黒内障と呼びます．

f. 緑内障
中年以降の女性に多く，眼圧の上昇に伴い頭痛がみられます．消化管検査前処置のブチルスコポラミン臭化物投与でも緑内障発作を生じ2次性の頭痛を誘発することがあります．

3 薬剤による頭痛

薬剤服用による頭痛には降圧薬（ニトロプルシドナトリウム水和物，アムロジピンベシル酸塩，ウラピジルなど），勃起不全改善薬（シルデナフィルクエ

ン酸塩），抗血小板薬（チクロピジン塩酸塩）など薬剤の血管拡張作用によるもの，前述した薬剤の頭蓋内圧亢進作用によるもの，片頭痛治療薬（アセトアミノフェン，エテンザミド，無水カフェインなど）による薬物乱用によるもの（MOH），そのほか生物学的製剤（インターフェロンアルファなど），経口避妊薬（エチニルエストラジオール・ノルエチステロン配合など），排卵誘発薬（シクロフェニルなど），抗凝固薬（ヘパリンナトリウムなど）によるものなどがあります．

コラム　薬物乱用頭痛（MOH）

MOHは，片頭痛や緊張型頭痛を基礎にもつ女性患者が，頭痛薬を乱用し，頭痛の頻度が増え，かつ持続時間も長くなることを指します．乱用されている薬剤は，アセトアミノフェン，エテンザミド，無水カフェインなど（表6-1）ですが，最近トリプタン系薬（スマトリプタンより血液脳関門の透過性が高いゾルミトリプタンやリザトリプタンなど）が，より少ない服用回数かつ短期間でMOHにいたるとの報告があります．

表6-1　MOHをきたす薬剤の摂取量

種類	用量
アスピリン，アセトアミノフェン	1,000 mg/日以上
複合鎮痛薬（カフェイン，バルビツール酸含有）	3錠/日以上
オピオイド製剤	1錠/日以上
経口エルゴタミン	1mg/日以上

薬物乱用の目安は，1種のみでは1ヵ月に15日以上，2種類以上の複合薬なら1ヵ月に10日以上を，3ヵ月以上にわたり連用している場合のことを指します．
（国際頭痛学会：国際頭痛分類第2版（ICHD-Ⅱ），2004より）

B. 胸痛

・胸痛の生じる原因とそれを伴う代表的疾患を説明できる．

胸痛には肋間神経痛のような軽い疾患から，急性心筋梗塞や大動脈解離のような命にかかわる疾患までさまざまなものがみられます．特に急性心筋梗塞発症後の胸痛は「絞扼感」「灼熱感」と表現され，持続時間も長く，ときに左肩～左腕への

痛み（放散痛）としても表現されます．胸痛は心疾患以外でもみられるため，胸痛を訴える患者には，解剖学的に体表面から中心部へ組織や臓器を考えながら病変を推察します．薬剤による胸痛は，片頭痛治療薬，パーキンソン病治療薬，勃起不全改善薬，抗悪性腫瘍薬，生物学的製剤などにみられます（図6-2）．

```
胸痛
├─ 絞扼感，灼熱感あり
│   ├─ 20分未満 ────────────────────── 安定狭心症
│   └─ 20分以上持続
│       ├─ 背部痛を伴う ────────────── 大動脈解離
│       ├─ 呼吸困難を伴う ──────────── 肺血栓塞栓症
│       └─ 多量の発汗を伴う ────────── 急性冠症候群（急性心筋梗塞など）
├─ 絞扼感，灼熱感なし
│   └─ 器質的・機能的疾患
│       ├─ 体位や時間と関連 ────────── GERD，胃炎，急性膵炎，胆石症，胃・十二指腸潰瘍，食道破裂
│       ├─ 咳を伴う ────────────────── 自然気胸，肺炎，胸膜炎，心膜炎
│       └─ 肋骨に沿う痛み ──────────── 肋間神経痛，帯状疱疹
└─ 薬剤性 ──────────────────────────── 片頭痛治療薬，パーキンソン病治療薬，生物学的製剤，勃起不全治療薬，抗悪性腫瘍薬
```

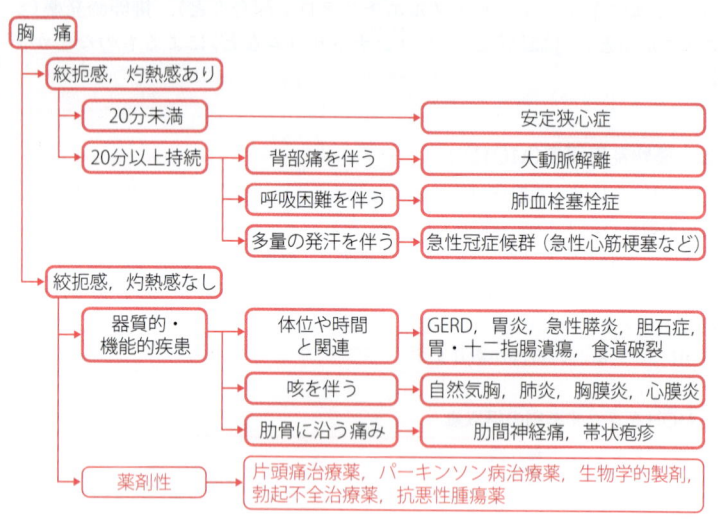

図6-2 胸痛から疑われる疾患や病態

B-1. 患者情報の収集

以下のような質問を投げかけ，患者情報の収集をします．
①どのような胸痛ですか：鈍痛か，圧迫感か，灼熱感か，絞扼感か，鋭い痛みか，引き裂かれるような痛みかを確認します．
②どこが痛みますか：胸骨下，左前胸部，右前胸部などを確認します．
③痛みはどこかに広がっていますか：左肩，左腕，頸部，顎部などを確認します．
④どのように起こりましたか：突然の発症か，じわじわと緩徐な発症かを確認します．
⑤どの時間帯で起こりましたか：日中か，夜間か，明け方かを確認します．
⑥どのくらい持続していましたか：30秒以内，20分以内，1時間以上かを確認します．
⑦随伴する症状はありますか．あるとすればどのような症状ですか：発疹，水

疱，咳，発熱，呼吸困難，動悸，冷汗などの有無を確認します．
⑧以前に胸痛があれば，比較してどうですか：経験のない激痛は急性心筋梗塞を疑います．
⑨どのようなことが胸痛を悪化させますか：労作時なら狭心症を，深吸気時なら気胸を，仰臥位ならGERDを疑います．
⑨転倒や事故で胸部を打撲したことがありますか：筋肉・骨病変を疑います．
⑩喫煙歴はありますか：あれば虚血性心疾患との関連を疑います．
⑪職場や生活環境との関連はみられますか：車をよく利用するか，長距離飛行が多いか，ストレスを抱えているか，仕事はデスクワークが中心かなどを確認します．
⑫現在，糖尿病，高血圧，脂質異常症，肥満，加齢（男性45歳以上，女性55歳以上）がみられるかを確認します．
⑬現在使用している薬剤はありますか：薬剤による副作用の有無を確認します．
⑭ほかの医療機関への受診歴はありますか：他院での処置や薬剤についても確認します．

B-2. フィジカルアセスメント

①バイタルサインの確認：呼吸数，動悸，血圧低下の有無を確認します．血圧は両腕で測定し左右差の有無を確認します．測定は1回で終わりではなく，経時的にバイタルサインをチェックします．
②心音・呼吸音の聴取．
③SpO_2を測定します（パルスオキシメータ，p105参照）．
④胸部の疼痛を訴えている部分の圧迫：検者の指で圧迫します．疼痛が増悪すれば皮膚，筋肉，骨の病変を疑います．心疾患では指の圧迫ぐらいでは疼痛に変化はありません．
⑤体重の確認：肥満があれば，メタボリックシンドロームを疑います．

B-3. 胸痛のみられる疾患の特徴

1 絞扼感や灼熱感を伴う胸痛

絞扼感や灼熱感を伴う胸痛は20分以上痛みが持続するものと，痛みの持続が20分未満のもの（安定狭心症）があります．持続するものには多量の発汗を伴う急性冠症候群（急性心筋梗塞，不安定狭心症），呼吸困難を伴う肺血栓塞栓症，

背部痛を伴う大動脈解離などがあります．安定狭心症はストレスや労作が誘因となります．安静や硝酸薬（硝酸イソソルビドなど）の服用で改善や消失をみます．

2 肋骨に沿う痛みを伴う胸痛

a. 肋間神経痛
胸痛の持続時間は30秒以内で瞬間的な痛みです．

b. 帯状疱疹
発疹・水疱を伴います．神経の走行に沿って出現するので，体の半分を越えません（つまり，右半身あるいは左半身のみに発症します）．

3 咳を伴う胸痛

a. 自然気胸
10〜30歳の男性に好発し，突然，咳や呼吸困難を伴い発症します．

b. 肺炎
咳，痰，発熱がみられます．

c. 胸膜炎
胸痛，息切れ，発熱がみられます．呼吸音から胸水貯留の有無を確認します．

d. 心膜炎
痛みは仰臥位で増悪し，坐位で上体を前傾すると軽快します．

4 体位や時間と関連する胸痛

a. 胃食道逆流症（GERD）
仰臥位や，胃酸を中和する食物がない早朝空腹時に増悪します（p130参照）．

b. 胃・十二指腸潰瘍
胃潰瘍は食後，十二指腸潰瘍は空腹時に，腹痛とともに胸部不快感などがみられます．

c. 胆石症
夕食に高脂肪食を摂取した後，就寝後数時間以内に突然の強い心窩部痛で発症します．右肩〜右背部に放散痛がみられ，持続は30分〜数時間で徐々にまたは急速に鎮静化します．

5 薬剤による胸痛

薬剤による胸痛は，片頭痛治療薬（スマトリプタンやジヒドロエルゴタミンメシル酸塩など），パーキンソン病治療薬（セレギリン塩酸塩など），勃起不全改善薬（シルデナフィルクエン酸塩），抗悪性腫瘍薬（ドキソルビシン塩酸塩な

ど），生物学的製剤（バシリキシマブなど）でみられることがあります．

C. 腹痛

> ・腹痛の生じる原因とそれを伴う代表的疾患を説明できる．

　腹痛には，胃腸炎などの一過性の疾患から十二指腸潰瘍の穿孔のように命にかかわる疾患までさまざまなものがみられます．腹腔外の原因として，急性心筋梗塞，肺血栓塞栓症，精巣捻転などに腹痛がみられます（図6-3）．腹痛は上腹部痛，中腹部痛，下腹部痛に分けて病態を把握していきます（表6-2）．上腹部痛は，GERDや胃・十二指腸潰瘍でみられます．下腹部痛は消化器疾患以外に婦人科疾患も考慮する必要があります．実際は腹痛の訴えの約60％が心窩部（みぞおちのあたり）痛です．腹痛は痛みの性質から，内臓痛と体性痛に分けられます（表6-3）．薬剤による腹痛は，NSAIDsや抗悪性腫瘍薬使用時にみられる消化管粘膜に対する直接的な作用で起こるものと，抗菌薬使用に伴う腸内細菌叢の破綻による間接的な作用で起こるものがあります．

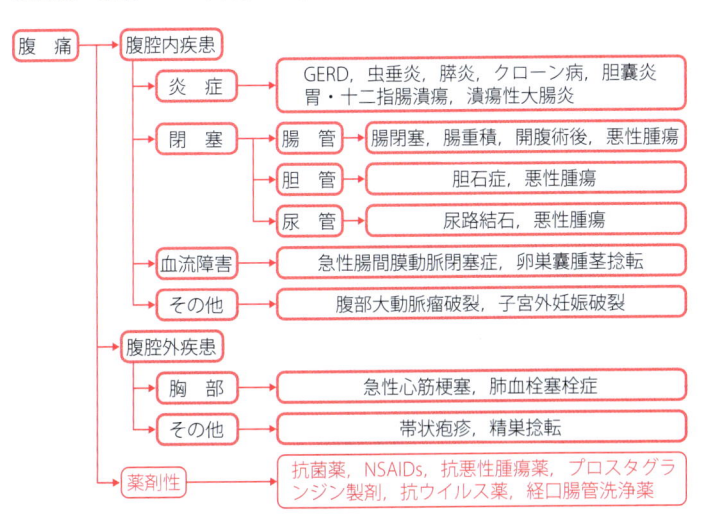

```
腹痛 ─┬─ 腹腔内疾患 ─┬─ 炎症 ──── GERD, 虫垂炎, 膵炎, クローン病, 胆嚢炎
      │              │              胃・十二指腸潰瘍, 潰瘍性大腸炎
      │              ├─ 閉塞 ─┬─ 腸管 ── 腸閉塞, 腸重積, 開腹術後, 悪性腫瘍
      │              │        ├─ 胆管 ── 胆石症, 悪性腫瘍
      │              │        └─ 尿管 ── 尿路結石, 悪性腫瘍
      │              ├─ 血流障害 ── 急性腸間膜動脈閉塞症, 卵巣嚢腫茎捻転
      │              └─ その他 ──── 腹部大動脈瘤破裂, 子宮外妊娠破裂
      ├─ 腹腔外疾患 ─┬─ 胸部 ──── 急性心筋梗塞, 肺血栓塞栓症
      │              └─ その他 ── 帯状疱疹, 精巣捻転
      └─ 薬剤性 ──────────── 抗菌薬, NSAIDs, 抗悪性腫瘍薬, プロスタグ
                                ランジン製剤, 抗ウイルス薬, 経口腸管洗浄薬
```

図6-3　腹痛から疑われる疾患や病態

表6-2 各臓器の疼痛発生部位と疾患

疼痛と部位		主臓器	副臓器	疾患
上腹部痛	心窩部	食道, 胃, 十二指腸	心臓, 肺, 肝臓, 胆嚢, 膵臓, 横行結腸	GERD, 胃・十二指腸潰瘍, 胃癌, 急性心筋梗塞
	右季肋部	肝臓, 胆嚢	十二指腸, 上行結腸	急性肝炎, 肝癌
	左季肋部	膵臓, 脾臓	胃上部, 下行結腸	急性膵炎
中腹部痛		腎臓, 大腸, 小腸	尿管	急性膵炎, 尿路結石
下腹部痛	右側	虫垂, 回盲部, 卵巣・卵管, 上行結腸	尿路	急性虫垂炎, 子宮外妊娠破裂, 卵巣嚢腫茎捻転, 尿路結石
	正中	女性器, 膀胱		骨盤内炎症
	左側	卵巣・卵管, 下行結腸, S状結腸, 直腸	尿路	過敏性大腸症候群, 子宮外妊娠破裂, 卵巣嚢腫茎捻転, 尿路結石

表6-3 内臓痛と体性痛の区別

	内臓痛	体性痛
概念	平滑筋に分布する神経末梢枝は, 管腔臓器の急激な伸展, 拡張, 痙攣性収縮だけに反応し, 痙攣・伸展が激しければ疝痛となる	脳脊髄神経の終末枝の刺激によって起こる痛みで, 体表での切傷痛と同様に, 部位感がはっきりしているもの
求心路	交感神経	脳脊髄神経
疼痛部位	中心線上, 対称性, 一定部位	非対称性, 限局性, 不定
性状	差し込むような, きりきりした痛み	刺すような鋭い痛み
悪心・嘔吐, 発汗, 顔面蒼白	しばしば伴う	ふつう伴わない
歩行, 体動の影響	軽快することが多い	増悪することが多い
発生臓器	管腔臓器(食道, 胃, 十二指腸, 小腸, 大腸, 胆管, 膵管)の伸展・拡張・痙攣	壁側腹膜, 腸間膜, 横隔膜, 小網
内科的治療	鎮痙薬	鎮痛薬
外科的治療	内科的治療を優先	緊急手術を要する場合あり

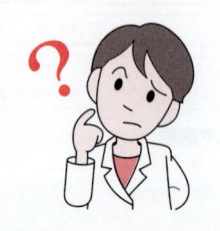

C-1. 患者情報の収集

以下のような質問を投げかけ，患者の情報を収集します．

①どのような腹痛ですか：差し込むようなきりきりした痛みなのか，刺すような鋭い痛みなのかを確認します．
②どこが痛みますか：上腹部，下腹部，右側，左側，正中などを確認します．
③痛みはどこかに広がっていますか：胆石は左右の肩甲骨間，右肩甲骨，右肩へ，膵炎は胸部，側腹部，下腹部，背部へ，などを確認します．
④どのように起こりましたか：周期的あるいは間欠的なのか，持続的なのかを確認します．
⑤どの時間帯で起こりましたか：早朝，日中，夜間，食事前，食事後などを確認します．
⑥どのくらい持続していましたか．
⑦過去に同様なことがありましたか：あれば，胆石症や急性膵炎などを疑います．
⑧随伴する症状はありますか．あるとすればどのような症状ですか：悪心，嘔吐，食思不振，発熱，体重減少，黄疸，下血，便の性状の変化，下痢，便秘，排尿障害の有無を確認します．
⑨月経周期や月経量に変化はありませんか：不正性器出血の有無も確認します．
⑩過去に腹部の手術をしたことがありますか：何度も手術を受けているか否かも確認します．
⑪飲酒や喫煙歴はありますか．
⑫職場や生活環境との関連はみられますか．
⑬現在使用している薬剤はありますか：薬剤による副作用の有無を確認します．
⑭ほかの医療機関への受診歴はありますか：他院での処置や薬剤についても確認します．

C-2. フィジカルアセスメント

①バイタルサインの確認：腸蠕動音が亢進しているのか，正常なのか，低下しているのかを確認します．特に腸閉塞の場合には，腹部の聴診で金属音に注意します(p237参照)．また，大量の嘔吐・下痢，大量出血では低血圧さらにはショック状態に注意します．
②SpO_2を測定します．
③体重測定：進行する体重減少は悪性腫瘍を疑います．
④脱水の有無を確認します(ツルゴール，p19参照)．

C-3. 腹痛のみられる疾患の特徴

1 腹腔内疾患による腹痛

a. 胃食道逆流症（GERD）
① 胸やけ，胸痛，嚥下痛などの食道症状（高脂肪食，あんこ，イモや餅の摂取後，就寝前の摂食，前屈位などで胸やけが増悪）と，咳・咽頭部不快感などの食道外症状を有します．
② 長期間にわたる胃液の食道内への停滞が症状を誘発します（近年，ピロリ菌感染率の低下により胃酸分泌能が正常に保たれた人が増えたことや，高齢化により食道体部や下部食道括約筋部の機能が低下した人が増えたことから罹患率が上昇しています）．
③ 下部食道括約筋（LES）圧を低下させるカルシウム拮抗薬，抗コリン薬，亜硝酸薬の変更や中止が必要です．

b. 胃・十二指腸潰瘍
胃潰瘍は食後，十二指腸潰瘍は空腹時にみられます．出血すればコーヒー残渣様吐血，タール便様下血がみられます．

c. 虫垂炎
心窩部痛や微熱が初発症状で，次第に限局し右下腹部痛が出現します．

d. 急性膵炎
中高年男性で大量飲酒後に，持続性の上腹部痛（心窩部痛）と背部痛で発症します．疼痛緩和のために膝胸位をとり（図6-4），血清アミラーゼやリパーゼの上昇を呈します．

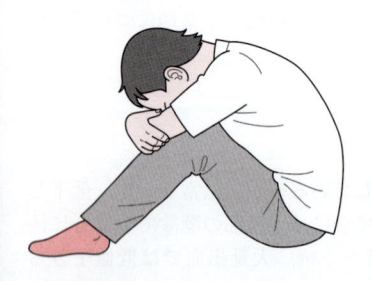

図6-4 急性膵炎での疼痛回避姿勢
急性膵炎では仰臥位で痛みが増悪するため，坐位で前傾して膝を抱える姿勢をとります．

e. 急性胆嚢炎
胆嚢結石の既往者で，食後に右肋骨部痛，発熱，悪心，嘔吐で発症します．

f. クローン病

若年者に多く，原因は不明です．口腔から肛門まで消化管のどの部位にも起こり，特に回盲部に好発します．右下腹部痛，下痢，発熱，体重減少，肛門部病変(肛門周囲膿瘍，痔瘻)を呈します．

g. 潰瘍性大腸炎

若年者に多く，腹痛にはじまり下痢やイチゴゼリー状の粘血便が主症状です．

h. 腸閉塞

種々の原因で腸管の通過障害が起こり，腹痛や嘔吐が出現し，放屁や排便がみられない状態をいいます．頻回に開腹手術を受けることをポリサージェリーといい，腸閉塞の原因となります．腹部の聴診で金属音が聞こえます．

i. 腸重積

生後4ヵ月～2歳の男児に好発します．口側の腸管が肛門側に入り込んで嵌頓(かんとん)し，内腔を閉塞したものです．嘔吐とイチゴゼリー状の血便を呈します．

j. 悪性腫瘍(大腸癌)

中高年に好発します．早期癌は無症状が多く，健康診断の便潜血陽性反応で偶然発見されます．進行すれば腹痛，便秘，血便が出現します．S状結腸や直腸に好発します．

k. 胆石症

p126, B-3. ④c. を参照．

l. 悪性腫瘍(胆嚢癌，胆管癌)

無症状のことが多く，右上腹部痛などにより発見されたときには進行しており，予後不良です．

m. 尿路結石

背中や側腹部の圧痛，血尿を呈します．

n. 腎盂癌・尿管癌

中高年男性に多く，血尿，腰痛，背部痛を呈します．

o. 急性腸間膜動脈閉塞症

心房細動や弁膜症，虚血性心疾患の経過中に心原性の血栓が起こり発症します．突然強い腹痛が出現し，腸管壊死，腹膜炎，敗血症に移行します．

p. 卵巣嚢腫の茎捻転

突然の激しい下腹部痛で発症し，超音波検査で確認します．緊急手術が必要です．

q. 腹部大動脈瘤破裂

瘤が小さければ無症状で，増大とともに腹痛が出現します．

r．子宮外妊娠破裂

月経遅延，妊娠反応陽性を呈します．全妊娠の1～2%を占め好発部位は卵管膨大部です．子宮外妊娠に伴う出血を「月経」と思っている女性もいるので注意が必要です．

2 腹腔外疾患による腹痛

腹腔外疾患による腹痛には，思春期に好発し，突然の下腹部痛と陰嚢痛に悪心・嘔吐を伴う精巣捻転や前述の急性心筋梗塞，肺血栓塞栓症，帯状疱疹などがあります．

3 薬剤による腹痛

薬剤による腹痛には，直接的作用と間接的作用によるものがあります．前者には，NSAIDs（アスピリンなど）使用時にみられる胃粘膜障害の結果としての消化性潰瘍です．これらをNSAIDs関連消化性潰瘍と呼び，年齢が60歳以上，潰瘍の既往歴，副腎皮質ステロイド併用，高用量あるいは複数のNSAIDsの内服，抗凝固薬（ヘパリンナトリウムなど）の使用，全身疾患の合併などが危険因子として挙げられています．後者には抗菌薬（ベンジルペニシリンカリウムなどのペニシリン系，セファレキシンなどのセフェム系，クリンダマイシンなどのリンコマイシン系が主ですが，カルバペネム系やニューキノロン系においてもみられます）やPPIの使用による腸内細菌叢の不均衡が原因の偽膜性大腸炎があります．

D．咳・痰

・咳・痰の生じる原因とそれを伴う代表的疾患を説明できる．

咳は一種の生体防御反応です．多くは自然に軽快しますが，長引く咳には注意します．持続が3週間未満なら急性の咳，3～8週間なら亜急性の咳，8週間以上なら慢性の咳と分類します．急性の咳は感冒，肺炎，うっ血性心不全を，亜急性の咳はマイコプラズマ肺炎や百日咳を，慢性の咳は後鼻漏，気管支喘息，GERDを示唆します．

痰を伴う咳を湿性咳嗽，痰を伴わない咳を乾性咳嗽といいます．湿性咳嗽は，肺炎，気管支喘息，COPDで，乾性咳嗽はマイコプラズマ肺炎や百日咳でみられます．薬剤による咳はACE阻害薬使用患者の約20%にみられます．また間

質性肺炎を起こすと乾性咳嗽がみられます（図6-5）．

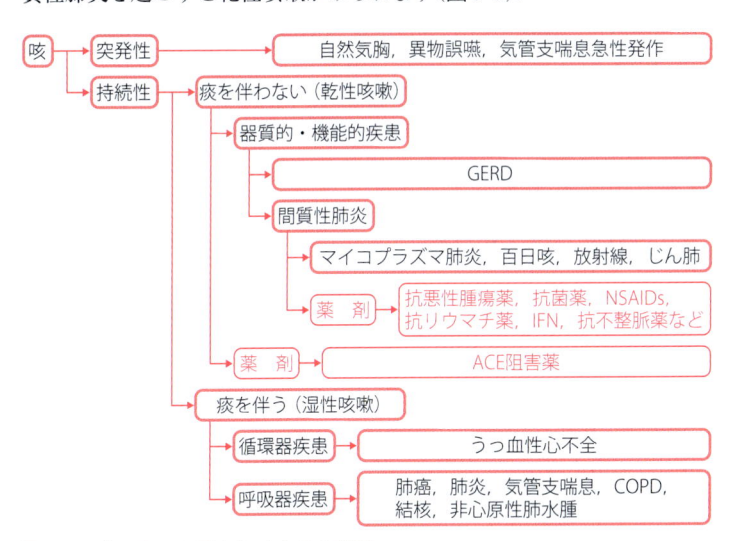

```
咳 ─┬─ 突発性 ──────────→ 自然気胸，異物誤嚥，気管支喘息急性発作
    └─ 持続性 ─┬─ 痰を伴わない（乾性咳嗽）
              │   ├─ 器質的・機能的疾患
              │   │    └→ GERD
              │   ├─ 間質性肺炎
              │   │    ├→ マイコプラズマ肺炎，百日咳，放射線，じん肺
              │   │    └→ 薬剤：抗悪性腫瘍薬，抗菌薬，NSAIDs，
              │   │              抗リウマチ薬，IFN，抗不整脈薬など
              │   └─ 薬剤 → ACE阻害薬
              └─ 痰を伴う（湿性咳嗽）
                  ├─ 循環器疾患 → うっ血性心不全
                  └─ 呼吸器疾患 → 肺癌，肺炎，気管支喘息，COPD，
                                  結核，非心原性肺水腫
```

図6-5 咳・痰から疑われる疾患や病態

D-1. 患者情報の収集

以下のような質問を投げかけ，患者の情報を収集します．

① どのような咳でしたか：咳のみなのか，痰を伴うのかを確認します．
② どのように起こりましたか：突然の発症か，じわじわと緩徐な発症かを確認します．
③ どの時間帯で起こりましたか：明け方か，日中か，夜間かを確認します．
④ どのくらい持続していますか：急性か，亜急性か，慢性かを確認します．
⑤ 咳や痰以外に随伴する症状はありますか：発熱，呼吸困難，全身倦怠感，胸痛，喘鳴，ばち状指，浮腫，チアノーゼ，鼻汁，のどのむずむず感を確認します．
⑥ どのようなことが咳を悪化させますか：階段を昇るときの悪化では気管支喘息，COPD，間質性肺炎，うっ血性心不全を疑います．また食事ごとにみられる場合は誤嚥を疑います．
⑦ 感冒様の症状はありましたか：先行感染で気管支喘息の悪化がみられます．
⑧ アレルギー歴はありますか：食物や薬剤に対するアレルギー，アトピー性皮膚炎などを確認します．

⑨喫煙歴はありますか：COPDとの関連を疑います．
⑩職場や生活環境との関連はみられますか：過敏性肺炎とPIE症候群(p136参照)を疑います．
⑪現在使用している薬剤はありますか：薬剤による副作用の有無を確認します．
⑫ほかの医療機関への受診歴はありますか：他院での処置や薬剤についても確認します．

D-2. フィジカルアセスメント

①体格の確認：ビヤ樽状胸郭，胸鎖乳突筋の肥厚がみられればCOPDを疑います．
②ばち状指の確認(p15参照)．
③チアノーゼの確認．
④浮腫の確認(うっ血性心不全)．
⑤バイタルサインのチェック：発熱の有無や呼吸状態を確認します．
⑥心音や呼吸音の聴取：呼吸音では，間質性肺炎を疑うなら両側下肺野に吸気終末にマジックテープをはがすような捻髪音の確認を，誤嚥性肺炎を疑うなら右下葉を中心に肺雑音の確認を，気管支喘息を疑うなら呼気終末の笛音の確認を行います．
⑦SpO_2の確認：パルスオキシメータで確認します．SpO_2が90％以下で持続する状態を呼吸不全と呼びます．
⑧ピークフローの確認：ピークフローメータで測定します(気管支喘息の状態を日々比較します)．

D-3. 咳・痰のみられる疾患の特徴

1 突発性の咳

a. 自然気胸
　10〜30歳の男性に好発します．胸痛を訴えることもあるので注意が必要です．

b. 異物誤嚥
　わが国では乳児のタバコ誤飲が多くみられます．

c. 気管支喘息の急性発作
　喘鳴とともに激しい咳・痰を伴います．

2 持続的で痰を伴う咳（湿性咳嗽）

a. 肺 癌
癌のなかで増加率および死亡率の高さでトップです．肺門型（肺の入り口）と肺野型（肺の奥）があり，肺門型では咳，痰，血痰が初期症状にみられますが，肺野型では初期症状がみられません．

b. 肺 炎
発熱，咳，膿性痰を主訴とします．WBCやCRPの値が上昇します．

c. 気管支喘息
夜間～明け方に咳や呼吸困難の発作をみます．血液検査で好酸球の増加，スパイログラムは1秒率の低下を示します．有病率は人口の8.5％です．

d. 慢性閉塞性肺疾患（COPD）
体動時の息切れが主で咳，痰を伴います．加齢，喫煙歴，男性が誘因．ビヤ樽状胸郭は末期にみられます．スパイログラムは気管支喘息と同様1秒率の低下を示します．

e. 結 核
長期間続く咳・痰を主訴とします．HIV（ヒト免疫不全ウイルス）感染者やAIDS（後天性免疫不全症候群）罹患などの免疫不全状態で好発します．

f. 非心原性肺水腫
副腎皮質ステロイド・血漿増量薬による体内水分貯留や，NSAIDsによる血管透過性の亢進などから発症します．

g. うっ血性心不全
急性心筋梗塞後の急性肺水腫や慢性心不全の急性増悪時に肺うっ血が起これば，起坐呼吸，チアノーゼ，多量の冷汗をみます．呼吸は浅く速くなり，咳，喘鳴，多量の泡沫を混じえた水様性，血性の痰を喀出します．浮腫や頸動脈の怒張もみられます．

3 持続的で痰を伴わない咳（乾性咳嗽）

a. マイコプラズマ
健康な小児が大半で，一部成人にも発症します．症状は発熱や痰の伴わない咳で，この咳は解熱後も3～8週間続きます．聴診所見は乏しいです．

b. 百日咳
乳幼児に好発します．症状はカタル期～痙咳期（激しい咳発作をみる時期）～回復期と推移します．咳症状が治まるには約3ヵ月を要します．

c. 放射線

治療のために放射線を照射された後に発症します．症状は発熱や呼吸困難がみられます．

d. じん肺

仕事で粉じんを長期間吸入すると発症します．症状は体動時の呼吸困難，咳・痰がみられます．

e. PIE症候群

好酸球性肺炎 pulmonary infiltration with eosinophilia (PIE) 症候群は，過敏性肺炎と類似し薬剤投与後2時間～10日で，乾性咳嗽，発熱，悪寒，呼吸困難が生じます．末梢血で好酸球の増加がみられます．

[間質性肺炎を起こすもの]

上記の疾患は間質性肺炎を起こすことがあります．間質性肺炎は，単一疾患名でなく150種類以上の疾患の総称です．肺胞隔壁の炎症性細胞浸潤に始まり，まず間質の線維芽細胞が肺胞腔内へ侵入します．そこで膠原線維を産生し線維化を起こし，急性～慢性の経過で肺線維症へ移行します．線維化は肺胞腔内にみられるものであり，間質に線維化を起こすのではありません．症状は咳に加え，発熱や呼吸困難がみられます．

f. 胃食道逆流症（GERD）

p130，C-3．①a．を参照．

4 薬剤による咳・痰

a. ACE阻害薬

ACE阻害薬（カプトプリルなど）使用者の20％に乾性咳嗽がみられます．逆にこの作用を利用してACE阻害薬をはじめシロスタゾールとアマンタジン塩酸塩は誤嚥性肺炎の予防に使用が推奨されています（ただし保険適用外）．

b. 薬剤性間質性肺炎

薬剤性間質性肺炎には，①直接的な肺障害，②免疫反応による肺障害，①と②の両方を起こすものがあります．①のタイプの予後は不良で，抗悪性腫瘍薬（ブレオマイシン塩酸塩，ゲフィチニブなど），抗リウマチ薬（レフルノミドなど）などが含まれます．②は抗菌薬（スルファジメトキシンなどのサルファ薬，テトラサイクリン塩酸塩などのテトラサイクリン系薬），降圧薬（ヒドロクロロチアジドなどのサイアザイド系，ヒドララジン塩酸塩などの血管拡張薬），抗うつ薬（クロミプラミン塩酸塩など），抗リウマチ薬（金チオリンゴ酸ナトリウム，メトトレキサートなど），抗結核薬（イソニアジドなど），NSAIDs（インドメタシンなど），生物学的製剤（エタネルセプトなどのTNF-α阻害薬やイン

ターフェロンアルファなどのIFN製剤)，漢方薬(小柴胡湯など)，抗不整脈薬(アミオダロン塩酸塩など)などが含まれます．治療はただちに薬剤投与を中止し，レフルノミドなど長期間体内に蓄積する薬剤ではデフェラシロクスなどキレート薬による排泄が必要です．ステロイドパルス療法は②には有効ですが①の救命率は低いです．現在までの薬剤性間質性肺炎の原因薬剤の変遷を別表に示します(表6-4)．

表6-4 薬剤性間質性肺炎の変遷

年 代	原因薬剤
～1980年	a．抗悪性腫瘍薬
1980～1990年	a＋b．抗菌薬
1990～2000年	a＋b＋c．漢方薬，IFN製剤，抗リウマチ薬，NSAIDs
2000年～	上記a～cに加え，分子標的薬

日本人は欧米人に比べ，数種の薬剤に対して直接的な肺障害の頻度が著明に高い傾向があります．また，線維化を起こしやすい体質の人に薬剤が投与されると薬剤性間質性肺炎を発症するので注意が必要です．

E. 呼吸困難

・呼吸困難の生じる原因とそれを伴う代表的疾患を説明できる．

呼吸困難は「質的に異なるさまざまな強さの感覚からなる，呼吸が不快だという主観的な体験であり，その体験は生理的，精神的，社会的，環境的に多様な因子の相互作用に由来し，二次的な生理反応や行動反応を生じる」と定義(米国胸部学会)されています．過換気症候群のような一過性のものから，肺血栓塞栓症や急性心筋梗塞のような命にかかわる疾患までさまざまな呼吸困難がみられます．薬剤による呼吸困難は，アスピリン喘息や輸血による場合は早期に出現し，間質性肺炎を引き起こす場合には比較的緩徐にみられます(図6-6)．

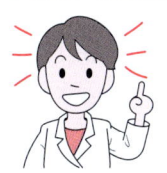

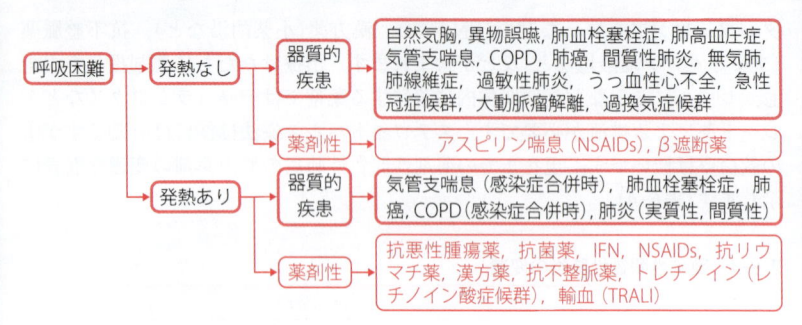

```
呼吸困難 ─┬─ 発熱なし ─┬─ 器質的疾患 → 自然気胸, 異物誤嚥, 肺血栓塞栓症, 肺高血圧症, 気管支喘息, COPD, 肺癌, 間質性肺炎, 無気肺, 肺線維症, 過敏性肺炎, うっ血性心不全, 急性冠症候群, 大動脈瘤解離, 過換気症候群
         │           └─ 薬剤性 → アスピリン喘息（NSAIDs）, β遮断薬
         └─ 発熱あり ─┬─ 器質的疾患 → 気管支喘息（感染症合併時）, 肺血栓塞栓症, 肺癌, COPD（感染症合併時）, 肺炎（実質性, 間質性）
                     └─ 薬剤性 → 抗悪性腫瘍薬, 抗菌薬, IFN, NSAIDs, 抗リウマチ薬, 漢方薬, 抗不整脈薬, トレチノイン（レチノイン酸症候群）, 輸血（TRALI）
```

図6-6 呼吸困難と発熱の有無から疑われる疾患や病態

E-1. 患者情報の収集

以下のような質問を投げかけ，患者情報の収集を行います．

① どのような呼吸困難でしたか：(1)深い息ができない，十分な息ができない，(2)空気が足りない，もっと息をしたい，(3)息をするのに努力がいる，(4)胸がつまる，しめつけられるなどの症状を確認します（図6-7）．なお，呼吸困難，特に息切れの程度を表す指標として10段階の修正ボルグスケールがあります（表4-14，p59参照）．

```
呼吸困難 ─┬─ 胸がつまる, しめつけられる ─┬─ 循環器系 → 急性冠症候群, 肺血栓塞栓症
         │                              └─ 呼吸器系 → 異物誤嚥, 気管支攣縮
         ├─ 息をするのに努力がいる → 異物誤嚥, 中～重度の気管支喘息, COPD, 心筋症, 脊柱後側彎症, 薬剤
         ├─ 空気が足りない, もっと息をしたい → 肺血栓塞栓症, 重度の気管支喘息, COPD, 薬剤
         └─ 深い息ができない, 十分な息ができない ─┬─ 1回換気量の制限 → 肺線維症, 間質性肺炎, 薬剤
                                                  └─ 肺の過膨張 → 気管支喘息, COPD
```

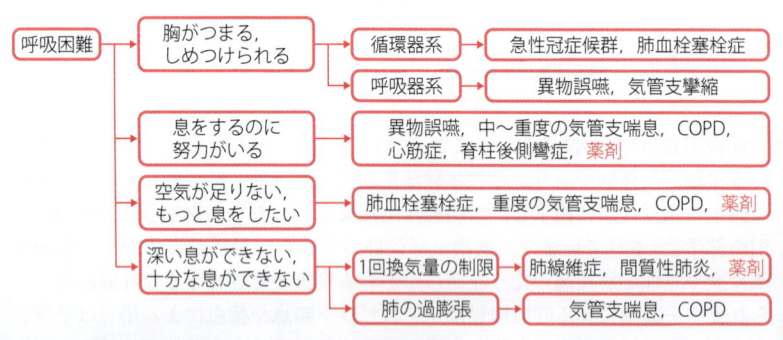

図6-7 呼吸困難の程度から疑われる疾患や病態

② どのように起こりましたか：急に出現した場合は，肺血栓塞栓症，異物誤嚥（特に高齢者の食後），アスピリン喘息を，慢性的な場合はCOPDを疑います．
③ どの時間帯で起こりましたか：明け方，日中，夜間を確認します．
④ どのくらい持続していますか：持続的な呼吸困難はCOPD，間質性肺炎，肺

高血圧症を，間欠的な呼吸困難は気管支喘息やうっ血性心不全を疑います．
⑤呼吸困難以外に随伴する症状はありますか：発熱，咳，痰，全身倦怠感，胸痛，喘鳴，ばち状指，浮腫，チアノーゼを確認します．
⑥どのようなことが呼吸困難を悪化させますか：うっ血性心不全や気管支喘息では仰臥位で悪化し，坐位で呼吸困難の改善をみます．
⑦感冒様の症状はありましたか：先行感染で気管支喘息の悪化がみられます．
⑧アレルギー歴はありますか：食物や薬剤に対するアレルギー，アトピー性皮膚炎などを確認します．
⑨喫煙歴はありますか：COPDとの関連を疑います．
⑩職場や生活環境との関連はみられますか：過敏性肺炎とPIE症候群を疑います．
⑪既往歴はありますか：嗅覚の低下，鼻ポリープや副鼻腔炎の既往の有無を確認します．
⑫現在使用している薬剤はありますか：服用薬剤との関連はアスピリン喘息を疑います．
⑬ほかの医療機関への受診歴はありますか：他院での処置や薬剤についても確認します．

E-2. フィジカルアセスメント

①体格の確認：ビヤ樽状胸郭，胸鎖乳突筋の肥厚がみられればCOPDを疑います．
②ばち状指の確認．
③チアノーゼの確認．
④浮腫の確認（うっ血性心不全）．
⑤バイタルサインのチェック：発熱の有無や呼吸状態を確認します．呼吸音では，間質性肺炎を疑うなら両側下肺野に吸気終末にマジックテープをはがすような捻髪音の確認を，誤嚥性肺炎を疑うなら右下葉を中心に肺雑音の確認を，気管支喘息を疑うなら呼気終末の笛音の確認を行います．
⑥SpO_2の確認：パルスオキシメータで確認します．SpO_2が90％以下で持続する状態を呼吸不全と呼びます．
⑦ピークフローの確認：ピークフローメータで測定します（気管支喘息の状態を日々比較します）．
⑧6分間歩行試験（p104参照）：COPDや間質性肺炎の患者評価に用います．
その他，いろいろな症状や身体所見から疾患が推察されます．

①発作性夜間呼吸困難, 起坐呼吸, Ⅲ音, Ⅳ音がみられれば左心不全を疑います.
②Ⅱ音の亢進, 末梢の浮腫, 頸静脈怒張, 肝腫大がみられれば右心不全を疑います.
③膿性痰, 体重減少がみられれば気管支拡張症を疑います.
④喘鳴, 胸部絞扼感, 再発性気管支炎がみられれば, COPDを疑います.

> ▶気管支喘息が疑われる場合は, $β_2$刺激薬の吸入を行います. 気管支喘息では, 呼吸機能検査で1秒量が12%以上の改善を示し, かつ絶対量で200 mL以上の増加がみられます.

⑤急性の呼吸困難, 胸膜痛, 血痰, 深在性静脈血栓がみられれば肺血栓塞栓症を疑います.
⑥関節痛, 発疹がみられれば, 関節リウマチやSLEを疑います.

E-3. 呼吸困難のみられる疾患の特徴

1 持続する発熱のみられない呼吸困難

前項で解説した自然気胸, 異物誤飲, 気管支喘息の急性発作, COPD, 肺癌, のほかに以下のようなものがあります.

a. 肺血栓塞栓症
手術後や長時間飛行後に突然呼吸困難や胸痛を生じる疾患です. 深部静脈血栓が肺動脈をふさぎ発症します. 動脈血酸素飽和度の低下を起こします.

b. 肺線維症
間質性肺炎の修復時に線維芽細胞の増殖が生じ, びまん性の肺の線維化をきたした病態. 呼吸機能検査で拘束性換気障害や肺拡散能の低下がみられます.

c. 過換気症候群
過呼吸となり$PaCO_2$が低下するために呼吸困難が生じます.

2 持続する発熱のみられる呼吸困難

a. 肺 炎
p135, D-3, 2 b. を参照.

b. 輸血関連急性肺障害 transfusion-related acute lung injury (TRALI)
輸血中〜輸血後6時間以内に, 呼吸困難, 発熱, 頻脈, 血圧低下を呈します.

好中球活性化に伴う肺毛細血管透過性亢進が原因です．

c．過敏性肺炎

夏期に多く，カビの生えた木造家屋で発症し，入院で改善しても帰宅すると再び悪化します．発熱・咳・呼吸困難をみます．

d．無気肺

術後は，疼痛と麻酔薬や鎮痛薬の影響で咳や痰の排出が十分できず，気道内に分泌物が蓄積し気道が閉塞（特に右肺中葉に好発）し，呼吸困難を生じます．抗菌薬治療を行います．

3 薬剤による呼吸困難

a．アスピリン喘息

アスピリン喘息はアスピリンなどNSAIDsの内服15～30分後に出現する喘息発作です．成人喘息の約10％にみられますが，小児は少ないです．

b．薬剤性間質性肺炎

p136, D-3. 4 b. を参照．

c．レチノイン酸症候群

トレチノイン（ATRA）治療後に，分化した成熟好中球が分泌したサイトカインにより，呼吸困難や発熱を生じる疾患です．治療はATRAを中止しステロイドパルス療法を行います．白血球数が3,000/μL以上なら，抗悪性腫瘍薬を併用し，白血球を抑えながら治療します．

F．発 熱

> ・発熱の生じる原因とそれを伴う代表的疾患を説明できる．

発熱は1つの生体防御反応です．よくみられる症候の1つで，特別な治療を要しなくとも多くは数日のうちに解熱します．しかしながら発熱が持続し，原因を検索してもわからない不明熱も存在します．感染症が疑われれば起因菌に応じた抗菌薬を投与しますが，投与前に必ず細菌学的検査（血液，尿，体液など）が行われます．高齢者ではしばしば，感染を伴っていても高熱をみない場合もあるので注意が必要です．薬剤による発熱は，薬効発現に伴うものや副作用として現れるもののほかに，アレルギー反応でみられるものもあります（図6-8）．

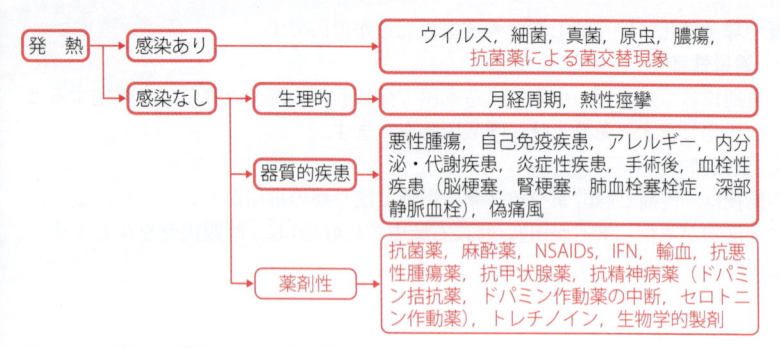

図6-8 発熱から疑われる疾患や病態

- 発熱
  - 感染あり → ウイルス,細菌,真菌,原虫,膿瘍,抗菌薬による菌交替現象
  - 感染なし
    - 生理的 → 月経周期,熱性痙攣
    - 器質的疾患 → 悪性腫瘍,自己免疫疾患,アレルギー,内分泌・代謝疾患,炎症性疾患,手術後,血栓性疾患(脳梗塞,腎梗塞,肺血栓塞栓症,深部静脈血栓),偽痛風
    - 薬剤性 → 抗菌薬,麻酔薬,NSAIDs,IFN,輸血,抗悪性腫瘍薬,抗甲状腺薬,抗精神病薬(ドパミン拮抗薬,ドパミン作動薬の中断,セロトニン作動薬),トレチノイン,生物学的製剤

F-1. 患者情報の収集

以下のような質問を投げかけ,患者情報を収集します.

①どのような発熱でしたか:ゾクゾクした感じか,何となく熱っぽいのかを確認します.

②どのように起こりましたか:突然の発症か,じわじわと緩徐な発症かを確認します.

③日内変動はありますか:生理的に体温は朝より夕方のほうが0.5℃高くなります.

④どのような経過で起こりましたか:5つのパターン,表4-9(p53参照)を確認します.

⑤どのくらい持続していますか:発熱の持続期間は7日以内を急性,3週間以内を亜急性といいます.不明熱の分類は表6-5に示します.

⑥発熱以外に随伴する症状はありますか:発疹,頭痛,悪心,嘔吐,咳,痰,呼吸困難,胸痛,腹痛,下痢,頻尿,排尿痛,残尿感,腰背部痛の有無を確認します.

⑦どのようなことが発熱を悪化させますか:月経周期に伴い発熱をみることがあります.

⑧アレルギー歴はありますか:食物や薬剤に対するアレルギー,アトピー性皮膚炎などを確認します.

⑨現在使用している薬剤はありますか:癌の治療が行われていれば,抗悪性腫瘍薬の使用状況を確認します.

⑩ほかの医療機関への受診歴はありますか:歯科治療における抜歯などの有無

表6-5 不明熱の分類

古典的不明熱	①発熱が3週間以上続き,うち数回は38.3℃以上である ②3回の外来あるいは3日間の入院精査でも原因不明
院内不明熱	①入院時に感染を示す徴候がない ②入院中に38.3℃以上の発熱を数回認める ③2日間の培養検査を含め,3日間の精査でも原因不明
好中球減少性不明熱	①好中球が500/μL未満または1～2日以内にそのレベルに低下 ②38.3℃以上の発熱を数回認める ③2日間の培養検査を含め,3日間の精査でも原因不明
HIV関連不明熱	①HIVに感染している ②38.3℃以上の発熱を数回認める ③発熱は外来で4週間以上,入院で3日間以上持続 ④2日間の培養検査を含め,3日間の精査でも原因不明

も確認します(抜歯では,感染性心内膜炎を疑います).
⑪入院患者ではカテーテル(中心静脈・末梢静脈,尿道)の有無を確認します(医原性を疑います).
⑫入院患者ではドレーン留置の有無を確認します:医原性を疑います.
⑬手術歴の有無を確認します.

F-2. フィジカルアセスメント

①バイタルサインのチェック:体温,脈拍,血圧,呼吸数をチェックします.発熱時は頻脈になりますが,発熱の割に脈拍が増えないものを比較的徐脈といいます.比較的徐脈をみた場合は腸チフス,オウム病や薬剤を疑います.
②心音や呼吸音の聴取:呼吸音では,間質性肺炎を疑うなら両側下肺野に吸気終末にマジックテープをはがすような捻髪音を,誤嚥性肺炎を疑うなら右下葉を中心に肺雑音を,気管支喘息を疑うなら呼気終末の笛音の確認を行います.新たに心雑音を聴取すれば,感染性心内膜炎を疑います.
③全身のリンパ節腫脹の有無の確認.
④SpO_2の測定:パルスオキシメータで測定します.SpO_2が90%以下で持続する状態を呼吸不全と呼びます.

F-3. 発熱のみられる疾患の特徴

1 感染症による発熱

a. ウイルス感染

高熱がみられますが，WBCは減少～やや増加し，CRPも陰性～軽度上昇することが特徴です．具体的にはインフルエンザなどがあります．

b. 細菌感染

高熱がみられ，WBCやCRPはともに高値を示します．具体的には細菌性肺炎，結核，尿路感染症などがあります．

c. 真菌感染

カンジダ症，アスペルギルス症などがあります．

d. 原虫感染

マラリアなどがあります．

e. 偽膜性大腸炎

偽膜性大腸炎は，抗菌薬やPPIの使用により大腸での常在細菌叢が破綻し，グラム陽性の嫌気性桿菌であるクロストリジウム・ディフィシルが増殖し，下痢をはじめ発熱や腹痛を呈します．

f. 膿瘍

膿瘍では，腹腔内膿瘍，脳膿瘍，肝膿瘍，傍脊椎膿瘍，肛門周囲膿瘍などが発熱の原因となります（腸腰筋膿瘍では発熱や腰痛に加えてプソアスサインが陽性になります）．

> **▶プソアスサイン**
> 仰臥位で両下肢を伸展させようとした場合に，痛みでまっすぐ伸びないこと．

2 器質的疾患による発熱

悪性腫瘍，自己免疫疾患，アレルギー疾患，内分泌疾患，炎症性疾患，血栓性疾患，手術後の無気肺，偽痛風などに発熱がみられます．

3 薬剤による発熱

薬剤による発熱の作用機序は，①薬剤の薬理作用によるもの，②薬剤の副作用（骨髄抑制による顆粒球減少に伴う感染など）によるもの，③その他（アレルギーなど）があります．①には抗精神病薬（クロルプロマジン塩酸塩など）の中枢神経のドパミンD_2受容体の急激な遮断およびドパミン・セロトニン不均衡

によるもの，麻酔薬（リドカイン塩酸塩など）の骨格筋のCa^{2+}放出異常によるものなどがあります．②にはシクロホスファミド水和物などの抗悪性腫瘍薬が含まれます．③にはインターフェロン製剤（インターフェロンアルファなど），アムホテリシンB，プロピルチオウラシルなどの抗甲状腺薬が含まれます．したがってこれらの薬剤を投与する際には十分な注意が必要です．

a. 悪性症候群 neuroleptic malignant syndrome（NMS）と悪性高熱症 malignant hyperthermia（MH）

抗精神病薬による悪性症候群（NMS）と，麻酔薬による悪性高熱症（MH）は症状が類似し，治療薬にダントロレンナトリウム水和物を使用する点では同じです．しかしMHは骨格筋のCa^{2+}放出異常の筋原性疾患であることがわかり，基本的には別の疾患として扱われています．

b. 皮膚粘膜眼症候群 Stevens-Johnson syndrome（SJS）

瘙痒感（かゆみ）のある水疱を伴う多形紅斑が表皮に出現し，口内炎や結膜炎がみられます．原因薬剤はNSAIDs（サリチル酸ナトリウムなど）や抗菌薬（ベンジルペニシリンナトリウムなど）など多岐にわたります．水疱が発疹の10％以下ならSJS，30％以上なら中毒性表皮壊死症 toxic epidermal necrosis（TEN），10～30％をSJS/TENと表現します．TENはSJSの重症型で死亡率も高く原因薬剤の中止と全身管理の治療が必要です．

c. 伝染性単核球症と抗菌薬

伝染性単核球症はEBウイルス感染により発熱，咽頭痛（白苔を伴うことあり），頸部リンパ節腫脹，肝障害を呈する疾患です．溶連菌（溶血性連鎖球菌）感染症と混同されやすく，ペニシリン系抗菌薬の投与を行えば，発疹が全身に出現するので注意が必要です．

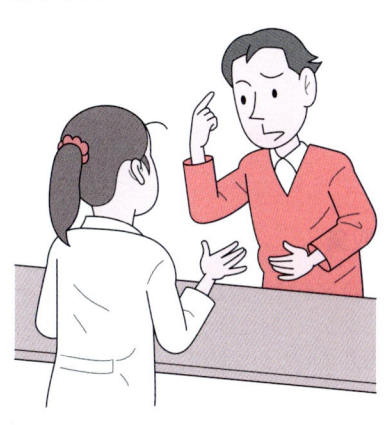

G. 動 悸

・動悸の生じる原因とそれを伴う代表的疾患を説明できる.

動悸は心臓のリズムが速いと感じる自覚症状のことを指します. リズムの速さはわずかなものから致命的なものまでさまざまなものがありますが, 不安が強いと正常な心臓のリズムでも速く感じてしまうことがあります. 逆に, 脈が遅いと感じることはほとんどありません. なぜなら脈が遅い場合は, めまい, 失神, 全身倦怠感, 息切れ(心不全)さらには意識消失などの症状として現れるからです. 薬剤による動悸は, 昇圧薬, 強心薬, 気管支拡張薬, 抗コリン薬などでみられます(図6-9).

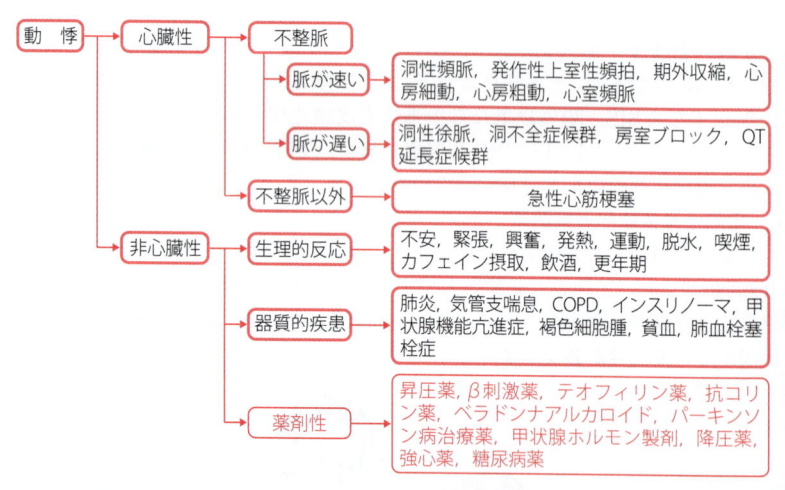

```
動悸 ─┬─ 心臓性 ─┬─ 不整脈 ─┬─ 脈が速い → 洞性頻脈, 発作性上室性頻拍, 期外収縮, 心房細動, 心房粗動, 心室頻脈
      │          │          └─ 脈が遅い → 洞性徐脈, 洞不全症候群, 房室ブロック, QT延長症候群
      │          └─ 不整脈以外 → 急性心筋梗塞
      └─ 非心臓性 ─┬─ 生理的反応 → 不安, 緊張, 興奮, 発熱, 運動, 脱水, 喫煙, カフェイン摂取, 飲酒, 更年期
                   ├─ 器質的疾患 → 肺炎, 気管支喘息, COPD, インスリノーマ, 甲状腺機能亢進症, 褐色細胞腫, 貧血, 肺血栓塞栓症
                   └─ 薬剤性 → 昇圧薬, β刺激薬, テオフィリン薬, 抗コリン薬, ベラドンナアルカロイド, パーキンソン病治療薬, 甲状腺ホルモン製剤, 降圧薬, 強心薬, 糖尿病薬
```

図6-9 動悸から疑われる疾患や病態

G-1. 患者情報の収集

以下のような質問を投げかけ, 患者の情報を収集します.
①どのような動悸でしたか:1回だけか, 何回もみられたかを確認します.
②どのような契機がありましたか:驚愕, 恐怖またはほかの要因があったのかを確認します.

③どのように起こりましたか：突然か，徐々に起こったかを確認します．
④規則性がありますか，不規則ですか．
⑤どのくらい持続していましたか．あるいはいまも続いていますか．
⑥どのように治まりましたか：自然に治まったかどうかを確認します．
⑦動悸以外のほかの症状は何がみられましたか：めまい，失神，意識消失，胸部不快感，呼吸困難，胸痛，発汗，多尿の有無などを確認します．
⑧心臓病を疑う症状はありますか：胸痛，夜間の呼吸困難，労作時の呼吸困難，浮腫，息苦しさ，寝ているより座るほうが楽になるかどうかを確認します．
⑨甲状腺機能亢進を疑う症状はありますか：手のふるえ，発汗，体重減少の有無を確認します．
⑩以前に同様の動悸や失神を経験したことはありませんか．
⑪現在使用している薬剤はありますか：薬剤による副作用の有無を確認します．
⑫ほかの医療機関(特に精神科や診療内科)への受診歴はありますか：他院での処置や薬剤について確認します．
⑬家族に心臓病や不整脈を指摘された方はいますか：家族性のQT延長症候群や心筋症の有無を確認します．

G-2. フィジカルアセスメント

①体重の確認：減少があれば甲状腺機能亢進症を疑います．
②貧血の有無の確認：眼瞼結膜で確認します(図2-6，p12参照)．
③眼球突出，甲状腺腫の有無の確認：グラーフェの徴候(顔を正面にして眼球のみ下方へ移動させたときに上眼瞼の下に眼球結膜が露出すること)の有無を確認します．
④浮腫の有無の確認：脛骨前面で確認します(図2-11，p18参照)．
⑤動悸の確認：動悸を感じたタイミングで，薬局のカウンターやベッドのテーブルをたたいてもらいます．たたくリズムで間欠的か持続的か，規則性があるのかないのかがわかります．
⑥バイタルサインのチェック：両側の橈骨動脈を触知し左右差の有無を確認します．橈骨動脈を測定しながら心臓の聴診を行い，脈拍と心拍のリズムが一致しているかどうかを確認します．
⑦SpO_2の測定：動悸に加えて胸痛を訴える患者には有用です．

G-3. 動悸のみられる疾患の特徴

1 心臓性の動悸

a. 洞性頻脈
洞結節の興奮頻度が増加し，心拍数100回/分以上となります．生理的な不安・緊張，心不全での代償機序などで交感神経が緊張し心拍数が増加します．起こり始めと治まったときの自覚症状はありません．

b. 発作性上室性頻拍 paroxysmal supraventricular tachycardia（PSVT）
突然発症して突然治まる明白な自覚症状を伴います（洞性頻脈との違いです）．心拍数は160〜200回/分です．生命の危険は少ないですが，頻脈による1回拍出量の低下で血圧低下や立ちくらみをみる場合もあります．発症機序は，正常な刺激伝達経路以外の経路（副伝導路）が心房と心室間に存在し，刺激がぐるぐる回ることで起こります．WPW症候群も含まれます．

c. 期外収縮
脈が飛ぶ感じと自覚され，心電図上，期待した時期より早期に出現する波形がみられ，上室性と心室性があります．上室性では先行QRS波と同じ形ですが，心室性はQRS波の幅が広く変形した形になります．自覚症状がなく健康診断で指摘されることもあります．心筋梗塞，心筋症，QT延長症候群などの基礎疾患に生じる心室性期外収縮は，失神や心臓突然死の誘因となるので注意が必要です．

d. 心房細動 atrial fibrillation（Af）
心房が不規則に興奮し心拍数が450〜600回/分となるため絶対性不整脈と呼ばれます．加齢以外に高血圧，弁膜症，甲状腺機能亢進症など基礎疾患を伴う場合にもみられます．無症状のことも多く健康診断で指摘されます．心房内で血栓が形成され，脳梗塞の原因となります．

e. 心房粗動 atrial flutter（AF）
心房は220〜370回/分と規則正しく興奮し，1:1，2:1，3:1，4:1などの比で心室へ伝導しますが，途中でこの比が変化し心拍は不規則です．心電図で鋸歯状波形が特徴的です．心房細動に比して基礎疾患をもつ場合が多く，動悸を自覚する場合が多くみられます．

f. 心室頻拍 ventricular tachycardia（VT）
心室性期外収縮が3回以上連続したものです．30秒未満を非持続性VT，30秒以上を持続性VTと呼びます．無症状の場合もあれば血行動態の破綻による血圧低下や失神をきたす場合があります．

g. 洞性徐脈

洞結節の興奮頻度が減少し，心拍数50回/分以下となります．1拍ごとの心拍出量が増加するので，動悸として感じることがあります．

h. 洞不全症候群 sick sinus syndrome（SSS）

洞結節の器質的または機能的障害により，高度の洞性徐脈，洞停止，洞房ブロックを生じ，めまいや失神（これをアダムス・ストークス症候群と呼びます）が起こるものを指します．

i. 房室ブロック

房室結節の興奮の伝わりやすさで第1～第3度まで分類されています．第3度の完全房室ブロックは心房から心室へ興奮が伝わらないため，房室接合部から独自に刺激を発生します．この時間が2秒以内なら問題ないですが，3秒以上になれば失神などの症状出現につながります．

j. QT延長症候群（p102参照）

QT時間は心電図でQRSの開始からT波終了時点までを指し，心室の脱分極から再分極までの電気的活動時間を示します．心筋は脱分極している間はそこに新たな刺激を加えても反応を示さず，これを絶対不応期といいますが，T波の頂点付近から相対不応期に入り，この時期に心室が強い刺激を受けると心室頻拍や心室細動へ移行します．これをR on Tと呼びます．QT時間が延長すれば心室筋の相対不応期も長くなるのでこの危険が強くなります．

k. 急性心筋梗塞

冠動脈閉塞での心原性ショックから頻脈になり動悸を感じる場合と，洞結節動脈へ栄養が十分行かず洞性徐脈を生じ，1拍ごとの心拍出量が増加し動悸として感じる場合があります．

2 生理的反応による動悸

不安，緊張，興奮，発熱，運動，脱水，コーヒー摂取，喫煙，更年期などで動悸がみられることがあります．

3 心臓以外の器質的疾患による動悸

肺炎，気管支喘息，COPD，肺血栓塞栓症などは，洞性頻脈による動悸がみられます．貧血や甲状腺機能亢進症では，心拍出量の増加による動悸がみられます．褐色細胞腫は，血中カテコラミン増加による動悸がみられます．インスリノーマは，膵臓に発生するインスリン異所性産生腫瘍で，低血糖を生じるため生体は血糖を上昇させようと大量のカテコラミンを分泌し，動悸や冷汗が出現します．

4 薬剤による動悸

β刺激薬(イソクスプリン塩酸塩など)，昇圧薬(カテコラミンなど)，テオフィリン薬(アミノフィリンなど)，ベラドンナアルカロイド(アトロピン硫酸塩水和物など)，抗コリン薬(オキシトロピウム臭化物など)，パーキンソン病治療薬(セレギリン塩酸塩など)，甲状腺ホルモン薬(レボチロキシンナトリウム水和物など)の投与は動悸を生じます．ジヒドロピリジン系のカルシウム拮抗薬(ニフェジピン)では血圧降下とともに内因性の交感神経が賦活され頻脈を生じます．糖尿病薬で低血糖を生じれば動悸がみられます．

β遮断薬は交感神経を抑制し，ジギタリスは迷走神経の緊張を増強することにより，またベンゾチアゼピン系のカルシウム拮抗薬(ジルチアゼム塩酸塩など)では洞結節細胞興奮を抑制することにより徐脈を生じます．この徐脈では1拍ごとの心拍出量が増加するので，一般的ではありませんが，動悸として感じることがあります．

QT延長をみる薬剤は多岐にわたります(表6-6)．薬剤性のQT延長はしばしば低カリウム血症や徐脈により誘発されます．

表6-6 QT延長を起こす薬剤

1. QT延長を起こす可能性のある代表的薬剤

分類	薬剤名
抗不整脈薬	クラスIa(ジソピラミド，プロカインアミド塩酸塩，キニジン)，Ⅲ(ソタロール塩酸塩)，Ⅳ(ベプリジル塩酸塩水和物)
抗菌薬	エリスロマイシン，クラリスロマイシン
抗真菌薬	ボリコナゾール，ペンタミジンイセチオン酸
消化性潰瘍治療薬	ファモチジン
抗精神病薬	スルピリド，クロルプロマジン，ピモジド
抗うつ薬	イミプラミン塩酸塩
脂質異常症治療薬	プロブコール
麻酔薬	ドロペリドール
麻薬	メサドン塩酸塩
抗悪性腫瘍薬	三酸化ヒ素

2. 投与前後に心電図上でQT時間のチェックが必要な薬剤

分類	薬剤名
抗悪性腫瘍薬	ニロチニブ

H. めまい

> ・めまいの生じる原因とそれを伴う代表的疾患を説明できる.

「めまいがする」の訴えには，①自分あるいは周囲がぐるぐる回るという回転性のめまい，②ふらつきがみられる浮遊性のめまい，③立ちくらみや眼前暗黒感がみられる失神性のめまいの3つに大別されます．回転性のめまいは，大部分が良性疾患の発作性頭位めまい症ですが，脳腫瘍のように命にかかわる疾患にもみられます．浮遊性のめまいは，飲酒でも生じますが，小脳梗塞などの命にかかわる疾患にもみられます．失神性のめまいは，自律神経の不均衡でみられますが，洞不全症候群のように命にかかわる疾患でもみられます．薬剤によるめまいは降圧薬，抗うつ薬などにみられます．超高齢社会となり，高齢者のふらつきや転倒による事故が増えています．そのなかには，薬剤の不適切な使用や副作用によるめまいが生じている場合もあり注意が必要です（図6-10）．

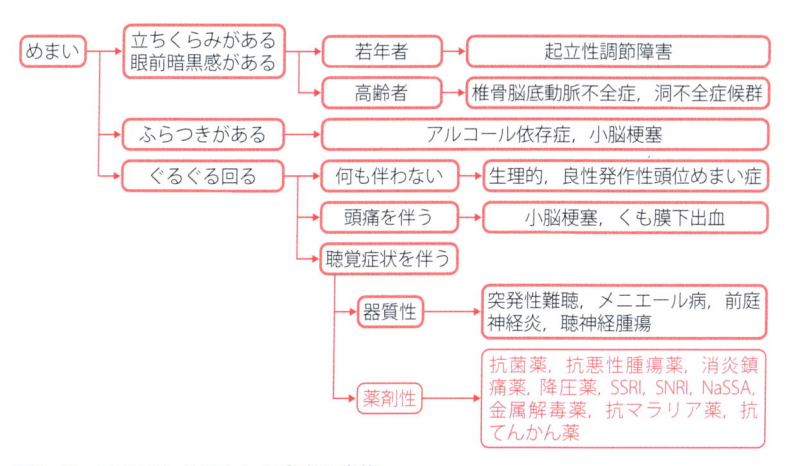

```
めまい ─┬─ 立ちくらみがある ─┬─ 若年者 ── 起立性調節障害
        │  眼前暗黒感がある    └─ 高齢者 ── 椎骨脳底動脈不全症，洞不全症候群
        ├─ ふらつきがある ────── アルコール依存症，小脳梗塞
        └─ ぐるぐる回る ─┬─ 何も伴わない ── 生理的，良性発作性頭位めまい症
                        ├─ 頭痛を伴う ──── 小脳梗塞，くも膜下出血
                        └─ 聴覚症状を伴う ─┬─ 器質性 ── 突発性難聴，メニエール病，前庭
                                           │            神経炎，聴神経腫瘍
                                           └─ 薬剤性 ── 抗菌薬，抗悪性腫瘍薬，消炎鎮
                                                        痛薬，降圧薬，SSRI，SNRI，NaSSA，
                                                        金属解毒薬，抗マラリア薬，抗
                                                        てんかん薬
```

図6-10 めまいから疑われる疾患や病態

H-1. 患者情報の収集

以下のような質問を投げかけ，患者の情報を収集します．
①どのようなめまいでしたか：ぐるぐる回る，浮遊感，立ちくらみかを確認し

② どのように起こりましたか：突然の発症か，じわじわと緩徐な発症かを確認します．
③ どの時間帯で起こりましたか：明け方にめまいと頭痛をみれば頭蓋内圧亢進症を疑います．
④ どのくらい持続していますか：疾患により持続時間も違います（表6-7）．
⑤ 随伴する症状は何かありますか：悪心，嘔吐，頭痛，難聴，耳鳴り，動悸，呼吸困難などの症状の有無を確認します．
⑥ 以前にめまいがあれば，比較して症状の程度はどうですか：メニエール病や良性発作性頭位めまい症などの反復性疾患かどうかを確認します．
⑦ どのようなことがめまいを悪化させますか：起立したことにより症状が悪化するなら起立性低血圧を疑います．
⑧ 感冒様の症状はありましたか：前庭神経炎を疑います．
⑨ 咳や咳払いで悪化しますか：悪化すれば頭蓋内圧亢進症を疑います．
⑩ 現在使用している薬剤はありますか：薬剤による副作用の有無を確認します．
⑪ ほかの医療機関への受診歴はありますか：他院での処置や薬剤についても確認します．

表6-7 持続時間からみためまいの疾患

疾患名	持続時間
良性発作性頭位めまい症	30秒以内
椎骨脳底動脈不全症	数分
メニエール病	数時間
前庭神経炎	数週間

H-2. フィジカルアセスメント

① バイタルサインの確認：特に脈拍，呼吸数，血圧を確認します．
② シャロンのテスト：仰臥位で5分間安静を保ち血圧が安定すれば，すばやく立位をとり血圧を測定するものです．立たせた1分後，2分後と5分後まで1分ごとに測定します．立位でふらつきの自覚症状の出現をみる，または臥位と立位で収縮期血圧の差が20 mmHg以上あれば，起立性低血圧と判定します．
③ 音叉検査：難聴の有無について簡易的な聴力検査を行います．

H-3. めまいのみられる疾患の特徴

1 ぐるぐる回り,ほかの症状がみられないめまい

a. 生理的回転性めまい

健常者でも,船酔いや乗り物酔いを経験します.また天井に絵を描く場合など,頭部を極端に伸展することでも生じます.

b. 良性発作性頭位めまい症

めまい疾患のうち最も頻度の高い疾患です.頭位の変化により誘発されます.めまいは通常1分以内に消失しますが繰り返します.繰り返しで慣れが出現し症状が減弱します.

2 ぐるぐる回り,頭痛を伴うめまい

a. 小脳出血

めまい,頭痛,悪心・嘔吐が出現し,高血圧を伴うことが多く歩行障害がみられます.

b. くも膜下出血

p121,A-3. 1 a. 参照.

3 ぐるぐる回り,聴覚症状(耳鳴り,難聴)を伴うめまい

a. 突発性難聴

第Ⅷ脳神経にウイルスが感染し,突然のめまいと耳鳴り・難聴を生じます.めまいは小脳が代償し数週後に改善しますが,耳鳴り・難聴は一生持続する場合もあります.

b. メニエール病

内リンパ水腫により突然のめまいと耳鳴り・難聴を生じます.持続は1〜2時間です.

c. 前庭神経炎

第Ⅷ脳神経にウイルスが感染し,突然のめまいを生じます.めまいに加え,耳鳴り・難聴を生じる場合もありますが,数週間で改善します.

d. 聴神経腫瘍

第Ⅷ脳神経に発生する腫瘍です.緩徐に増大するため小脳の代償機転が働き,めまいはほとんどみられず,耳鳴り・難聴が主症状となります.

4 ふらつきがあるめまい

a. アルコール依存症
大量かつ反復の飲酒によりみられ，しばしば眼振も伴います．

b. 小脳梗塞
激しいめまいと嘔吐がみられます．

5 立ちくらみや眼前暗黒感があるめまい

a. 起立性調節障害orthostatische dysregulation（OD）
若年者に多く，血管反射の失調で起立時にめまいを自覚します．やせた小児で初夏に好発します．

b. 椎骨脳底動脈不全症
高齢者に多く，椎骨動脈や脳底動脈の狭窄や閉塞による血流障害で生じます．脳の視覚領野への血流不足となり目の前が暗くなります．椎骨脳底動脈不全症は，脳幹死にもつながりかねないので注意が必要です．

c. 洞不全症候群
洞機能が低下し，洞性徐脈，洞停止，洞房ブロックなどが生じることを指します．大きく3つ（Ⅰ型は持続性の洞性徐脈，Ⅱ型は洞停止または洞房ブロック，Ⅲ型は徐脈頻脈症候群）に分類されます．めまいや失神が続けばペースメーカーを挿入します．

6 薬剤によるめまい

薬剤性の副作用としてのめまいは以下の薬剤でみられます．

①抗菌薬：アミノグリコシド系薬（ストレプトマイシン硫酸塩，カナマイシン硫酸塩など），グリコペプチド系薬（バンコマイシン塩酸塩，テイコプラニン），ポリペプチド系薬（ポリミキシンB硫酸塩）など．

②抗悪性腫瘍薬：白金製剤（シスプラチン，カルボプラチン），微小管阻害薬（パクリタキセル，ビンクリスチン硫酸塩など）など．

③消炎鎮痛薬：NSAIDs（イブプロフェン，ジクロフェナクナトリウム，スリンダク，ナプロキセンなど），サリチル酸系（アスピリンなど）など．

④降圧薬：利尿薬（フロセミド，スピロノラクトンなど）など．

⑤選択的セロトニン再取り込み阻害薬（SSRI）：パロキセチン塩酸塩，セルトラリン，フルボキサミンマレイン酸塩，エスシタロプラムシュウ酸塩．

⑥セロトニン・ノルアドレナリン再取り込み阻害薬（SNRI）：デュロキセチン塩酸塩，ミルナシプラン塩酸塩．

⑦ノルアドレナリン作動性・特異的セロトニン作動性抗うつ薬(NaSSA)：ミルタザピン．
⑧抗うつ薬：トラゾドン塩酸塩．
⑨金属解毒薬：鉄過剰症治療薬(デフェロキサミンメシル酸塩，デフェラシロクス)．
⑩抗マラリア薬：キニーネ塩酸塩水和物．
⑪抗てんかん薬：ヒダントイン系薬(ホスフェニトインナトリウム水和物)，スルホンアミド系薬(スルチアム)，オキサゾリジン系薬(トリメタジオン)など．

▶その他薬剤での注意事項

高齢者にα遮断薬やβ遮断薬などの降圧薬やベンゾジアゼピン系の抗不安薬・睡眠薬を処方する場合には，ふらつきや立ちくらみが出現しやすいため，夜間覚醒時や朝の起床後には歩行状態を注意深く観察し，転倒防止に注意しなければなりません．

I. 下 痢

・下痢の生じる原因とそれを伴う代表的疾患を説明できる．

下痢は糞便中の水分が異常に増加した状態のことで，1日4回以上の排便が出現し，水様便の重量が200gを超えるものをいいます．急性と慢性に分けられ，一過性のものを急性下痢症，4週間以上続くものを慢性下痢症と呼びます．急性の下痢は自然に軽快することが多いのですが，続くと脱水状態になるので注意が必要です．下痢を発症するメカニズムは，①浸透圧によるもの，②腸粘膜からの分泌亢進によるもの，③炎症部位からの過剰の滲出液によるもの，④腸蠕動の亢進によるものに大別されます．薬剤による下痢は，抗菌薬，抗悪性腫瘍薬，消化性潰瘍治療薬などでみられます(図6-11)．

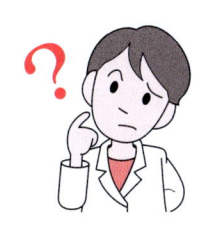

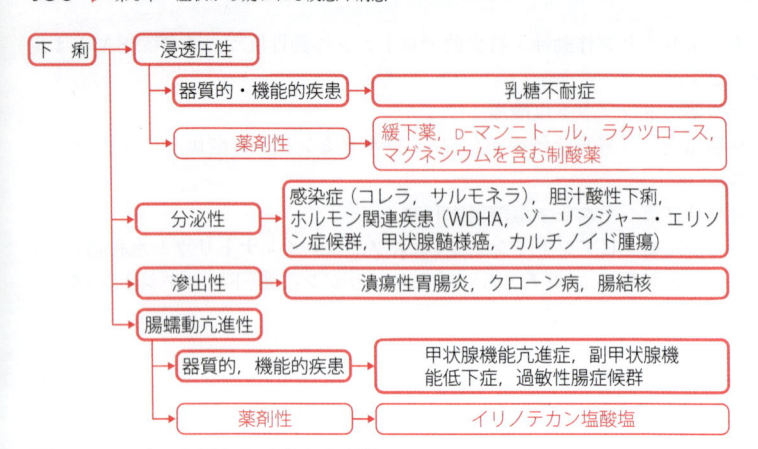

図6-11 下痢から疑われる疾患や病態

I-1. 患者情報の収集

以下のような質問を投げかけ，患者の情報を収集します．

① どのような下痢でしたか：便がゆるいのか，液状なのか，液状でも水様性なのか，便に未消化物が含まれているのか，などを確認します．
② どのように起こりましたか：急性発症なのか，じわじわ起こってきたのかを確認します．
③ 1日に何回くらいみられますか．
④ 下痢以外の症状：発熱，悪心・嘔吐，腹痛，背部痛（膵炎を疑います），腹部膨満感，黄疸，血便，体重減少の有無を確認します．
⑤ 嘔吐や下痢を起こしている人との接触はありましたか．
⑥ 最近どのようなものを食べましたか：牡蠣など生の魚介類ならビブリオを，生肉などでは病原性大腸菌を疑います．
⑦ 汚染食物接種後6時間で水様性下痢をみましたか：大腸菌感染を疑います．
⑧ 汚染食物接種後12～24時間で血便・発熱・腹痛・しぶり腹をみましたか：カンピロバクター，サルモネラ，赤痢，エルシニアを疑います．
⑨ 最近かぜをひきやすい，疲れやすいですか：免疫の状態からHIVを疑います．
⑩ 最近の旅行歴は：旅行者の下痢で最も多く分離されるのは腸管毒素原性大腸菌（ETEC）ですが，腹部膨満を伴う寄生虫によるジアルジア感染がみられることもあります．

⑪しぶり腹を伴わない1L/日以上の下痢がありますか：小腸病変を疑います．
⑫下痢に血液は混じっていましたか：血便をみたときは，色が鮮紅色なのか黒っぽいのか，また，便に混じっているのか，便の表面に付着しているのか，肛門を拭いたときにトイレットペーパーに付着しているだけなのかを確認します．
⑬排便習慣の変化はありましたか：いままで規則的な排便習慣があったにもかかわらず，下痢が続けば吸収不良症候群を，便秘が続けば大腸癌を疑います．

I-2. フィジカルアセスメント

①体重の測定．
②バイタルサインの確認：脈拍，呼吸数，体温，血圧を確認します．
③腸蠕動音の聴取：聴診器を用いて腸蠕動音の亢進の有無を確認します．
④皮膚の乾燥（ツルゴール）の確認：脱水の有無を確認します（p19参照）．

I-3. 下痢のみられる疾患の特徴

1 浸透圧性の下痢

浸透圧性の下痢は，腸管で吸収されない物質が浸透圧を高め，腸内へ水分が移行するために起こります．乳糖（ラクトース）の消化酵素（ラクターゼ）が減少または欠損していることにより下痢がみられることがありますが，これを乳糖不耐症といいます．

2 分泌性の下痢

分泌性の下痢は，細菌毒素や腸管ペプチドなどの分泌促進物質により，腸管内へ水分が分泌されることにより起こります．

a. コレラ

急激な水様性下痢で起こり，重症化すれば米のとぎ汁様の白色水様便がみられます．

b. サルモネラ

胃腸炎や腸チフスを起こします．胃腸炎では下痢が，腸チフスでは下痢より稽留熱や比較的徐脈が特徴です．

c. WDHA症候群

血管作動性腸管ペプチド（VIP）を過剰産生する膵内分泌腫瘍の1つです．

水様性下痢（watery diarrhea），低カリウム血症（hypokalemia），胃無酸症（achlorhydria）が特徴で半数以上は悪性腫瘍を伴います．

d. カルチノイド腫瘍

発生学的な原腸（腸管の原型）に由来する腫瘍でセロトニンやヒスタミンを分泌し，皮膚紅潮や下痢を呈する疾患です．

e. 胆汁酸性下痢

胆汁酸の排泄が増えると，腸内の水や電解質の分泌促進が起こり下痢がみられます．

3 滲出性の下痢

滲出性の下痢は，炎症による腸粘膜損傷のために滲出液が発生することにより起こります．先述のクローン病・潰瘍性大腸炎（p131参照）や，虫垂炎様の腹痛，血便，腸閉塞などを呈する腸結核などでみられます．

4 腸蠕動亢進による下痢

腸蠕動亢進による下痢は，腸の蠕動運動が盛んになり便の腸内通過時間が短縮し，腸からの水分吸収が低下することにより起こります．

a. 甲状腺機能亢進症

下痢以外に頻脈，眼球突出，甲状腺腫がみられます．

b. 副甲状腺機能低下症

低カルシウム血症による消化管の痙攣による，手足の痙攣，筋痙攣がみられます．

c. 過敏性腸症候群（IBS，p196参照）

過度な緊張やストレスが誘引となり便秘と下痢を繰り返します．

5 薬剤による下痢

下痢を起こす薬剤には，抗悪性腫瘍薬，抗菌薬，消化性潰瘍治療薬などがあります．抗悪性腫瘍薬のなかでも，トポイソメラーゼⅠ阻害薬（イリノテカン塩酸塩），代謝拮抗薬（レボホリナートカルシウム，フルオロウラシルなど）などにみられます．抗菌薬では，マクロライド系（クラリスロマイシンなど）にみられます．消化性潰瘍治療薬では，PPI（オメプラゾールなど），プロスタグランジン製剤（ミソプロストール，エンプロスチル）などでみられます．経口避妊薬（レボノルゲストレル）にもみられます．

a. 浸透圧の変化を起こす薬剤

薬剤による下痢は水酸化マグネシウム，D-マンニトール，ラクツロースな

どの服用でみられます.

b. 腸蠕動を亢進させる薬剤

イリノテカン塩酸塩は，代謝物が腸蠕動を亢進させるために下痢が起こります．程度が強くなると粘膜障害を起こし，滲出性の下痢がみられます．

J. 便 秘

- 便秘の生じる原因とそれを伴う代表的疾患を説明できる.

便秘は，便通回数や排便量の減少を伴う排便困難を意味します．自覚症状として腹部膨満感や腹痛を伴う場合もあり，高度になれば腸閉塞を起こし，緊急手術の対象にもなります．便秘は器質性，症候性，機能性，薬剤性に分類されます．高齢者は水分の摂取が少なく，身体の動きが緩慢となり消化管の活動が低下しやすい傾向にあります．薬剤による便秘は，麻薬や抗悪性腫瘍薬などにみられます(図6-12).

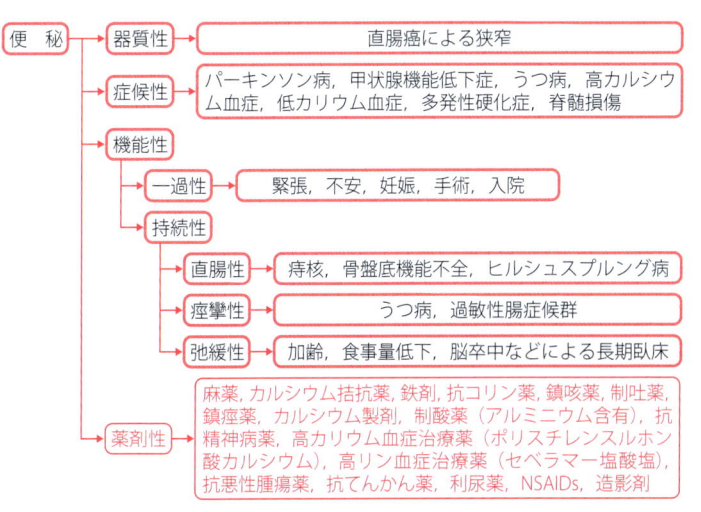

便秘		
	器質性	直腸癌による狭窄
	症候性	パーキンソン病，甲状腺機能低下症，うつ病，高カルシウム血症，低カリウム血症，多発性硬化症，脊髄損傷
	機能性	
	→一過性	緊張，不安，妊娠，手術，入院
	→持続性	
	→直腸性	痔核，骨盤底機能不全，ヒルシュスプルング病
	→痙攣性	うつ病，過敏性腸症候群
	→弛緩性	加齢，食事量低下，脳卒中などによる長期臥床
	薬剤性	麻薬，カルシウム拮抗薬，鉄剤，抗コリン薬，鎮咳薬，制吐薬，鎮痙薬，カルシウム製剤，制酸薬（アルミニウム含有），抗精神病薬，高カリウム血症治療薬（ポリスチレンスルホン酸カルシウム），高リン血症治療薬（セベラマー塩酸塩），抗悪性腫瘍薬，抗てんかん薬，利尿薬，NSAIDs，造影剤

図6-12 便秘から疑われる疾患や病態

J-1. 患者情報の収集

まず,以下の6つの質問を投げかけ,患者が便秘かどうかを確認します.このうち,2つ以上を満たすものを国際的に便秘と定義(ローマⅢ)しています.
1)1週間の排便は3回未満ですか.
2)排便4回のうち1回は硬い便が出ますか.
3)排便4回のうち1回は排便後に便が残っていると感じますか.
4)排便4回のうち1回は排便時にいきみますか.
5)排便4回のうち1回は肛門の閉塞感を感じますか.
6)排便4回のうち1回は摘便などの用手的補助を必要としますか.

便秘を起こす危険因子は,水分や食物繊維の摂取不足,身体活動性の低下,糖尿病,甲状腺機能低下症,薬剤なので,便秘と判断されたらこれらについても確認します.
①どのような便秘でしたか:便が硬いだけか,排便時にいきむことが必要なのかを確認します.
②どのように起こりましたか:急性なのか,じわじわ起こってきたのかを確認します.
③何日に1回くらい排便がみられますか:上記のように週3回未満を便秘といいます.
④便秘以外の症状:発熱,悪心・嘔吐,腹痛,腹満感,血便,体重減少はないか確認します.
⑤どのようなときに水分を摂取していますか:起床時,毎食時,就寝前などを確認します.
⑥最近どのようなものを食べていましたか:食物繊維の多寡を確認します.
⑦最近どのくらい体を動かしていますか:運動状況を確認します.
⑧甲状腺機能低下を疑う症状はありますか:倦怠感,寒がり,浮腫の有無を確認します.
⑨貧血を疑う症状はありますか:立ちくらみ,階段を昇る際の息切れの有無を確認します.
⑩手術歴はありますか:開腹手術の有無を確認します.
⑪既往歴に脊髄損傷や神経疾患ならびに悪性腫瘍はありますか:直腸肛門部の筋肉は自律神経支配のためこの損傷で便秘を呈することがあります.
⑫現在使用している薬剤はありますか.
⑬ほかの医療機関(特に精神科や診療内科)への受診歴はありますか.

⑭家族に大腸疾患を指摘された方はいますか．

J-2. フィジカルアセスメント

①体重減少の有無の確認．
②貧血の有無の確認：結膜で確認します．
③バイタルサインの確認：脈拍，呼吸数，体温，血圧を確認します．
④腸蠕動音の聴取：腸閉塞状態であれば，腸の蠕動音が低下し金属音が聴取されます(p237参照)．
⑤腫瘤の有無の確認：腹部を触り確認します．
　このほかにCBC，甲状腺刺激ホルモンなどを確認することもあります．

J-3. 便秘のみられる疾患の特徴

1 器質性の便秘

　従来便秘はなく，急に便秘傾向が現れて継続する場合には大腸癌による狭窄の可能性があります．

2 症候性の便秘

a. パーキンソン病
　副交感神経の緊張症状として便秘が最も多く，あぶら顔，流涎(りゅうぜん)，頻尿もみられます．

b. 甲状腺機能低下症
　倦怠感，浮腫，皮膚の乾燥がみられます．

c. 糖尿病
　口渇，多飲，多尿が主徴です．自律神経障害により便秘がみられます．

d. うつ病
　憂うつな気分や睡眠障害がみられます．自律神経障害に加え，体を動かさないぶん腸蠕動も低下します．

e. 高カルシウム血症
　胃腸の収縮が低下し，便秘が起こります．ほかに口渇，食思不振などがみられます．

f. 低カリウム血症
　利尿薬の使用過多により便秘がみられます．

3 機能性の便秘

a. 一過性のもの
　緊張，不安，妊娠，手術，入院，脱水などで便秘がみられます．
b. 持続性で弛緩性のもの
　加齢，食事量の低下，脳卒中による長期臥床などで便秘がみられます．
c. 持続性で痙攣性のもの
①うつ病：前項参照．
②過敏性腸症候群：緊張やストレスが誘因で便秘と下痢を繰り返します．
d. 持続性で直腸性のもの
①痔核：肛門部の静脈が排便時にいきむことによりうっ血し，瘤のように腫れたり，患部から出血を伴うこともあります．
②骨盤底機能不全：加齢に伴う骨盤底の筋肉・靱帯結合組織が脆弱化し，骨盤内の臓器が下垂します．
③ヒルシュスプルング病：先天的な直腸壁内神経細胞の欠如で通過障害をみます．巨大結腸を呈するため手術が必要です．

4 薬剤による便秘

　多くの薬剤で便秘をきたしますが，特に注意が必要なものにつき述べていきます．

　麻薬（モルヒネ塩酸塩水和物など）は腸蠕動抑制作用が強力（表6-8）で，使用には緩下薬（酸化マグネシウムなど）の併用が必要です．フェンタニルクエン酸塩は腸蠕動抑制作用が少なく，比較的に便秘が軽度です．モルヒネ塩酸塩やオキシコドン塩酸塩で便秘をきたした場合には，フェンタニルクエン酸塩へのオピオイドローテーションも考慮します．

　5-HT$_3$受容体拮抗制吐薬（インジセトロン塩酸塩など）などの制吐薬も腸運動の低下から便秘を引き起こすことがあります．

　ビンカアルカロイド系抗悪性腫瘍薬（ビンクリスチン硫酸塩，ビンブラスチン硫酸塩，ビンデシン硫酸塩，ビノレルビン酒石酸塩など）は，腸の蠕動運動を支配する自律神経の神経細胞，軸索，樹状突起などに存在する微小管の重合障害を起こします．その結果，腸蠕動が抑制され便秘をきたします．

　NSAIDs（サリチル酸ナトリウムなど）や低用量アスピリンは高齢者での内服が増えています．これらの薬剤による小腸潰瘍が意外に多いことがカプセル内視鏡検査の発展でわかってきました．NSAIDs内服者は約半数に症状の有無に関係なく小腸潰瘍を合併するという報告もあります．小腸潰瘍は腸管軸の周囲

のケルクリング皺壁（しゅうへき）上で全周性にみられ，潰瘍の瘢痕後に生じる狭窄（膜様狭窄）は通過障害を生じ，腹部膨満感や便秘を起こします．

表6-8　強オピオイドの副作用

副作用	頻度	投与量との相関	耐性*
便秘	ほとんどあり	あり	なし
悪心・嘔吐	30％	あり	あり
眠気	20％	あり	あり

*耐性とは，反復投与により軽減あるいは消退すること．

K. 全身倦怠感

・全身倦怠感に伴う，息切れ，口渇，発熱，黄疸，浮腫などの生じる原因とそれを伴う代表的疾患を説明できる．

　全身倦怠感は，最もよくみられる症候の1つです．過度の運動，交替勤務での睡眠不足，偏食でもみられます．ゆえに全身倦怠感がみられたからといって，すべてが病気につながるものではありません．したがって細かな患者情報の収集とフィジカルアセスメントを行い，疾患の絞り込みを行う必要があります．体動時の息切れ，憂うつさとともに倦怠感を訴える場合が多く，末梢組織での酸素不足に関連します．薬剤では心機能抑制に関係するものや抗不安薬の過剰摂取などで起こります（図6-13）．

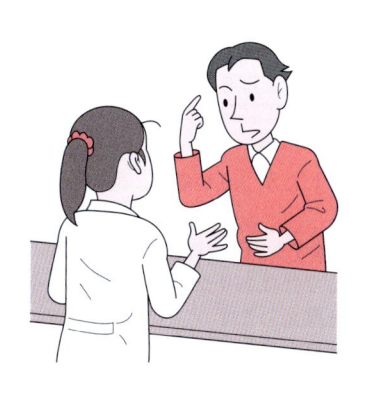

```
全身倦怠感 ─┬─ ほかの症状あり ─┬─ 息切れ ──── 貧血, コントロール不良の気管支喘息, うっ血性心不全, COPD, 労作性狭心症, 心臓弁膜症, 先天性心疾患
            │                   ├─ 口渇 ────── 糖尿病, ATLL, 多発性骨髄腫, 悪性腫瘍の骨転移
            │                   ├─ 発熱 ────── 感染症, 悪性腫瘍, 自己免疫疾患, 炎症性腸疾患
            │                   ├─ 黄疸 ────── 肝炎, 肝硬変, 胆石症, 膵頭部癌
            │                   ├─ 浮腫 ────── うっ血性心不全, ネフローゼ症候群, 腎不全, 透析不均衡症候群, 甲状腺機能低下症, 肝硬変
            │                   └─ 自律神経症状 ─ パーキンソン病, 多発性硬化症, うつ病
            └─ ほかの症状なし ─┬─ 薬剤以外 ─┬─ 一過性 ── 月経周期, 妊娠, 周期性四肢麻痺
                                │             └─ 持続性 ── うつ病, 慢性疲労症候群, 睡眠時無呼吸症候群, アジソン病
                                └─ 薬剤性 ──── ジギタリス製剤, β遮断薬, 抗てんかん薬, 抗ヒスタミン薬, 抗不安薬, 抗精神病薬, 利尿薬, 抗真菌薬, 筋弛緩薬
```

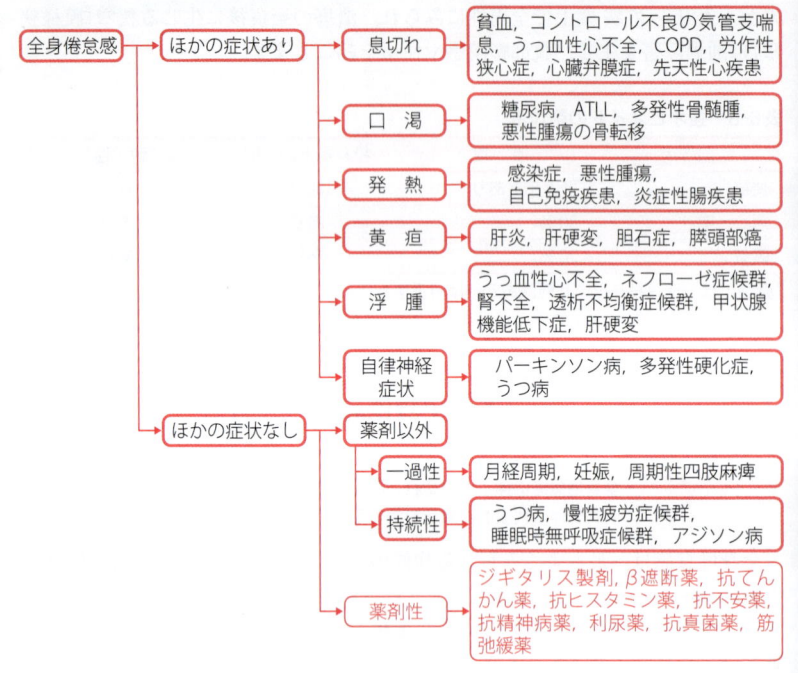

図6-13 全身倦怠感から疑われる疾患や病態

K-1. 患者情報の収集

以下のような質問を投げかけ, 患者の情報を収集します.

①どのような倦怠感でしたか:倦怠感ですか, 脱力感ですか.
②どのように起こりましたか:体動時にみられるか, 安静時でもみられるかを確認します.
③どの時間帯で起こりましたか:うつ病は, 朝調子がわるく夕方になるとよくなります.
④どのくらい持続していますか:6ヵ月以上継続しているかどうかを確認します.
⑤倦怠感以外に伴随する症状はありますか:息切れ, 憂うつさ, 口渇, 頭痛, 睡眠障害, 排尿障害を確認します.
⑥どのようなことが倦怠感を悪化させますか:透析, 交替勤務の有無, 仕事の

量や内容，自己裁量度，過重労働の有無（具体的には残業が月100時間を超えているかどうか），同僚や上司との人間関係も確認します．
⑦感冒様の症状はありましたか：呼吸器や胃腸系の先行感染の有無を確認します．
⑧アレルギー歴はありますか：食物や薬剤に対するアレルギー，アトピー性皮膚炎など．
⑨喫煙歴はありますか：COPDとの関連を疑います．
⑩家族歴はありますか．
⑪現在使用している薬剤はありますか．
⑫ほかの医療機関への受診歴はありますか．

K-2. フィジカルアセスメント

①バイタルサインの確認：血管運動障害（起立性低血圧）の有無をシャロンのテスト（p152参照）で確認します．
②SpO_2の確認．
③貧血や黄疸の有無の確認：結膜で観察します（図2-6，p12参照）．
④甲状腺腫大の有無を確認．
⑤肝臓や腎臓の叩打痛の有無の確認（p199，p208参照）．
⑥脱水の有無の確認：皮膚のツルゴールで確認します（図2-12，p19参照）．

K-3. 全身倦怠感のみられる疾患の特徴

1 息切れを伴う全身倦怠感

息切れを伴う場合には貧血，COPD，コントロール不良の気管支喘息，うっ血性心不全，労作性狭心症，心臓弁膜症，先天性心疾患などが疑われます．

2 口渇を伴う全身倦怠感

口渇が伴う場合には糖尿病，高カルシウム血症をきたす疾患［成人T細胞白血病／リンパ腫 adult T-cell leukemia/lymphoma（ATLL），多発性骨髄腫，悪性腫瘍の骨転移］などが疑われます．

3 発熱を伴う全身倦怠感

発熱を伴う場合には感染症［急性ならウイルス（かぜ症候群，肝炎，伝染性単

核球症など)や細菌感染症を，慢性なら亜急性細菌性心内膜炎，結核，AIDSを考慮]，悪性腫瘍，自己免疫疾患(関節リウマチ，SLE，シェーグレン症候群，リウマチ性多発筋痛症)，炎症性腸疾患(クローン病)などが疑われます．

4 黄疸を伴う全身倦怠感

黄疸を伴う場合には肝炎，肝硬変(門脈圧亢進症も含む)，胆石症，膵頭部癌などが疑われます．

5 浮腫を伴う全身倦怠感

浮腫を伴う場合にはうっ血性心不全，ネフローゼ症候群，腎不全，透析不均衡症候群，甲状腺機能低下症などが疑われます．

6 自律神経症状を伴う全身倦怠感

a．パーキンソン病

黒質ドパミン神経の変性により，振戦，固縮，無動，姿勢反射障害が徐々に進行します．これらの運動障害以外に睡眠異常や，便秘，頻尿，めまいなどの自律神経症状も出現します．

b．多発性硬化症

中枢神経(視神経，脳幹，脊髄，小脳)の髄鞘に炎症と破壊が起こり，多彩な症状(脱力・筋力低下，運動失調，視力低下)を呈する疾患です．有病率は寒冷地に多く熱帯では少ないです．

c．うつ病

易疲労，抑うつ気分，睡眠障害(主に早朝覚醒)を主訴に，日内変動(症状は朝より夕方が改善)がみられます．

7 ほかの症状がなく薬剤との関係がない全身倦怠感

月経や妊娠，睡眠時無呼吸症候群などのほかに以下のようなものがあります．

a．周期性四肢麻痺

糖質を多く含む食品の摂取後に突然倦怠感や近位筋の筋力低下を生じる，遺伝性のチャネル病の一種です．甲状腺機能亢進症にもみられます．

b．慢性疲労症候群

他疾患を除外して慢性の疲労が6ヵ月以上持続または反復している場合を指します．

c．アジソン病

特発性の副腎萎縮が生じ，徐々に体重減少，皮膚粘膜の色素沈着，低血圧が

みられます.

8 薬剤による全身倦怠感

　薬剤による全身倦怠感は，循環動態や精神神経系に影響を与えるものにみられます．β遮断薬(アテノロールなど)は心拍出量を低下させ，ジギタリス製剤(ジゴキシンなど)は房室伝導を抑制することで倦怠感を生じます．筋弛緩薬(トルペリゾン塩酸塩など)，抗てんかん薬(バルプロ酸ナトリウムなど)，抗不安薬(炭酸リチウムなど)や抗精神病薬(レボメプロマジンなど)など中枢神経系を抑制する薬剤は，過量投与により倦怠感を生じます．利尿薬(フロセミドなど)の乱用で血清カリウムが3.0 mEq/L未満となれば倦怠感や下肢の筋力低下や筋肉痛がみられます．抗真菌薬のアムホテリシンBも倦怠感を生じます．

> ▶参考：ギラン・バレー症候群
> 　小児〜成人に発症する急性の末梢神経疾患です．先行感染の1〜3週後，突然下肢の脱力で発症します．麻痺は上行し呼吸筋麻痺をみることもありますが，発熱や全身症状はみられません．

L. 不 眠

🚩・不眠の生じる原因とそれを伴う代表的疾患を説明できる.

　不眠は十分な睡眠がとれないために，日中の倦怠感，イライラ感，集中力低下，意欲の低下，不安，抑うつなどをきたすことをいいます．また不眠はいろいろな急性・慢性疾患において，入眠障害，中途覚醒，早朝覚醒，熟眠障害などの訴えを呈します．産業構造の変化により職場に交替勤務が導入され，夜間に仕事をして昼間に眠るという昼夜逆転のリズムもその一因です．慢性の不眠は，事故につながります．さらには心疾患や脳血管疾患，抑うつなどの引き金にもなります．不眠をみたら，一時的なもの(ストレス，旅行，入院)なのか慢性的なものなのかを確認します．不眠をきたす薬剤には経口避妊薬，抗うつ薬，気管支拡張薬，エフェドリン，コカイン，ニコチン，インターフェロン製剤，抗肝炎ウイルス薬，抗悪性腫瘍薬などがあります(図6-14).

```
不眠 ─┬─ 慢性 ──┬─ 原発性 ── レストレスレッグス症候群，周期性四肢異常，
     │ (6ヵ月以上) │           レム睡眠行動異常症，ナルコレプシー
     │         │
     │         └─ 続発性 ── 睡眠時無呼吸症候群，うっ血性心不全，狭心症，
     │                      GERD，前立腺肥大，尿路感染症，糖尿病，慢
     │                      性疲労症候群，老人性瘙痒症，うつ病
     │
     └─ 急性，一過性 ─┬─ 日常の誘因 ── ストレス，不安，交替勤務，カフェイン，
        (6ヵ月未満)    │                アルコール，入院，外傷，時差ぼけ
                      │
                      └─ 薬剤性 ── 抗ヒスタミン薬，経口避妊薬，抗うつ薬，気
                                   管支拡張薬，エフェドリン，コカイン，ニコ
                                   チン，インターフェロン製剤，抗肝炎ウイル
                                   ス薬，抗悪性腫瘍薬
```

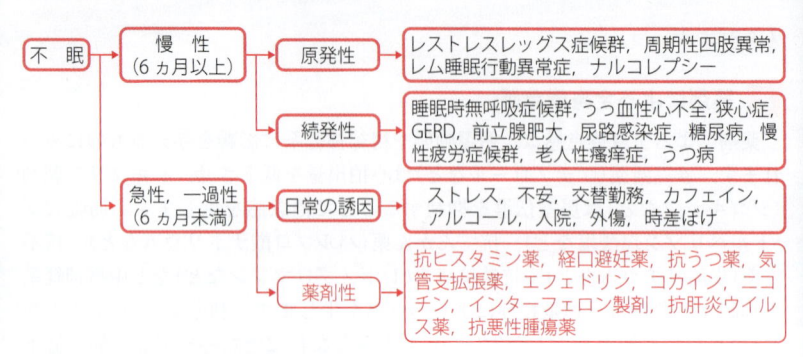

図6-14 不眠から疑われる疾患や病態

L-1．患者情報の収集

患者本人だけでなく，家族にも以下のような質問を投げかけ，情報の収集をします．

①どのような不眠でしたか：寝つきがわるいのか，途中で何度も起きてしまうのか，いつもより早く目が覚めるのか，ぐっすり眠れた感じがしないのかを確認します．

②どのような契機がありましたか：ストレス，不安，驚愕，恐怖，旅行，入院，外傷などの要因の有無を確認します．

③どのように起こりましたか：突然の発症か，じわじわと緩徐な発症かを確認します．

④どのくらい持続していますか：6ヵ月以上持続しているのか否かを確認します．

⑤不眠以外に随伴する症状はありますか：いびき，高血圧などを確認します．

⑥どのようなことが不眠を悪化させていますか：疼痛，頻尿，呼吸困難，遅い時間の食事などを確認します．

⑦感冒様の症状はありましたか：先行感染で気管支喘息の悪化がみられます．

⑧喫煙歴はありますか．

⑨職場や生活環境との関連はみられますか：交替勤務の有無を確認します．

⑩現在使用している薬剤はありますか．

⑪現在使用している健康食品はありますか：ハーブと称しエフェドリンやニコチンを含むものもあります．

⑫ほかの医療機関への受診歴はありますか：精神神経科への通院や入院歴も確認します．

L-2. フィジカルアセスメント

不眠は本人の感覚的要素が大きく，フィジカルアセスメントは原発性より続発性の不眠の確認に有用です．エプワース睡眠尺度やうつ病の自己チェックシートで睡眠状況を把握します(p22参照)．

① 体重の確認：体重の増加があれば睡眠時無呼吸症候群や精神神経疾患を，体重の減少があれば甲状腺機能亢進症，悪性腫瘍，精神神経疾患を疑います．
② バイタルサインの確認：頻脈はうっ血性心不全や甲状腺機能亢進症を，呼吸音で呼気終末の笛音があれば気管支喘息を疑います．

L-3. 不眠のみられる疾患の特徴

1 急性あるいは一過性(6ヵ月未満)の不眠

日常よくみられる不眠の誘因としては，ストレス，不安，交替勤務，カフェイン，アルコール，入院，外傷などがあります．

2 慢性的な原発性の不眠

a. レストレスレッグス症候群 restless legs syndrome(RLS)

夕方から夜にかけて，不快で耐え難い下肢の異常感覚と下肢を動かしたいという欲求が出現し，不眠を呈する疾患のことです．

b. 周期性四肢運動異常症

高齢者に多くみられ，周期的な四肢の動きが反復して生じ，熟睡感の低下や日中の眠気が起こる状態のことです．

c. レム睡眠行動異常症 REM sleep behavior disorder(RBD)

通常とは異なる筋肉の弛緩がみられないレム睡眠が出現した際に，激しい夢遊病の行動がみられることです．

d. ナルコレプシー

日中に耐え難い眠気と居眠りが繰り返し現れることです．居眠りの持続時間は10〜20分で1時間を超えることはほとんどありません．

> **参考：カタプレシー**
> 覚醒時に突然起こる可逆性の全身または一部分の筋緊張の低下ないしは消失を呈するもので，情動興奮に続いてよく観察されます．この発作の持続時間は2，3秒から数分間です．また発作中の患者の意識は清明で，発作の頻度は，多いものは1日に10回以上，少ないものは年1～2回の頻度です．

3 慢性的な続発性の不眠

a. 睡眠時無呼吸症候群（SAS）

第2章コラム，p23参照．

b. うっ血性心不全

夜間の呼吸困難，起坐呼吸を呈し，不眠となります．

c. 気管支喘息

気管支喘息の発作は明け方にみられ，睡眠が妨げられます．またコントロールがわるければ喘鳴が夜間も続き眠れません．

d. 胃食道逆流症（GERD）

夜間，特に就寝前に食事を摂ることで胸やけが起こり，眠れないことがあります．

e. 狭心症

異型狭心症の発作は明け方にみられ，睡眠が妨げられます．

f. 前立腺肥大症，尿路感染症，糖尿病

夜間に頻回に尿意を催すため，睡眠が妨げられます．

g. 慢性疲労症候群

長期間の持続する高度の疲労感があり，器質的な原因の見当たらないものをいいます．

h. 老人性瘙痒症

加齢により皮膚の保湿能が低下するためにかゆみがみられます．

i. うつ病

p166，K-3．6 c．参照

4 薬剤による不眠

不眠を引き起こす薬剤には，経口避妊薬（エチニルエストラジオール・ノルエチステロン配合など），抗うつ薬（ロフェプラミン塩酸塩），気管支拡張薬（エフェドリン塩酸塩など），麻酔薬（コカイン塩酸塩など），ニコチン依存症治療薬（ニコチン），インターフェロン製剤（PEG-IFNα），抗肝炎ウイルス薬（リバビリン，テラプレビル），抗悪性腫瘍薬（パクリタキセル）などがあります．

第7章 病態別のフィジカルアセスメント

A. 循環器疾患のフィジカルアセスメント

- 循環器における代表的な疾患を挙げることができる.
- 不整脈の病態生理について説明できる.
- 低血圧,高血圧の病態生理について説明できる.
- 虚血性心疾患の病態生理について説明できる.

A-1. 頻脈性不整脈

1 概 念

不整脈は興奮生成や興奮伝導の異常によるもので,脈が通常の洞調律よりも速くなるものを頻脈性不整脈といいます.

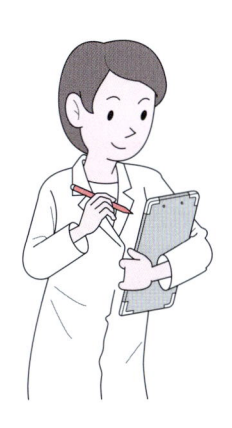

代表的な頻脈性不整脈には,洞性不整脈(洞性頻脈),上室性不整脈(発作性上室性頻拍,心房細動,心房粗動),および心室性不整脈(心室頻拍,心室細動)があります(表7-1).

表7-1 代表的な頻脈性不整脈

	特徴
洞性頻脈	洞結節起源で，100回/分以上の調律をいう
発作性上室性頻拍	正常QRS波形からなる160〜200回/分の頻拍で，突然発症し，突然に自然停止する
心房細動（Af）	心房全体が統率のない興奮に陥っており，P波にかわって450〜600回/分の細かい基線の振れ（f波）とRR間隔の不整を認めるもの
心房粗動（AF）	心房は規則正しい220〜370回/分の興奮に陥っており，心房粗動波（鋸歯状のF波）が発現し，RR間隔が一定を示すもの
心室頻拍（VT）	ヒス束遠位の心室起源から発生し，心室期外収縮が3回以上連続して出現する頻拍であり，レートは100回/分以上．心電図上QRS波に先行するPを認めず，致命的な心室細動へ移行しやすい
心室細動（Vf）	心室全体が無秩序に高い頻度で興奮しているものをいい，心電図上のQRS波とT波は識別不能となり，不規則な心室波を示す

2 臨床症状

頻脈患者のすべてが自覚症状を有するものではありませんが，動悸や不安感を強く感じる場合があります．心房細動の患者は，不規則な心拍または頻脈により動悸が強く，息切れや，胸部不快感などを訴える場合があります．また，心拍出量の低下と運動時の過度の心室レートの上昇のために，運動能の低下が認められます．心房粗動の症状は，胸部不快感，動悸，胸の苦しさ，胸痛などです．心室頻拍の場合は，心室頻拍の持続時間が長くなり，心拍数が比較的遅い場合に動悸を自覚する傾向にあります．心室細動の場合，心室細動の持続時間が3〜5秒間でめまいを生じます．

3 フィジカルアセスメント

a. 血 圧

発作性上室性頻拍の心拍数が高い例では，血圧低下をきたしますが，30〜60秒でほぼ回復します．心房細動では，心拍出量の低下により，血圧の低下を生じる場合があります．心房粗動の1：1の房室伝導例では頻脈のために低血圧やショックをきたす場合があります．心室頻拍が発生すると，心室から拍出される血液量が著しく減少するために，血圧の低下をきたす場合があります．心室細動では，心臓のポンプ機能は失われ，血圧は測れなくなります．

b. 脈 拍

洞性頻脈では頻脈となります．発作性上室性頻拍では，脈拍が突然速くなり

ます.心房細動においては,RR間隔が不規則であることから脈圧は1拍ごとに変化します.また,RR間隔が短い場合,左室の拡張時間が短くなる結果,左室充満血液量が減少することで拍出される血液量が少なくなり,脈が触れにくくなる場合があります.心房粗動では,心房から心室への伝わりかたの比率が高まるほど頻脈となります.心室頻拍では,心室頻拍の連発数が少ない場合の脈の抜ける感じ,脈が飛ぶような感じが代表的な症状です.心室細動では心臓のポンプ機能は失われ,脈は触れなくなります.

c. 意識レベル

発作性上室性頻拍,心房細動,心房粗動および心室性頻拍の心拍数が高い例では失神をきたす場合があります.心室頻拍で極端に血圧が低下するとショック状態に陥ることもあります.心室細動の持続時間が5〜15秒間で意識喪失,3〜4分間で脳の不可逆的障害をきたします.

A-2. 徐脈性不整脈

1 概 念

徐脈を呈する不整脈は,一般に徐脈で終始することはなく,突然頻脈に変わったりします.代表的な徐脈性不整脈には,洞不全症候群(SSS)と房室ブロックがあります(表7-2).

表7-2 代表的な徐脈性不整脈

	特 徴
洞不全症候群(SSS)	洞結節機能低下とその周囲組織の障害に関連した徐脈性不整脈.洞機能不全と関連した種々の不整脈を含めて,発作時の心電図所見から分類する.ルーベンスタインの分類(洞性徐脈,洞停止および洞房ブロック)が広く使われている
洞性徐脈	P,QRS,Tが規則的に確認され,PとQRSとの関連が1:1でありながら,頻度が50回/分以下の場合をいう.洞停止は,PP間隔が基本調律のPP間隔の150%以上に突然延長した場合
洞房ブロック	PP間隔が基本PP間隔の整数倍に延長した場合
徐脈頻脈症候群	洞性徐脈と心房性頻脈を繰り返す.徐脈頻脈症候群の徐脈は洞停止や洞房ブロックが多く,頻脈は発作性心房細動が多いが心房粗動や心房頻拍のこともある
房室ブロック	房室伝導系でいずれかの部位において伝導障害があり,心房から心室への伝導の途絶または伝導遅延を有するもの

2 臨床症状

洞不全症候群では，徐脈に伴う心拍出量低下の状態が長く続いた場合に，易疲労感，集中力の低下などの心不全症状をきたす場合があります．また，3秒程度の心停止により浮動感，めまい，眼前暗黒感をきたすとされています．

第1度房室ブロックでは無症状ですが，第2度房室ブロックではQRS波の脱落による脈拍の結滞や呼吸苦，胸部不快を訴えることがあります．第3度房室ブロックでは徐脈の程度によりめまいや立ちくらみ，失神発作などの一過性脳虚血症状を示す例や，易疲労感，倦怠感，呼吸困難などの心不全症状を示す例もあります．

3 フィジカルアセスメント

a. 血　圧

徐脈によって循環動態の異常をきたせば血圧は低下します．

b. 意識レベル

洞不全症候群と第3度房室ブロックでは，5秒以上の心停止により失神発作をきたすとされています．

A-3. 低血圧

1 概　念

低血圧は，急性と慢性に分けられます．本態性低血圧とは，慢性かつ持続性低血圧があり，低血圧をきたす基礎疾患がない場合をいいます．一般に，低血圧は，収縮期血圧が100 mmHg以下で，低血圧に伴うさまざまな症状を伴う場合をいいます．収縮期血圧が80 mmHg以下の血圧では各臓器への自己調節の範囲を超えて，容易に臓器血流が減少するおそれがあります．起立性低血圧とは，臥位から立位への体位変換により，3分以内に拡張期血圧が20 mmHg以上または収縮期血圧が10 mmHg以上低下する場合，または，血圧が20〜30 mmHg以上低下する場合をいいます．

近年，食後性低血圧も注目されています．食後に拡張期血圧が25 mmHg以上低下し，失神を起こす場合があります．また，入浴時低血圧もあります．薬剤師が特に注意しなければならないのは，薬剤性低血圧です．ほかに，甲状腺機能低下症など二次性低血圧もあります．

一方，急性の低血圧には，失血性ショック，血液透析時の不適切な除水，ア

ナフィラキシーショックなどがあります.

2 臨床症状(慢性の低血圧)

本態性低血圧の症状は,めまい,動悸,易疲労感,食思不振,悪心,頭痛などがあります.また,起立性低血圧の症状は,ふらつき,立ちくらみ,めまい,耳鳴り,視力障害,脱力感,動悸,失神などです.そのほかに,冷え,朝起き不良,意欲の低下,下痢,便秘などがあります.

3 フィジカルアセスメント

a. 脈 拍
一般に,起立性低血圧の場合には,脈拍上昇を伴います.

b. 意識レベル
失血性ショックなど急性の場合に限らず,慢性の低血圧においても起立性低血圧や食後性低血圧など失神をきたす場合があります.

A-4. 高血圧

1 概 念

高血圧は,原因の明らかな2次性高血圧症と,原因の明らかでない本態性高血圧症に分けられます.2次性高血圧症は,原因によって,腎性高血圧,内分泌性高血圧,心血管性高血圧,神経性高血圧などに分けられます.

高血圧基準値は診察室血圧,家庭血圧,24時間自由行動下血圧で異なり,診察室血圧値は140/90 mmHg以上,家庭血圧値は135/85 mmHg以上,24時間自由行動下血圧は130/80 mmHg以上の場合に高血圧として対処します(表7-3).

表7-3 異なる測定法における高血圧基準(mmHg)

	収縮期血圧	拡張期血圧
診察室血圧	≧140 かつ/または	≧90
家庭血圧	≧135 かつ/または	≧85
自由行動下血圧		
24時間	≧130 かつ/または	≧80
昼間	≧135 かつ/または	≧85
夜間	≧120 かつ/または	≧70

(日本高血圧学会:高血圧治療ガイドライン,2014)

2 臨床症状

本態性高血圧症の患者は，一般的に無症状のことが多いとされていますが，一部の患者において，初期から頭重感，頭痛，のぼせ，めまい，肩こり，視力障害(眼華閃発，飛蚊症)，動悸，息切れ，胸部圧迫感，悪心・嘔吐などの症状を訴える場合があります．

3 フィジカルアセスメント

血圧上昇時に，脈拍が増加する場合があります．また，ニフェジピンやニカルジピン塩酸塩などのカルシウム拮抗薬投与初期に反射性頻脈がみられることがあります．

A-5. 狭心症

1 概 念

狭心症は，一過性の心筋虚血の結果，胸痛発作，心電図変化，心筋代謝異常，心機能障害をきたす臨床症候群です．病態よりみた分類では，器質的冠狭窄による器質性狭心症と冠攣縮性狭心症に分けられます．

2 臨床症状

狭心痛の性状としては，胸部圧迫感，絞扼感，灼熱感が多く，部位としては，前胸部，心窩部，背部，肩，頸部に生じることが多く，下顎，のどなどに放散痛を認めることがあります．器質性狭心症の狭心痛の持続時間は数分程度であることが一般的です．冠攣縮性狭心症の場合は，器質性狭心症に比べて狭心痛はより長くなる傾向があり，多くは5分以上持続します．ニトログリセリンの舌下投与にて，1〜2分で多くは治まり，30分以上狭心痛が持続するような場合は，狭心症以外の痛みです．一部に狭心痛が欠如する(無症候性心筋虚血)患者が存在し，注意が必要です．

心筋虚血の結果，左室拡張末期圧，肺静脈圧が上昇して肺うっ血をきたし，呼吸困難を訴える場合があります．

3 フィジカルアセスメント

a. 血 圧

一般に，器質性狭心症では発作時に血圧の上昇を認めます．一方，冠攣縮性

狭心症では，発作の始まりとともに血圧は一時低下し，狭心痛の自覚とともに血圧は上昇する場合と著しく血圧が低下する場合があります．

b. 脈　拍

器質性狭心症では発作時に脈拍の増加を認める場合があります．冠攣縮性狭心症では不整脈を呈する場合が多くみられます．

c. 意　識

冠攣縮性狭心症では，不整脈による意識障害を伴う場合があります．

B. 呼吸器疾患のフィジカルアセスメント

- 呼吸器における代表的な疾患を挙げることができる．
- 慢性閉塞性肺疾患(COPD)の病態生理について説明できる．
- 気管支喘息の病態生理について説明できる．
- 肺炎の病態生理について説明できる．
- 間質性肺疾患の病態生理について説明できる．
- 過換気症候群(HVS)の病態生理について説明できる．
- 咳について生じる原因とそれらを伴う代表的な疾患について説明できる．

B-1. 慢性閉塞性肺疾患(COPD)

1　概　念

慢性閉塞性肺疾患 chronic obstructive pulmonary disease (COPD) とは，肺気腫，慢性気管支炎または両者の併発により惹起される閉塞性換気障害を特徴とする進行性の疾患です．COPDにおける呼吸機能は，増悪を繰り返すことで，年時経過とともに悪化し，最終的に呼吸不全にいたります．

肺気腫は，明らかな線維化を伴わず肺胞壁の破壊を伴い，終末細気管支より遠位の気腔の異常かつ永久的拡張を示す状態です．一方，慢性気管支炎は，気管支を中心にした気道の慢性炎症により長期にわたり咳・痰が持続する状態をいいます．

従来の薬物治療は自覚症状の軽減を目的としてきましたが，近年は病態の進展の抑制に働き，生活の質および運動耐容能の改善が得られるようになってきました．

2 臨床症状

COPD患者の代表的な訴えは労作時の息切れです．息切れの表現としては，十分に息が吸えない，努力をしないと呼吸ができない，苦しくて長く会話ができないなどです．息切れの評価には，フレッチャー・ヒュー・ジョーンズの分類が用いられています(表4-13, p58参照).

ほかの臨床症状としては，呼気の延長，努力呼吸，胸鎖乳突筋などの呼吸補助筋の緊張と肥大，口すぼめ呼吸，吸気時の鎖骨上窩の陥凹，吸気時の下部肋間筋陥凹呼吸，腹壁陥凹がみられます．進行したCOPDでは，肺の過膨張の結果，胸郭の前後径が増しビヤ樽状を呈します．また，息切れの呼吸困難感から食事摂取量や運動量が減少するため下肢・上肢骨格筋の萎縮をきたします．COPDにおいて低酸素性血管攣縮による肺高血圧症を伴った右心負荷(肺性心)は右室拡張をきたし，右心不全となり，そのサインとして，頸静脈怒張がみられます．また，心尖拍動の部分が左鎖骨中線内側に移動し，季肋部や胸骨下端に認められ，下腿浮腫などが出現し，低酸素血症のために，四肢や唇に中心性チアノーゼも認めます．

パルスオキシメータ(図9-1, p234参照)は，血液中に含まれている酸素濃度(SpO_2)を患者に負担をかけずに測定ができる機器です．SpO_2の基準値は97〜99％ですが，低酸素血症では低下します．

$PaCO_2$が上昇すると，CO_2の血管拡張作用により頭蓋内圧が亢進して頭痛を生じます．さらに$PaCO_2$が上昇すると中枢神経抑制作用により呼吸抑制となり，意識障害から昏睡に陥ります(CO_2ナルコーシス)．

慢性気管支炎型は慢性に続く咳と気道分泌亢進があるため白色の粘液痰を呈し，気道感染が加われば，粘・膿性に変化します．

慢性気管支炎型の多くは，咳・痰が初期に現れ，遅れて息切れが加わりますが，肺気腫型の多くは息切れが先にみられます．

軽症であれば自覚症状のみられないこともありますが，肺機能が低下しているため，軽作業は問題なくこなせても，物を運搬したりするような負荷のかかった労作で息切れを感じ，十分な業務がこなせません．疾患が進展するに従い，咳，痰，体動時の呼吸困難が出現し，さらに重症化すると低酸素血症などの呼吸不全状態までになり，安静時にも酸素療法が必要となります．

背部に聴診器をあてると健常者の吸気時によく聴取される肺胞呼吸音がCOPDでは減弱しています．慢性気管支炎型のCOPDでは吸気時に気道壁が振動して，いびき様低音性連続性ラ音を聴取することができます．気道可逆性の要素を伴うCOPDの場合は，強制呼出時に喘鳴を聴取することがあります．

COPDが進行して肺高血圧による右心負荷の状態が存在するようになると，胸骨左縁第2肋間で肺性Ⅱ音の亢進，右室拡大による三尖弁逆流音，右室性ギャロップ音などを聴取する場合があります．また，胸郭の過膨張の結果心音が弱く聞こえる場合もあります．

3 フィジカルアセスメント

a. 血 圧
低酸素血症が進み，心筋への酸素供給量低下により心臓の代償機能が低下し，循環動態が不安定になれば低血圧をきたします．

b. 脈 拍
急性増悪時には低酸素血症から脈拍は増加します．

c. 呼吸状態
急性増悪時には低酸素血症から呼吸回数は増加します．1分間に35回を超えれば気管挿管・人工呼吸器導入が必要となります．

d. 体 温
肺炎および気管支炎などの感染症を発症した場合には，発熱を認めます．

e. 意識レベル
脳への酸素供給が急激に低下した場合には，不穏，錯乱，見当識障害がみられ，さらに低酸素状態が進行すると昏睡に陥ります．一方，低酸素状態が長期にわたる患者においてはその状態に適応し，精神状態の変化は強くありません．

B-2. 気管支喘息

1 概 念

気管支喘息（喘息）は気道の慢性炎症，可逆性の気道狭窄と気道過敏性の亢進が特徴的な閉塞性呼吸器疾患です．

2 臨床症状

代表的な自覚症状は喘鳴，呼吸困難，胸部絞扼感，咳などです．喘息では，これら症状の変動が著しく，発作と無症状期を反復し，安静時でも発作が出現します．また，症状の日内変動（夜間・早朝に発作が出現しやすい），季節変動，および冷気吸入，運動，刺激物質の吸入などによる発作の誘引がみられます．しかし，喘鳴を伴わず慢性の咳を主症状とする喘息もあります．呼吸状態の判断は，喘鳴の程度，起坐呼吸やチアノーゼの有無，呼吸回数などで評価します．

喘息の重症度は，喘息症状の強度，頻度，ピークフロー値の日内変動，および喘息症状をコントロールするのに要した薬剤の種類と量などによって判断され，軽症間欠型，軽症持続型，中等症持続型，重症持続型に分類されます．各重症度を症状の頻度で簡略化すると，症状が毎週ではないのが軽症間欠型，毎週だが毎日ではないのが軽症持続型，毎日ではあるが日常生活に支障をきたさないのが中等症持続型，毎日で日常生活に支障をきたしているのが重症持続型です．重症喘息患者においては，喘息発作や低酸素に対する感度が低下しており，呼吸機能と自覚症状の解離を認めることがあります．また，喘息患者は通常朝起床時のピークフロー値が低下しており，午後の早い時間帯に最良値に到達します．また気管支拡張薬の使用によりピークフロー値は上昇します．ピークフローはピークフローメータで測定します（p106参照）．

小発作では，安静時に軽度の呼吸困難を認めますが，起坐位ではなく横になることができます．動作はやや困難ではありますが日常生活に制限は生じません．中発作では，安静時の呼吸困難で起坐呼吸の状態にあり，動作はかなり困難です．大発作では，呼吸困難のため動けず起坐位をとり，会話も困難で，意識は正常から混濁，興奮，喪失することもあります．

3 フィジカルアセスメント

a. 血 圧
重篤発作では，心停止にいたり血圧の測定は不能となります．

b. 脈 拍
低酸素血症に伴い頻脈を呈します．低酸素状態が進行すればやがて徐脈となり，最終的には心停止にいたる場合があります．

c. 呼吸状態
喘息発作では，努力呼吸（吸気時には胸鎖乳突筋などの補助呼吸筋を用い，呼気時には内肋間筋や腹筋を活動させている）がみられる場合があります．胸腔内部に気道の狭窄がある場合は，呼気時に気道は周囲から圧迫されて狭窄の程度が増し，吸気時には周囲の陰圧に引かれてやや拡張しています．このため喘息発作のときは呼気時の喘鳴が強く，また呼気時間が延長しています．

小発作では，咳や呼気性の喘鳴を認め，陥没呼吸や呼吸困難は軽微で睡眠障害はほとんどなく日常生活は普通に行えます．中発作では，呼気性喘鳴，呼気延長，陥没呼吸，明らかな呼吸困難が生じ，睡眠障害も認められます．大発作では，肩呼吸，鼻翼呼吸があり，呼吸困難は強度でチアノーゼを呈します．

d. 意識レベル
大発作では，意識は正常から混濁，興奮，喪失することもあります．重篤発

作では，意識障害が出現し，場合によっては意識消失にいたります．

B-3. 肺炎（細菌性肺炎）

1 概　念

　細菌性肺炎は，病理学的に気管支肺炎と肺胞性肺炎に分けられます．気管支肺炎は，黄色ブドウ球菌やグラム陰性桿菌など多くの原因菌において認められ，肺胞性肺炎は，肺炎球菌や肺炎桿菌による肺炎において認められます．肺胞性肺炎では，炎症細胞のほかに，液性成分の急速な滲出が生じるために，病変は臓側胸膜直下の末梢から始まり，滲出液が隣接する肺胞から肺胞へ充満するような形で広がっていきます．このため炎症は気管支の支配する区域に留まらず，肺実質に進展しますが，葉間の境界は越えないため，1つの肺葉全体に及ぶ大葉性肺炎となります．

2 臨床症状

　市中肺炎の多くは上気道炎症が先行し，その後に発熱，咳，痰などの症状が増悪し，肺炎にいたり，呼吸困難，胸痛などが出現します．高齢者では典型的な呼吸器症状がみられず，元気がない，食欲がないなどの症状を呈する場合があり，さらに悪化する徴候として注意が必要です．

　肺炎球菌による肺炎では，血液が肺胞腔に滲出するために鉄錆色の痰が特徴といわれていますが，初期には痰がみられない場合や通常の膿性痰である場合もあります．肺炎桿菌では濃厚な赤いブドウゼリー状の痰，インフルエンザ菌と緑膿菌では緑色の痰，空洞性病変を形成している結核やアスペルギルス肺炎などでは血痰が認められることがあります．

　肺炎球菌による肺炎が，壁側胸膜にまで及んだ場合，特徴的な，深吸気時に刺すような鋭い痛み（胸膜性の胸痛）が生じます．同様に，横隔膜に炎症が及んだ場合は腹部に症状が現れます．黄色ブドウ球菌や嫌気性菌などでも炎症が胸膜まで達すると胸痛を引き起こすことがあります．

　菌血症を伴った場合，悪寒戦慄を認めることがあります．1回だけの悪寒戦慄は肺炎球菌に特徴的で，黄色ブドウ球菌や嫌気性菌による場合は何度も繰り返されます．

　肺炎においては肺胞ガス交換機能の低下の程度に伴って，息切れが増悪します．また，肺炎球菌，黄色ブドウ球菌，嫌気性菌などによる胸膜性の胸痛を回避するために，浅い頻呼吸を呈することがあります．

動脈血酸素飽和度の低下は，肺胞能の低下と肺胞毛細血管への酸素運搬の低下を反映し，肺胞に滲出物の貯留が生じると換気血流比が低くなり，その範囲が広がれば，低酸素血症をきたします．完全に肺胞が滲出物で充満され含気がなくなると左右シャントとなりPaO_2は低下します．また，気道の分泌物は気道狭窄をきたし閉塞性障害を起こし，肺胞低換気をきたすことがあります．

治療開始の約3日後（重症は2日後）に初期治療抗菌薬の有効性を膿性分泌物の状態，意識，食欲，体温，呼吸数，動脈血酸素飽和度，CRP，WBCなどを用いて評価し，治療開始の約7日後に治療の終了時期や継続の判断を行います．意識や食欲の回復状態などは，患者の全身状態をみる重要な指標であり，検査値のみならず，総合的に患者の全身状態を評価し，抗菌薬の治療効果の判断を行うことが重要です．

肺炎球菌性肺炎では，適切な抗菌薬が投与されていても，肺炎球菌が死滅する際に産生する炎症性サイトカインによる反応が強いために，数日は解熱しないということがよくあります．また，高齢で脱水が強い肺炎患者では，点滴により脱水を補正したことにより，逆に痰の量が増加し，はっきりしていなかった胸部X線写真の浸潤影が増悪したりすることがあります．好中球減少時の肺炎治療の場合においても，好中球数が回復するとむしろ発熱や胸部X線写真の浸潤影などが悪化することがあります．

3 フィジカルアセスメント

肺炎により滲出物で満たされた肺実質は，音の伝導性がよくなるため，肺炎では，滲出物を介して，気管支の気流が胸壁に伝わり，胸壁でも気管支もしくは管状呼吸音が聴取できるようになります．しかし，細菌性肺炎では早期に水泡音を聴取することはほとんどなく，呼吸音の減弱のみが唯一の聴診所見である場合があります．たとえば，肺炎球菌による肺炎の初期に発熱のみで，咳もなく，ラ音も聴取できないことは多々あります．また，マイコプラズマ肺炎においても，初期には少しの咳と発熱のみで，聴診上何も異常が見出せない場合があり，治療効果が上がってきて水泡音が聴取されることがあります．

喘鳴は，上気道または気管，気管支，細気管支の炎症・狭窄が原因で生じるため，細菌性肺炎で喘鳴が初期から認められることはほとんどありません．

肺炎が進行して，含気腔が液体，細胞成分などで置換された部位，すなわちコンソリデーションが形成された部位での胸壁の打診では濁音を生じます．胸水があると，濁音を呈する部位での呼吸音が減弱することがあります．

a. 血　圧

肺炎が重症化した場合に収縮期血圧が90 mmHgを下回る，または拡張期血

圧60 mmHg以下となることがあります．

b．脈　拍

1分間に125回を超える脈拍数は，肺炎の重症化を意味します．

c．呼吸状態

1分間に30回を超える呼吸回数は，肺炎の重症化を意味します．

d．体　温

40℃を上回る場合と，逆に35℃を下回る場合も肺炎の重症化を意味します．

e．意識レベル

意識の変調は，肺炎の重症化の指標となります．

B-4．間質性肺疾患（薬剤性肺障害）

1　概　念

薬剤性肺障害は薬剤の投与で出現する肺炎で，ほとんどすべての薬剤が薬剤性肺障害の原因となります．

薬剤性肺障害に特異的な病理像はなく，肺胞，気道，血管，胸膜のいずれにも起こりうるが，肺胞が標的となった間質性肺炎を呈する薬剤性肺障害が最も頻度が高いとされています．

間質性肺炎は，びまん性肺胞障害 diffuse alveolar damage（DAD），器質化肺炎（OP），非特異的間質性肺炎（NSIP），好酸球性肺炎（EP）などさまざまな病理所見を示し，間質性肺炎のなかで最も重篤になる可能性が高いのはDAD型の肺障害です．

2　臨床症状

一般的に，薬剤性肺障害の初期には自覚症状は現れず，聴診にて捻髪音の聴取もできません．しかし，病変の進展により呼吸困難，咳（乾性のことが多い）を認め，聴診にて両肺基底部の吸気終末の捻髪音の聴取が可能となります．呼吸機能においては，拘束性換気機能障害が基本ですが，肺拡散能障害のほうが高感度です．また，進行性のガス交換障害，PaO₂の低下が認められます．

EGFRチロシンキナーゼ阻害剤であるゲフィチニブ（イレッサ®）ではDAD型が51.4％にみられ，全例が死亡しています．また，抗リウマチ薬であるレフルノミド（アラバ®）でもDAD型を示した11例中9例が死亡しています．ほかに，DAD型肺障害をきたし得る主な薬剤には，インフリキシマブ，アミオダロン，メトトレキサートなどがあります．

急性間質性肺炎 acute interstitial pneumonia（AIP）は，発症から短期間で急速に進行し，治療抵抗性の呼吸不全を呈する予後不良の疾患であり，肺の組織像はDAD型を呈します．AIPの臨床像や組織像は急性呼吸促迫症候群 acute respiratory distress syndrome（ARDS）と類似しています．AIPの多くは，上気道炎の所見に引き続いて，筋肉痛，関節痛，発熱，全身倦怠感などが出現し，短期間に息切れ，呼吸困難が出現します．身体所見では頻呼吸，頻脈，チアノーゼがみられ，聴診にて広範囲でラ音が聞かれ，治療抵抗性の低酸素血症を呈します．

ゲフィチニブによる肺障害は，重篤な例はDAD型が本態ですが，DAD型の臨床像のすべてが典型的なARDS様症状を示すわけではないことを理解しておく必要があります．

2010年に腎細胞癌の治療薬として哺乳類ラパマイシン標的蛋白質 mammalian target of rapamycin（mTOR）阻害薬であるエベロリムスが承認されました．転移性腎細胞癌患者を対象とした第Ⅲ相国際共同臨床試験では11.7％と高率に肺障害が生じ，死亡例も報告されています．しかし，重症例は比較的少なく，減量や中止にて改善する例も多いことから，画像所見のみで無症状の場合は経過観察のみ，軽度の症状のみの場合は投与量減量といった，重症度に基づいた対応の基準が示されています．

3 フィジカルアセスメント（AIPの場合）

a. 血　圧
初期には正常ですが，循環動態不安定に陥れば，低下します．

b. 脈　拍
初期には頻脈がみられ，循環動態不安定に陥れば，脈は触れなくなります．

c. 呼吸状態
初期には頻呼吸がみられ，短期間のうちに呼吸困難に陥ります．

d. 体　温
ARDS様状態になれば，38℃を超える発熱，または36℃を下回る低体温がみられます．

e. 意識レベル
脳への酸素供給が急激に低下した場合には，不穏，錯乱，見当識障害がみられ，さらに低酸素状態が進行すると昏睡に陥ります．

B-5. 過換気症候群(HVS)

1 概　念

過換気症候群 hyper ventilation syndrome (HVS) とは，特に原因となる器質的疾患がなく，主に心理的要因により突然，頻呼吸，過呼吸が出現し，それに続いて，呼吸困難，意識障害，テタニー症状などの多様な症状(過換気発作)をきたす病態です．比較的若い女性に多く，精神的緊張により単発的に生じる単純型と，日常的に不定愁訴や慢性疲労を認め，発作を繰り返す慢性型に分類され，慢性型はパニック障害などの精神疾患との関連性が高いとされています．

2 臨床症状

情緒不安定な心理状態になると突然，呼吸困難が出現して頻呼吸となり，過換気発作をきたし，$PaCO_2$低下を生じます．$PaCO_2$低下により血液のpHが上昇して呼吸性アルカローシスとなり，血清カルシウムが減少し，四肢のしびれやテタニー症状などを引き起こします．また，$PaCO_2$低下により脳血管が収縮して，脳血流量が減少することにより意識障害，失神，痙攣などが出現する場合があります．また，不安反応は交感神経β受容体の機能を亢進させ，動悸や胸痛を生じさせます．これらの症状が患者の不安感，恐怖感をさらに増幅させる悪循環となり症状が継続していきます．

なお，過換気からの回復期に低換気が急激に起こると低酸素血症を引き起こす場合もあります．特に，過換気後に睡眠状態になると低酸素血症は強度となります．このため，ペーパーバッグ再呼吸法を行う場合は，SpO_2を測定することが必要です．

3 フィジカルアセスメント

a. 血　圧
交感神経系興奮による末梢血管の収縮から血圧が上昇する場合があります．

b. 脈　拍
脈拍はやや速くなることはありますが120回/分を超えることはありません．しかし，交感神経刺激や，空気嚥下を原因とした胃拡張による横隔膜圧迫などから，動悸や胸部絞扼感，胸部圧迫感，胸痛などを訴え，心電図では一過性の洞性頻脈，QT延長，T波逆転，ST上昇・低下などを認める場合があります．

c. 呼吸状態
空気飢餓感を訴え，頻呼吸，過呼吸を呈します．

d. 意識レベル

アルカローシスによる脳血管収縮から脳循環血液量が減少し，意識の低下が起こることがあります．

B-6. 咳（湿性・乾性）

1 概念

咳とは深吸気後に一瞬声帯を閉じて気道内圧が十分上昇したところで声門を開放することにより，爆発的に息を吐き出す一種の呼吸運動です．多くは反射的に発生しますが，意識的に行うこともできます．本来は気道内の過剰な分泌物や異物を除去するための生体防御反応です．

咳は，痰を伴う湿性咳嗽と伴わない乾性咳嗽に分けることができます．湿性咳嗽をきたす代表的疾患には慢性気管支炎，びまん性汎細気管支炎，気管支拡張症があります．乾性咳嗽をきたす疾患には，咳喘息，アトピー咳嗽，間質性肺炎，心因性咳嗽があります．乾性咳嗽の発生は閉経後の女性に多く，この場合，黄体ホルモンの減少が咳反射を亢進させるためと考えられています．

アンギオテンシン変換酵素（ACE）阻害薬服用患者の約10％に副作用として乾性咳嗽が出現するとされています．これは，ACEがブラジキニンも分解するためACE阻害薬によって気道のブラジキニンが高くなり，迷走神経知覚枝を刺激し，サブスタンスPを介して咳を起こさせるためと考えられています．

心因性咳嗽は，「心理的要因により発作性あるいは持続的に続く乾性咳嗽である」と定義されています．発症には心理的要因が関与しており，日中に起こることが多く，夜間は少ないことが特徴です．ストレスに対する自分の感情への気づきが乏しい失感情症や，自分の身体感覚への気づきが乏しい失体感症の人にみられます．

2 臨床症状

咳が長期に続くと体力が消耗し，肋間や腹筋などの呼吸筋損傷や，肋骨骨折が生じることがあります．声帯に負担がかかり，喉頭痛や嗄声の原因になります．腹圧の上昇のために，失禁や嘔吐を誘発することもあります．咳嗽失神症候群は，咳発作に続いて10秒間くらいの一過性失神をきたす状態をいいます．咳嗽時，胸腔内圧が高くなり，静脈還流が減少して脳脊髄圧を上昇させることや心拍出量の減少による一過性の脳虚血，また，咳発作による機械的な脳震盪などが原因とされています．咳嗽失神症候群における房室ブロックは迷走神経

緊張増強が関与しています.

咳は一般に夜間に多く，睡眠障害の原因となり，心理的に影響し，QOLを悪化させ，遷延性咳嗽患者では不安や抑うつ傾向がみられます.

急性咳嗽の主な原因は細菌，ウイルス，マイコプラズマ，クラミジアなどの感染症による急性気管支炎です．慢性咳嗽(8週間以上持続する咳)の3大原因疾患は，副鼻腔気管支症候群(びまん性汎細気管支炎も含まれる)，咳喘息，アトピー咳嗽です．ほかに逆流性食道炎によるものがあり，近年増加傾向にあります．咳喘息とアトピー咳嗽は乾性咳嗽を呈し，副鼻腔気管支症候群は湿性咳嗽を呈します．咳喘息は，喘鳴や呼吸困難がなく，夜間の症状の悪化が特徴的で，β_2刺激薬などの気管支拡張薬によって軽快する咳のみを呈する病態です．β_2刺激薬には中枢性ないし末梢性の鎮咳作用はなく，ほかの原因による咳には無効です．アトピー咳嗽は，症状は咳喘息と同じですが，気管支拡張薬は無効で，ヒスタミンH_1受容体拮抗薬が奏効します．逆流性食道炎が原因である場合には，胸やけ，胃酸の逆流，背部痛，咽頭痛などを合併することもありますが，咳が唯一の症状であることもあり，呼吸器疾患によるものではないということを見極めることが重要です．

C. 消化器疾患のフィジカルアセスメント

- 消化器おける代表的な疾患を挙げることができる.
- 胃潰瘍，十二指腸潰瘍の病態生理について説明できる.
- 下痢や便秘について生じる原因とそれらを伴う代表的な疾患について説明できる.
- 潰瘍性大腸炎，クローン病の病態生理について説明できる.
- ウイルス性胃腸炎の病態生理について説明できる.
- 偽膜性大腸炎の病態生理について説明できる.
- 過敏性腸症候群(IBS)の病態生理について説明できる.

C-1. 胃潰瘍，十二指腸潰瘍

1 概 念

胃潰瘍，十二指腸潰瘍(消化性潰瘍)は，非ステロイド性消炎鎮痛薬(NSAIDs)や低用量アスピリンに起因し，また，ストレス関連疾患からも発症します．消化性潰瘍患者は，健常者に比べて抑うつ傾向がみられ，不安を強く感じるため，抗不安薬を服用している場合があります．消化性潰瘍は，攻撃因

子である胃酸やペプシンが増加し，防御因子である粘液分泌が低下することによる攻撃因子と防御因子のバランスの乱れにより，消化管壁の欠損を生じた病態であるため痛みの訴えや出血にいたるケースも少なくありません．

2 臨床症状

　消化性潰瘍で最も頻度の高い自覚症状は心窩部痛です．十二指腸潰瘍では空腹時あるいは夜間に痛みが生じるものの，食事摂取により軽快し，胃潰瘍では食後に痛みが出現することが多いです．そのほかの症状として，悪心・嘔吐，食思不振，腹部膨満感，吐血，タール便などがあるか，自覚症状がまったくない場合もあります．PPIおよびH_2受容体拮抗薬の投与により胃酸分泌抑制効果が得られれば，自覚症状も改善していきます．

　吐血・下血の場合，鮮血（赤色）であればすぐに来院しますが，タール便であると，受診が遅れてしまう場合もあります．出血に伴う症状としては，顔・皮膚・爪床の色調の蒼白，眼瞼結膜の色調が薄くなる，労作時の息切れ・動悸，易疲労感，全身倦怠感，頭痛，めまい，耳鳴りなどがあります．

　食思不振が長期に続いている患者の場合は，脱水傾向にあるため，口渇感，粘膜の乾燥，尿量の減少などを伴うことがあります．そのため，輸液による脱水の補正を行う必要がありますが，ヘマトクリット値が一過性に悪化することがあります．また，薬剤の副作用による消化器症状を呈することがあり，代表的な例としてはジゴキシンの血中濃度上昇に伴う悪心・嘔吐があります．

　大量出血による出血性ショックでは，血圧が低下する前に脈拍が増加し，冷汗・四肢冷感などの交感神経刺激症状がみられるため，バイタルサイン（血圧，脈拍，呼吸，体温，意識）を含めた全身状態に留意しなければなりません．消化管穿孔例では，腹膜刺激症状が出現するため，腹痛の増強，筋性防御や反跳痛の有無の観察が重要となりますが，高齢者では，腹筋の萎縮により腹膜炎が存在しても不明瞭なことがあるため注意が必要です．さらに，術後早期に起こりやすい合併症には，術後出血，縫合不全などがあり，バイタルサインの変動，手術創の状態，ドレーン排液の量や性状，腹部膨満，腸蠕動音および疼痛の有無などの確認も必要です．

3 フィジカルアセスメント

　本症は，出血性の病態を呈することから，フィジカルアセスメントではショックの評価が重要となります．つまり血圧の低下，頻脈，呼吸数の増加，低体温，意識レベルの低下は，きわめて重篤なサインといえます．さらに身体所見として，顔面および皮膚の蒼白感，冷汗，皮膚の湿潤，虚脱感などが出現

します．

a. 血　圧

急性かつ大量の吐血・下血であれば，血圧低下を認めます．しかし，慢性期では代償機能が働くため，必ずしも血圧が低下するとは限りません．

b. 脈　拍

頻脈はショックの徴候であり，循環血液量の減少および血管透過性が亢進していると考えられます．また，徐脈もきわめて重篤なサインと考えられます．

c. 呼吸状態

重篤な循環障害である場合に，浅い頻呼吸を認めることがあります．重症になればさらに浅く弱くなり，呼吸数も少なくなります．

d. 体　温

吐物による誤嚥などがあれば，それに伴う気道炎症から発熱を伴うこともあり，誤嚥性肺炎を併発すれば抗菌薬の治療が考慮されます．出血性ショックにいたると皮膚の冷汗を認め，低体温の傾向となります．

e. 意識レベル

重篤な出血性ショックの場合は，意識レベルの低下を伴うことがあります．

f. 眼瞼結膜・眼球結膜

眼瞼結膜の性状により，貧血の評価を行うこともできます（図2-6，p12）．しかし，急性期では結膜の蒼白化も生じないことが多いため，貧血の有無を評価するには困難なことがあります．

C-2．下　痢

1　概　念

下痢とは，通常に比して便中の水分量が増加した状態をいい，便の性状によって水様便や軟便に分けられます．臨床的には，急性に発症し短期間（小児および成人では3週間以内そして乳幼児では4週間以内）で終息する急性下痢と，数週間以上持続する慢性下痢に分けられます．発生機序別では，浸透圧性下痢，分泌性下痢，滲出性下痢および腸蠕動亢進による下痢が挙げられます．

消化吸収を受けにくい高浸透圧の溶質を多量に摂取した場合，腸管内浸透圧が増加し，水が管腔内に引き込まれて浸透圧性下痢が生じます．原因薬剤としては，塩類下剤，ラクツロース，D-ソルビトールなどがありますが，薬剤の中止によって症状は消失します．

炎症性下痢または腸粘膜障害性下痢（滲出性下痢）は，腸粘膜の組織障害によ

り腸管壁の透過性が亢進して，多量の粘液や血液が腸管内に滲出することにより生じます．原因薬剤としては，抗菌薬や抗悪性腫瘍薬が代表的です．

また，腸粘膜からの分泌が異常に亢進した場合に生じる下痢として分泌性下痢がありますが，原因薬剤としてはテオフィリンやカフェインなどが挙げられます．

腸蠕動亢進性の下痢は，腸蠕動の亢進により腸内容物の通過が速くなるタイプであり，コリン作動性の抗悪性腫瘍薬，コリンエステラーゼ阻害作用を有するジスチグミン臭化物とネオスチグミンメチル硫酸塩の投与時には注意する必要があります．さらには，過敏性腸症候群のように，心因性により機能的に腸管運動が亢進することで生じる下痢があります．

2 臨床症状

炎症性下痢および腸粘膜障害性の下痢では，粘血便，発熱，腹痛，圧痛などを認めます．分泌性下痢では，1日に1L以上の大量の下痢になることもあり，陰イオン（Cl^-とHCO^{3-}）の喪失を伴うため，脱水とともに代謝性アシドーシスに注意する必要があります．

薬剤の投与による下痢では抗悪性腫瘍薬のイリノテカン塩酸塩水和物によるものが代表的であり，投与中止にいたるほど水様便になることが知られています．

下痢による脱水から，循環血液量の減少による頻脈や血圧の低下などの症状が現れることがあります．また，皮膚の弾力性の低下，粘膜や皮膚の乾燥などがみられることもあります．

3 フィジカルアセスメント

a. 血 圧

脱水の程度が軽度であれば血圧は通常より変動しませんが，中等度になると血圧は低下する傾向を示し，高度では著しく低下していきます．

b. 脈 拍

脱水が軽度であれば脈拍の変動はありませんが，中等度になると頻脈傾向になり，高度では徐脈がより強くなります．

c. 呼吸状態

脱水の程度が進行するほど呼吸が深く，速くなります．

d. 体 温

誤嚥による二次感染が生じれば発熱を呈します．

e. 意識レベル

脱水の程度が高くなれば，意識レベルの変容がみられます．

f. 毛細血管再充満時間 capillary refill time（CRT，p18参照）

末梢循環不全の評価として爪床を白くなるまで圧迫し，手を離した後，正常の色に回復するまでの時間を測定します．脱水が軽度では2秒未満，中等度では2～3秒，高度では3秒を超えます．

g. ツルゴール（皮膚の緊張，p19参照）

脱水が軽度であれば正常ですが，高度では低下します（脱水があると腹壁の皮膚と皮下脂肪を容易につまむことができ，つまんだ指を離すとしわがしばらく残ります）．

C-3. 便　秘

1 概　念

便秘は，薬剤投与による便秘（抗精神病薬，抗うつ薬，抗コリン薬など），腸内容物の通過障害によって起こる器質性便秘，全身性疾患の二次的な随伴症状として現れる症候性便秘，および機能性便秘に分けられます．機能性便秘は，精神的要因や生活環境の変化で起こり，一過性のことが多いです．

一般的に便秘は，4日以上便通のないものをいいますが，毎日の排便があったとしても，残便感や腹痛などがあり排便時に苦痛を伴うような場合も便秘とします．

便秘により，イライラ感を増すことがあり，高齢者ではせん妄の原因となることがあります．また，抑うつ傾向の患者は症状の1つとして便秘を訴えることがあります．

2 臨床症状

a. 腹　痛

痙攣性便秘は，特に左下腹部痛が強く，排便後の残便感や，不眠，肩こり，頭痛などの症状を伴うことがあります．ほかに腹痛の程度が弱い麻痺性腸閉塞や圧痛が高度な絞扼性腸閉塞などがあります．

b. 悪心・嘔吐

精神的な緊張やストレス・環境の変化により生じる便秘では悪心・嘔吐の発現頻度は比較的少ないですが，便秘が長期化すると出現するとされています．麻痺性腸閉塞の場合，腹部ガスが充満することで悪心・嘔吐が生じ，絞扼性腸

閉塞になると悪心・嘔吐は非常に高度となります．

c. 腹部膨満

腹部膨満は，便秘が常態化することにより，ガスが腸管内に留まることで生じやすくなります．腸閉塞の場合は，腹部膨満が合併しやすいと考えられています．

d. 発　熱

食事摂取が困難で高度な脱水を伴う場合，発熱を呈することがあります．また，発熱とショック症状を呈する場合は，絞扼性腸閉塞を考えなければいけません．

e. 腸蠕動音

麻痺性便秘および麻痺性腸閉塞の場合，腸蠕動音は減弱しているか聴取ができません．閉塞性の腸閉塞では特徴的な金属音を呈し，腸蠕動音は亢進していることが考えられます．絞扼性腸閉塞では，腸蠕動音は減弱・消失の傾向にあります．

3 フィジカルアセスメント

便秘が長期にわたる場合は，腸閉塞（イレウス）が潜在している可能性が考えられ，バイタルサインのチェックが必要になります．

a. 血　圧

絞扼性腸閉塞であれば，ショックによる血圧低下を認めます．

b. 脈　拍

頻脈はショックの徴候であり，徐脈もきわめて危険なサインです．

c. 呼吸状態

腸閉塞に伴う腹部膨満により横隔膜が挙上され，呼吸困難を訴える場合があります．重篤な循環障害がある場合には，浅い頻呼吸を認めることがあります．重症になれば，さらに浅く弱く，呼吸数も少なくなります．

d. 体　温

腸閉塞では，腸管壁バリアの破綻による腸内細菌や細菌毒素の循環系，リンパ系，腹腔への移行により敗血症が生じ，発熱を呈することがあります．

e. 意識レベル

ショックの場合には，意識レベルの低下を伴います．

C-4. 潰瘍性大腸炎, クローン病

1 概　念

　潰瘍性大腸炎は, 主として大腸粘膜を侵し, びらんや潰瘍を形成する大腸のびまん性特異性炎症と定義されます. 原因として, 免疫学的機序の関与に加えて心理的要因の関与が考えられています. またストレスに敏感な性格が, 症状の増悪や再燃などに関連しているといわれています.

　潰瘍性大腸炎重症度診断基準の該当項目は6項目あり, 排便回数, 顕血便の程度, 発熱, 頻脈, 貧血および赤沈からなります. また, 重症の潰瘍性大腸炎のなかでも, 1日に15回以上の血性下痢の持続, 38℃以上の持続する高熱, 10,000/mm^{3}以上の白血球数増加, 強い腹痛, これらすべてが認められた場合は劇症型となります.

　穿孔や出血などを発症した場合は, 外科的対応が迫られることから, 注意深く観察する必要があります. 薬剤師は, これらの診断基準を確認しますが, 特に腹痛と顕血便の有無や排便回数の増加に注意する必要があります. 内科的治療により慢性化している場合には, バイタルサインを含め, 急激な症状の変化が生じないか, 病態の悪化を念頭におく必要があります.

　クローン病は, 原因不明の難治性炎症性腸疾患であり, 増悪と寛解を繰り返しながら進行し, やがて狭窄や瘻孔などの器質的病変が蓄積する可能性がある疾患です. また, 口腔内アフタ性潰瘍, 虹彩炎, 関節症状(関節炎, 強直性脊椎炎), 皮膚症状(結節性紅斑, 壊疽性膿皮症)などの合併症を伴うことが多いとされています.

　近年, クローン病の治療は生物学的製剤であるインフリキシマブとアダリムマブの登場で大きく変化してきました. しかしこれらの薬剤の投与に伴い過敏性反応としてアナフィラキシー(呼吸困難, 血圧上昇・低下, 血管浮腫, 発熱など)が起きる可能性があります. したがって, 薬剤師はこれら薬剤投与後の副作用をモニタリングすることが必要です.

2 臨床症状

　本症は, 粘血便や下血が特徴的で, しばしば腹痛や下痢を伴い, これら症状が慢性に, あるいは反復性に経過します. 顕血便以外に, 易疲労や倦怠感, 食思不振, 体重減少などの症状を訴える患者も多く, 重症例では, 貧血や発熱, 頻脈などを生じ, 穿孔や大量出血ではショック症状をみることがあります.

3 フィジカルアセスメント

潰瘍性大腸炎における経過観察中は，穿孔や出血の可能性があるために，バイタルサインの異常に留意する必要があります．

クローン病治療における経過観察中では，腹部症状，発熱，貧血，全身倦怠感などの増悪と寛解を繰り返す傾向にあります．また，生物学的製剤投与症例では，重篤な投与時反応であるアナフィラキシーが起こる危険性があり，バイタルサインのチェックを行う必要があります．

a. 血 圧
穿孔や大量出血が生じた場合には血圧低下を認めます．

b. 脈 拍
頻脈は循環血液量の減少を示唆するものであり，徐脈もきわめて危険なサインです．

c. 呼吸状態
重篤なショックによる循環障害が生じている場合には，浅い頻呼吸を認めることがあります．

d. 体 温
穿孔では，腸内細菌や細菌毒素の循環系，リンパ系，腹腔への移行により敗血症が生じ，発熱を呈することがあります．クローン病治療に使われる生物学的製剤投与中のアレルギー反応により発熱がみられることがあります．

e. 意識レベル
ショックの場合には，意識レベルの低下を伴います．

C-5. ウイルス性胃腸炎（ノロウイルス）

1 概 念

ウイルス性胃腸炎は，嘔吐や下痢を主症状として感染性胃腸炎の約半数を占めます．

ノロウイルスは，ウイルス性胃腸炎の集団発生またはウイルス性食中毒の原因ウイルスとして最も注意しなければなりません．

ウイルスは経口的に侵入し，小腸上皮細胞に感染して増殖し，小腸の蠕動運動を停滞させるため，噴出するような嘔吐をきたします．また，ウイルスの増殖により，小腸の成熟分化上皮細胞が破壊されることで，水分の吸収不全が生じ，下痢と脱水が起こります．

2 臨床症状

ノロウイルスの潜伏期間は12〜48時間であり，通常1〜3日で回復し慢性化することはほとんどありません．通常，急激に始まる嘔吐に引き続き，下痢と発熱をきたしますが，37℃台の微熱で高熱をきたすことはほとんどありません．しかし，下痢症状がなく嘔吐のみを呈する場合や感染しても発症しない不顕性感染が，20〜30％存在します．

健康成人のノロウイルス感染は一般に軽症ですが，小児の罹患では必ずしも軽症とは限らず，脱水，代謝性アシドーシス，低血糖，痙攣などがみられることがあります．

乳幼児では，脱水もないか軽度で発熱もないにもかかわらず痙攣（胃腸炎関連痙攣）を起こすことがあります．この，胃腸炎関連痙攣に対しジアゼパムの坐薬は無効であり，カルバマゼピン経口の少量投与が有効とされています．

入院を要する重症小児急性胃腸炎において最もよくみられる所見は，代謝性アシドーシスを伴う等張性（135〜145 mEq/L）脱水です．特に，乳幼児においては，水分摂取が短時間できないだけで容易に脱水が起こります．笑わない，不機嫌などの徴候が最初に出現し，中等度以上の脱水では，一般的な脱水の徴候のほかに皮膚緊張度の低下（ツルゴール，p19参照），うつろな眼や眼窩の陥凹，傾眠，嗜眠（元気そうに啼泣するが，すぐウトウトする）などの意識障害が認められます．速く深い呼吸は代謝性アシドーシスの存在を示唆します．腹部が陥凹していれば，腸管ガスが消失している状態で，下痢や嘔吐が頻繁なときに認められます．また，高齢者や寝たきりの患者では脱水や吐物による窒息や誤嚥による二次感染で重症化するケースがあります．

3 フィジカルアセスメント

乳幼児においては，主に脱水を伴うバイタルサインの変化に注意する必要があります．成人に比して脂肪に対する水分量の比率が高いため，脱水により急激に症状が悪化することがあります．ハイネゼリーアクア®（大塚製薬：濃厚流動食品）の飲水も有効ですが，手遅れにならないためにも輸液の投与を早めに考慮する必要があります（下痢の項，p189参照）．

C-6. 偽膜性大腸炎

1 概　念

　この疾患の大部分は抗菌薬投与によって腸内細菌叢が影響を受け，常在菌が減少し，多くの抗菌薬に耐性であるクロストリジウム・ディフィシル *Clostridium difficile* が異常繁殖し，この菌が産生する毒素（トキシンA：エンテロトキシン）が腸粘膜を傷つけて炎症を起こすことにより発症します．

2 臨床症状

　入院中の高齢者や重篤な基礎疾患を有する患者に好発し，軽度の症状から重篤な症状まで多彩な臨床症状を呈します．通常は下痢・腹痛・発熱の症状を生じ血液検査では白血球数増多や炎症を反映する検査値の高値を伴います．
　便性状は水様性が多いが，泥状便，粘液便，粘血便のこともあります．まれに麻痺性イレウスや中毒性巨大結腸症を併発し，重症例では低蛋白血症や電解質異常を伴います．
　腹痛は痛みが徐々に強くなり，少しやわらいではまた強くなるという周期性のある痛みが特徴的です．
　しばしば38℃を超える発熱がみられます．

3 フィジカルアセスメント

　脱水に伴うフィジカルアセスメントは下痢の項（p189）を参照．

C-7. 過敏性腸症候群（IBS）

1 概　念

　過敏性腸症候群 irritable bowel syndrome（IBS）は，器質的疾患を有さず，大腸を主体とした腸管の機能異常により，慢性的な腹痛あるいは腹部不快感などの腹部症状と下痢・便秘などの便通異常を呈する症候群です．
　診断基準は，反復する腹痛または腹部不快感が，最近の3ヵ月のうち少なくとも1ヵ月に3日以上存在して，しかもそれらの症状が①排便によって軽快，②排便回数の変化によって発症，③便性状の変化によって発症の3項目のうち2項目を満たすこととされ，症状が診断時より少なくとも6ヵ月以前に発現し，最近の3ヵ月において診断基準を満たすことが必要です．また，腸運動を確実

に評価するためにも正しい便性状の把握をしたうえでの病歴聴取が必要になります.

職場や学校での心理的ストレスは,IBS患者の大腸運動の過大な反応性亢進を誘発し,下痢や便秘を生じさせる要因となります.また,IBS患者は,不安やうつ傾向にある場合もあり,抗不安薬の投与で症状が軽快することもあります.

2 臨床症状

便通によるIBSの分類には,便秘型,下痢型,混合型および分類不能型があります(表7-4).

表7-4 便通によるIBSの分類

	硬便,兎糞状便	泥状便,水様便
便秘型	便通の25%以上	便通の25%以下
下痢型	25%以下	25%以上
混合型	25%以上	25%以上
分類不能型	上記のいずれにも属さない便通異常	

IBSの消化管運動異常としては,食道・胃の運動異常,小腸の運動異常および大腸の運動異常が挙げられます.IBS患者のLES圧は低く,GERDを起こしやすいです.小腸運動の伝播性消化管収縮運動(MMC)はIBSで頻発し,特に便秘型よりも下痢型で頻発します.IBSの腸運動は健常者の腸運動が誇張して発現しています.

IBSでは下行結腸における知覚閾値の低下と蠕動反射の亢進,消化管抑制反射の低下を認め,内臓知覚過敏と消化管運動異常は関係しています.

3 フィジカルアセスメント

a. 血圧,脈拍,呼吸状態,体温

心理的ストレスによりIBSの症状が強く出ている患者では,血圧の上昇,頻脈,呼吸数の増加および体温の上昇のいずれかがみられる可能性があります.たとえば,排便に対する恐怖心がある学生は,朝起床したときすでに体に生理的な変化が生じ始めていることがあります.しかし,下校時のように解放状態になるとそれらの症状はなくなります.

b. 意識

意識レベルの低下をきたすことはありません.

D. 肝臓・胆道・膵臓疾患のフィジカルアセスメント

- 肝臓,胆道,膵臓の代表的な疾患を挙げることができる.
- 肝炎,肝硬変,胆石症,膵炎の病態生理について説明できる.

D-1. 肝 炎

1 概 念

肝炎には急性肝炎と慢性肝炎があります.急性肝炎はA型からE型までありますが,主なものはA型,B型,C型です.このうちA型は魚介類を摂取することによる経口感染で発症します.B型はかつて血液を介する感染症でしたが,最近は性感染症としての位置づけがなされるようになってきました.C型は血液を介して感染します.慢性肝炎はB型とC型にみられますが,A型は慢性化しません.

2 臨床症状

A型とB型の急性肝炎はともに,多くは,発熱,倦怠感,黄疸で発症します.また,尿の色が濃くなります.それに比してC型急性肝炎は,症状が軽く,なかにはまったく無症状の場合もあります.

3 フィジカルアセスメント

経口摂取物,薬剤注射,性交渉などを詳細に尋ねた後,以下のアセスメントを行います.

a. 黄 疸

眼球結膜の黄染の有無を確認します(図2-6,p12参照).血清ビリルビンが3.0 mg/dL以上(基準値は1.0 mg/dL)の場合に黄疸が出現します.直接(抱合型)ビリルビンの基準値は0.3 mg/dLです.

b. 肝臓の触知

炎症を起こして肥大した肝臓は,患者に深呼吸をさせ,肋骨弓下に検者の手を差し込むことで,簡単に触知することができます(図7-1).まず患者を仰臥位で膝を立たせて,腹部を楽にさせます.次に検者の右第1指をたて第2〜4指をそろえて患者の右上腹部に右肋骨弓と平行に置きます.そして,患者に腹式呼吸をさせ,呼気時に検者の第2・3指を深く押し込みます.その後深吸気

を促し，腫大した肝臓の辺縁が検者の第2・3指に触れるかどうかを確認します．健常者では肝臓を触知できません．急性ウイルス性肝炎では腫大した肝臓を触知します．

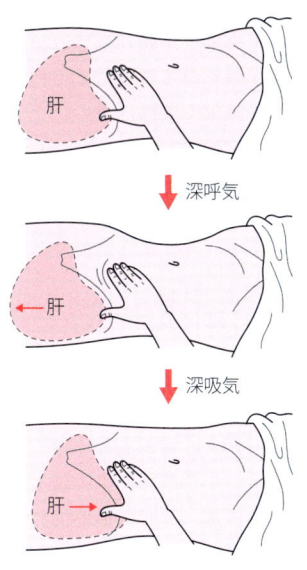

図7-1　肝臓の触知

c．叩打痛

　肝臓の位置を体外からたたき，痛みの有無を調べます（図7-2）．方法は患者を坐位，もしくは仰臥位で膝を立てさせ腹部を楽にさせます．次に患者の右肋骨側面に検者の左手掌を重ねます．そして検者の右手で拳をつくり，患者の右肋骨側面上に置いた左手背をそっとたたきます．徐々に強くたたいていき，響きや痛みの有無を確認します．健常者では痛みはみられませんが，急性肝炎や急性胆嚢炎では痛みがみられます．

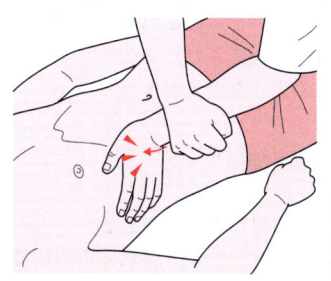

図7-2　肝臓の叩打痛のみかた
仰臥位で検者の左手掌を患者の右肋骨弓上に置き，検者の右手拳で軽くたたき，疼痛の有無を確認します．

D-2. 肝硬変

1 概　念

　B型やC型の慢性肝炎が持続すれば，肝細胞の壊死や再生が繰り返され，線維化が進行していきます．そのため，肝臓内の門脈が細くなることによる門脈圧の亢進，肝臓での蛋白質合成能の低下，血小板数の減少や凝固因子の低下による出血傾向がみられます．肝硬変は，70～80％がC型慢性肝炎，10～15％がB型慢性肝炎，残り10～15％をアルコール性慢性肝炎や脂肪肝が占めます．また肝硬変は臨床的に肝臓の予備力（蛋白質合成能など）がある代償性肝硬変と肝予備力の低下している非代償性肝硬変に分類されます．非代償性肝硬変においては肝性脳症もみられます．

2 臨床症状

　黄疸や口臭がみられます．また腹水や浮腫も観察されます．出血傾向がみられ，食道・胃静脈瘤の破裂による大量吐血の際には緊急処置が必要となります．そのほかクモ状血管腫や手掌紅斑，女性化乳房がみられる場合もあります．肝性脳症を起こせば，当初は，睡眠リズムの変化，人格変化，精神反応の鈍さなど軽微で非特異的ですが，その後，錯乱，失見当識，昏迷，そして最終的に昏睡に陥ります．羽ばたき振戦もみられます．肝性脳症の確認には，以前と現在でサインの筆跡を比較することなどが有用です．

3 フィジカルアセスメント

　家族歴，手術での輸血歴，飲酒歴などを詳細に尋ねた後，以下のアセスメントを行います．

a. 口　臭

　常にアルコール臭がみられる場合にはアルコール依存症を疑います．肝性口臭はカビが生えたような，あるいは腐敗した卵の臭いと形容され，肝硬変でみられます．これは食物中のメチオニンが腸内細菌で代謝され，メチルメルカプタンとなったものが肝臓で代謝されないためこのような口臭が生じます．

b. 肝臓の触知

　肝硬変では右葉が萎縮し，左葉の肥大した肝臓を触知します．

c. 腹　水

　健常者にも少量（50 mL以下）の体液が滑液として腹腔内に存在します．しかし種々の原因で100 mL以上になればそれを腹水と呼びます．腹水は蛋白質濃

度の低い漏出液(肝硬変)と高い滲出液(結核性・癌性腹膜炎)に分類できます.

この腹水の確認方法(助手が必要,図7-3)は,まず検者の左手を患者の右側腹部へあてます.次に腹壁表面の振動を取り除くため,助手の手の尺骨側を腹部中央に垂直に置きます.そして検者の右手の先端で患者の左側を軽くたたきます.さらに検者の左手掌面に振動が触知されるかどうかを確認します.この操作で肝硬変,感染性腹膜炎や癌性腹膜炎で腹水の貯留があれば波動を触知します.

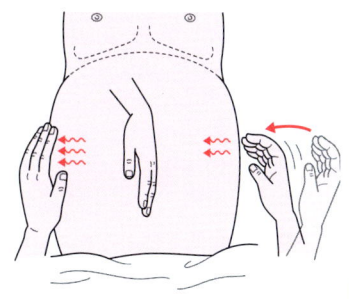

図7-3 腹水の確認方法

d. 羽ばたき振戦

手指を伸ばしたまま手関節を背屈させ,その姿勢を保持するように指示すると,手関節,中手指節関節を掌屈させようとする動きと,最初に指示した背屈位へ戻ろうとする動きが,あたかも羽ばたいているようにみえます.

e. クモ状血管腫

表在性の蛇行した細動脈で,通常の毛細血管拡張と異なり中心部から末梢に広がるものです.腕,顔,上半身のみに出現します(図7-4).肝硬変では,肝臓の異化が低下し,エストロゲンが過剰になり生じると考えられています.

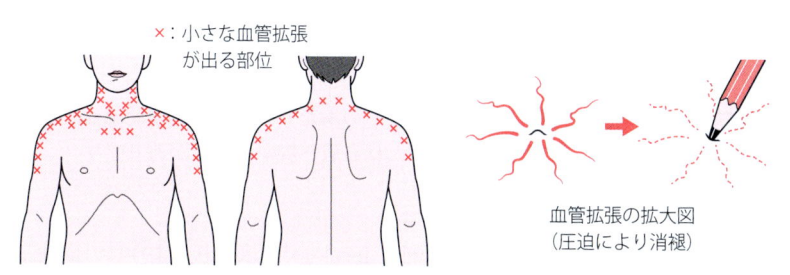

×:小さな血管拡張が出る部位

血管拡張の拡大図
(圧迫により消褪)

図7-4 クモ状血管腫

f. 手掌紅斑

両側手掌の母指球や小指球に毛細血管の拡張が起こり,血流が増え,赤みを帯びた状態を指します(図7-5).肝臓の異化低下によるエストロゲン過剰が原因とされています.

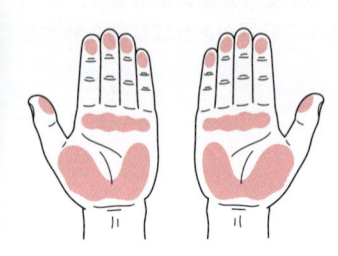

図7-5 手掌紅斑

g. 女性化乳房

男性で女性のような乳房の膨みを認めます.肝臓の異化低下によるエストロゲン過剰が原因とされています.

D-3. 胆石症

1 概 念

胆石は,胆道(肝内胆管,総胆管,胆囊)内にみられる石の総称です.胆囊結石が80%を占め,総胆管結石が20%で肝内胆管結石は非常に少ないです.胆囊結石はコレステロール結石が,総胆管結石はビリルビン結石が多くみられます.中年以降,加齢とともに胆石の保有率は上昇し,70歳では5人に1人が保有しています.

2 臨床症状

脂肪分の多い食事を摂取後に,みぞおちのあたりの痛みや右季肋部痛が数時間持続的に生じます.この痛みはしばしば右肩へ広がることがあります.

3 フィジカルアセスメント

胆石は5F(female, forty, fatty, fair, fertile)で代表されるように,女性,40代,肥満体,色白,多産の条件を備えた人に好発するため,これらを確認します.また疼痛出現前の食事内容についても尋ねます.胆石症を起こしたも

のは，過去にも同様の発作を経験している場合があるため，既往歴についても尋ねます．その後，以下のアセスメントを行います．

a. 体 温

胆石が胆嚢頸部にはまり込むと，胆汁がうっ滞し内圧の上昇が起こり，細菌感染を併発すると急性胆嚢炎を生じます．この場合に高熱をみることがあります．

b. マーフィー徴候

急性胆嚢炎で腫大した胆嚢の確認に用いる用手的な検査法をマーフィー徴候と呼びます．この確認方法(図7-6)は，最初に検者の左手第1指を鉤状に曲げ，患者に呼気を促し，右肋骨弓下に深く挿入します．次に患者に吸気を促します．そのとき患者の腫大した胆嚢が吸気により降下します．そこで，検者の左手第1指が胆嚢にひっかかり，疼痛を生じ，一瞬呼吸が止まります．健常者では胆嚢を触れることはありませんが，急性胆嚢炎では疼痛を生じ一瞬呼吸が止まります．これをマーフィー徴候陽性といいます．

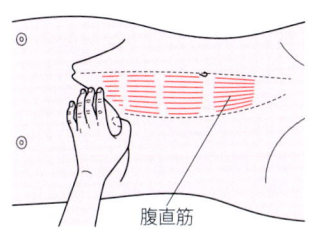

図7-6 マーフィー徴候

D-4. 膵 炎

1 概 念

膵炎には急性膵炎と慢性膵炎があります．急性膵炎は，中年男性では大量飲酒，中年女性では胆石が原因で生じます．この2つが原因の6割を占めています．これに比べ，慢性膵炎は，中年男性の長期間にわたる飲酒歴が膵細胞に不可逆的な変化を起こして生じます．

2 臨床症状

急性膵炎は，みぞおちのあたりの激しい痛み，背部痛，発熱，嘔吐がみられます．痛みが左肩へ放散することもあります．慢性膵炎は，繰り返す上腹部痛や背部痛がみられ，下痢や脂肪便をみます．膵細胞の破壊により糖尿病が合併すれば，口渇や多飲がみられます．

3 フィジカルアセスメント

飲酒歴，食事摂取状況を詳細に尋ねた後，以下のアセスメントを行います．

a. 血圧

酵素による自己消化で生じたサイトカインが全身に運ばれ，血管透過性亢進による循環血漿量の低下は，ショックを引き起こすことがあります．バイタルサインでの血圧測定は必須です．

b. パルスオキシメータ

SpO_2が90％以下にならないようにチェックします．

c. 前屈位（膝胸位）

みぞおちのあたりの激しい痛みは体を前かがみにした前屈位（膝胸位：p130，図6-4参照）の体位をとれば改善します．反対に背中をそらす背屈位をとると痛みが増強します．

d. 皮下出血斑

急性膵炎では，皮下出血斑をみることがあり，臍周囲にあればカレン徴候，左側腹部にみられるものをグレイターナー徴候と呼びます．

コラム　慢性骨髄性白血病

ふつうに社会生活している人が，最近おなかが張るとか腹部膨満感がみられるという場合には要注意です．暴飲暴食で中年太りの場合もありますが，見逃してはいけないものが慢性骨髄性白血病です．この場合に脾臓が腫れて消化管を圧排している可能性もあるからです．そこで，簡単な脾腫大の有無を確認する方法を紹介します（図7-7）．

①患者を45°右側臥位で膝を軽く曲げさせ，腹部の力を抜かせます．
②検者の右第1指を立て，第2〜4指をそろえて，患者の左肋骨弓下に差し入れます．
③検者の左手を患者の左肋骨背面に置き，内側に引き寄せ皮膚をたるませます．
④患者に吸気を促します．
⑤患者の吸気時に下降してくる脾臓の辺縁を検者の第2〜4指で触れます．

ちなみに慢性骨髄性白血病とは，フィラデルフィア染色体をもつ異常な造血幹細胞の腫瘍性増殖による疾患で，若年〜中年にみられます．発見は前述のとおり，腫大した肝脾腫による腹部膨満感の訴えや，健康診断で白血球の増加を指摘され，精密検査で発見されることがほとんどです．発見後平均4〜5年で移行期や急性転化期（急性白血病と同様の症状を示す）に進行していましたが，分子標的薬の出現で長期寛解例が増えてきました．

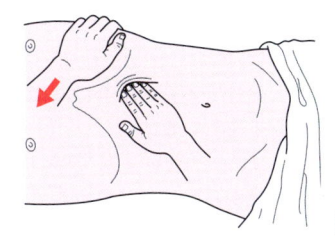

図7-7 脾臓の触知

E. 泌尿器疾患のフィジカルアセスメント

- 腎臓および尿路における代表的な疾患を挙げることができる.
- 腎不全の病態生理について説明できる.
- ネフローゼ症候群の病態生理について説明できる.
- 尿路結石の病態生理について説明できる.

E-1. 腎不全

1 概 念

　腎不全には急性腎不全と慢性腎不全があります．急性腎不全は，急激に腎機能が障害され尿量の減少をみます．その原因により，腎前性，腎性，腎後性に分けられます．腎前性は，腎臓へ流れてくる血液が不足した場合(大量出血など)，腎性は腎臓そのものが障害を受けた場合(急速進行性糸球体腎炎やアミノグリコシド系抗菌薬，シスプラチン，造影剤などの薬剤)，腎後性は，尿路結石や前立腺疾患に伴う尿の流出障害をみた場合に起こります．急性腎不全は回復するか，慢性腎不全に移行するか，回復できずに死亡するかのいずれかの経過をたどります．慢性腎不全は年単位で徐々に腎機能が低下していきます．原因として糖尿病性腎症，慢性糸球体腎炎，腎硬化症などがみられます．

2 臨床症状

　急性腎不全の場合は，乏尿や無尿が主症状です．尿の排出はわるいですが，浮腫はみられない場合もあります．大量出血や頻回の下痢では血圧低下によるふらつきや顔面蒼白がみられます．慢性腎不全の場合は，貧血や口臭がみられます．糖尿病性腎症に由来する場合は口渇や多飲がみられます．

3 フィジカルアセスメント

急性腎不全の場合は使用薬剤の有無を確認します．慢性腎不全の場合は基礎疾患の有無を確認します．その後，以下のアセスメントを行います．

a. 貧 血
慢性腎不全の場合には貧血がみられます．これは腎臓からのエリスロポエチン産生低下が主因です．

b. 口 臭
腎障害が進行し，種々の代謝産物が蓄積した尿毒症においては，アンモニア臭に近い口臭がみられます．

c. 浮 腫
脛骨前面を圧迫し，圧痕の有無を確認します（図2-11，p18参照）．

d. 腫大腎の触診
腎後性の急性腎不全で水腎症をきたした場合は，腫大した腎臓を触知します．この方法は脾臓を触知したのと同様に双手で確認します（図7-8）．まず，患者を仰臥位で膝を立てさせて腹部の力を抜かせます．その後，検者の左手掌を患者の背面に差し入れ，腎臓を腹壁表面へもち上げます．このとき，腹壁上に置いた検者の右手を検者の左手と合わせて腎臓をはさむようにしておきます．最後に患者に深呼吸をさせ，吸気で下垂した腎臓を双手ではさみます．

そのほか，炎症や腫瘍などがあれば腫大した腎臓を触知しますが，健常者では腎臓を触知できません．

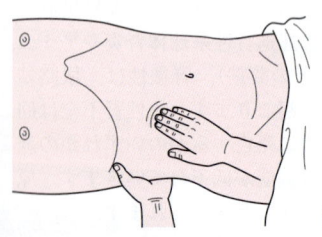

図7-8 腎臓の触知

E-2. ネフローゼ症候群

1 概 念

ネフローゼ症候群は，大量の蛋白尿や低蛋白血症および低アルブミン血症をきたす疾患の総称です．診断基準は，①1日3.5g以上の<u>蛋白尿の持続</u>，②血清

アルブミン 3.0 g/dL 以下の<u>低アルブミン血症</u>，血清総蛋白 6.0 g/dL 以下，③浮腫，④脂質異常症．①と②の下線部が必須条件．

血中に蛋白質が持続的に排泄されるため，低蛋白血症が起こり，膠質浸透圧の低下とともに浮腫が出現します．代償的にリポ蛋白の過剰産生で脂質異常症が生じ，さらにはフィブリノゲンの増加やアンチトロンビンⅢの低下による血液凝固能の亢進が起こり，血栓や梗塞を生じやすくなります．小児では糸球体毛細血管の基底膜荷電の消失をきたした微小変化群が約80％を占め，成人では糖尿病性腎症や膜性腎症が多く占めます．

2 臨床症状

浮腫がみられますが，心不全と違い，顔面に出現しやすい傾向があります．病期が進行するにつれて腹水や胸水がみられます．

3 フィジカルアセスメント

最近の体重の増加の有無を確認します．その後，以下のアセスメントを行います．

a. 浮 腫
顔面をはじめ全身の浮腫の確認をします．

b. 尿の泡立ち
排尿後に泡が立ちなかなか消えない場合は，蛋白尿が疑われます．蛋白尿は激しい運動後や発熱時に健常者でもみられます．泡立ちが持続するようなら，試験紙法で蛋白尿を確認します．しかし試験紙法では，アルブミン以外の蛋白質は検出できないことにも留意しましょう．

E-3. 尿路結石

1 概 念

尿路結石は，腎臓や尿管にみられる上部尿路結石と膀胱や尿道にみられる下部尿路結石に分けられます．頻度は上部尿路結石が9割を占めます．

2 臨床症状

突然激しい腰背部痛が生じ，動くことができずうずくまることもあります．肉眼的血尿を伴いますが，これがみられない場合には腎臓の叩打痛があるかどうかを確認します．

3 フィジカルアセスメント

突然の疼痛を伴う発症か，じわじわ痛みだしたのかを確認します．それに引き続き血尿がみられたかも確認します．その後，以下のアセスメントを行います．

a. 血尿

尿1Lに血液1mLが混ざれば血尿と認識できます．したがって凝血塊を伴うような肉眼的血尿は，糸球体性疾患による出血ではなく腎後性の尿路出血を疑います．顕微鏡的血尿は糸球体疾患の可能性があります．

b. 叩打痛

腎臓の位置を背部から用手的にたたくと痛みを感じることを叩打痛がみられるといいます．まず患者を座らせ，背部（肋骨脊柱角の部位：図7-9a）に検者の左手掌を重ねて置きます．そして検者の右手で拳をつくり，左手背をそっとたたきます（図7-9b）．徐々に強くたたいていき，響きや痛みの有無を確認します．尿路結石や腎盂腎炎があれば激しく痛みを感じます．

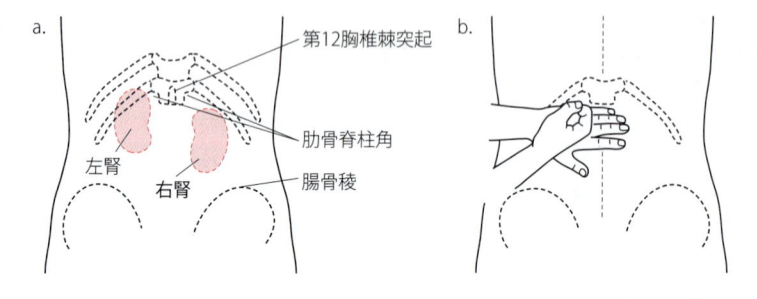

図7-9 腎臓の叩打痛のみかた

第8章 症例検討

A. 循環器疾患

scene 1. 脈が乱れると訴える患者①

35歳の男性のサラリーマンAさんは，残業が続いた後，2日前に宴会があり飲酒して帰宅してから，ときどき脈が乱れるようになり様子をみていました．その後もしばしば脈が乱れる状況が続いたので，不安になり薬局に勤めている薬剤師のBさんに連絡を取ってみました．Aさんが手短に経緯を伝えるとBさんは6つの質問を投げかけてきました．

Bさんの質問
①脈の間隔は一定のときもあり一時的に脈がとんだりするだけですか，完全に不規則になっていますか？
②一時的でも脈が速くなることがありますか？
③これまでに心臓病を患ったことや健康診断で心電図異常を指摘されたことがありますか？
④血縁者に突然死で亡くなった方はいますか？
⑤高血圧，糖尿病，高コレステロール血症の持病はありますか？
⑥タバコを吸いますか？

Aさんの答え
①脈の間隔はおおむね一定ですが，ときどき脈がとぶことがあります．多いときには2つか3つに1つの割合でとんでいますが，完全に不規則にはなることはありません．
②特に脈が速くなることはありません．あっても1分間に100回未満です．
③これまで心臓を患ったことはなく，健康診断で心電図に異常がみられ

④突然死した家族はいません.
⑤いずれもありません.
⑥タバコは吸いません.

Bさんは「おそらく期外収縮なので,そうならば脈が速くなることもありません.また,心臓病になったことがないなら,まだ若いし治療はいらないだろうけれど」とAさんをひとまず安心させたうえで「それでも一度,循環器内科の病院で受診したほうがよいでしょう」と受診を勧めました.数日後,Aさんが病院で受診したところ,医師から「単発性の心室性期外収縮があるが心機能には問題なく,薬もいらないでしょう,ただ過労や大量の飲酒は避けるようにしてください」といわれました.

Bさんの的確なアセスメントが功を奏し,Aさんから過剰な不安を取り除くことができ,また過剰な救急要請や救急受診をすることもなく対処できました.

ここでのポイント

①脈の乱れかたが規則的な場合は期外収縮などであり,器質的な心疾患がなく,脈が速くなることもない場合,通常は治療対象とはなりません.
②脈が一時的に速くなる場合は,発作性上室性頻拍や発作性心房細動などが疑われるので,ただちに受診を勧めます(p148参照).
③突然死の家族歴がある場合は,遺伝性(家族性)の不整脈の可能性があり,その場合は致死性不整脈の起こるリスクもあるので,ただちに受診を勧めます.
④高血圧,糖尿病,高コレステロール血症,喫煙歴がある場合は,心臓病と診断されていなくても,特に中高年者では心臓病が隠れている可能性もあるので,早めに受診を勧めます.

scene 2. 脈が乱れると訴える患者②

数年前に退職をした70歳男性Aさんは,高血圧症の持病があり10年ほど前から内服薬での治療を受けています.最近,ときどき脈が乱れるので不安になり,いつも高血圧の薬をもらっている薬局の薬剤師Bさんのところに相談に行きました.Aさんが手短に経緯を伝えるとBさんは6つの質問を投げかけてき

ました.

> **Bさんの質問**
> ①脈の間隔は一定のときもあり一時的に脈がとんだりするだけですか,完全に不規則になっていますか?
> ②一時的でも脈が速くなることがありますか?
> ③これまでに心臓病を患ったことや健康診断で心電図異常を指摘されたことがありますか?
> ④血縁者に突然死で亡くなった方はいますか?
> ⑤高血圧のほかに,糖尿病,高コレステロール血症はありますか?
> ⑥タバコを吸いますか?

> **Aさんの答え**
> ①普段の脈の間隔はおおむね一定ですが,脈が乱れるときは完全に不規則になっています.短いと数分で治まりますが,長いと1時間ほど続くことがあります.
> ②特に脈が速くなることはなく,速くなっても1分間に110回未満です.
> ③これまで心臓病を患ったことはなく,健康診断で心電図に異常がみられたこともありません.
> ④突然死した家族はいません.
> ⑤糖尿病,高コレステロール血症のいずれもありません.
> ⑥タバコは吸いません.

Bさんは「おそらくは発作性心房細動という不整脈で,放っておくと脳梗塞(脳塞栓症)などにつながることもあるので,ただちに循環器内科の病院で診察を受けたほうがよいでしょう」と受診を勧めました.Aさんはすぐに病院で診察,検査を受けたところ,医師から「一時的に心房細動になっており,心臓のなかに血の塊ができやすい状態になっています.それが脳血管に流れてつまると大変なことになるので,血の塊をできにくくする薬を服用する必要があります」と説明され抗凝固薬が処方されました.

Bさんの的確なアセスメントが功を奏し,Aさんは,ただちに正確な診断を受け,適切な治療を受けることができました.

ここでのポイント

① 脈の乱れかたが完全に不規則であれば通常は心房細動であり，一過性であっても脳塞栓症予防のために抗凝固療法が考慮されます．ただし，脈の乱れかたが完全に不規則なのか，一部に規則性があるのかの判断が難しいこともあります．こういった場合は患者の話だけではなく，実際に脈を触れてみることも参考になります．

② 脈が一時的にでも速くならない場合は，不整脈に対する薬は必ずしも必要ではありませんが，多くの場合，抗凝固療法が必要になります．

③ 突然死の家族歴がなくても，発作性心房細動では多くの場合，抗凝固療法が必要になります．

④ 糖尿病，高コレステロール血症，喫煙歴がなくても，高血圧症があると加齢とともに発作性心房細動の発症リスクが高くなります．また，脳塞栓症を合併するリスクも高くなります．

scene 3. 下肢が痛いと訴える患者

75歳の男性Aさんは高血圧症の持病があり，10年ほど前から降圧薬を服用しています．昨日，突然下肢の痛みが生じ，いずれ治るだろうと様子をみていましたが一向によくなりません．そこで，いつも薬をもらっている薬局の薬剤師Bさんのところに相談に行きました．Aさんが手短に経緯を伝えるとBさんは6つの質問を投げかけてきました．

Bさんの質問
① 下肢は両方痛いですか，片方だけですか？
② 痛む下肢は触ると熱いですか，冷たいですか？
③ 痛む下肢の色は変化していますか？
④ 高血圧のほかに，糖尿病，高コレステロール血症の持病はありますか？
⑤ タバコを吸いますか？
⑥ 不整脈といわれたことがありますか？

Aさんの答え
① 右下肢だけです．
② 触ると冷たいです．

③紫色っぽくなっています．
④糖尿病，高コレステロール血症の持病はありません．
⑤タバコは吸いません．
⑥不整脈といわれたことはありません．

　Bさんは「動脈閉塞の可能性があるから，ただちに循環器内科の病院で受診してください」と一刻も早く受診することを勧めました．Aさんはすぐに病院で診察・検査を受けたところ，医師から「右下肢の動脈が血の塊でつまっており，すぐにカテーテルで血流を再開させる治療が必要です．心電図では心房細動という心臓のなかに血の塊ができやすい状態だったので，おそらくそれが右下肢まで流れてつまったのでしょう．今後は血の塊ができることを予防する薬を飲む必要があります」と説明がありました．

　Bさんの的確なアセスメントが功を奏し，Aさんがすぐに病院で診察を受けたため，手遅れになることなく正確な診断を受け，適切な治療を受けることができました．この症例では，すぐに治療しないで放置していたら，下肢の組織の壊死が進み下肢を切断しなければならなくなる可能性もありました．

ここでのポイント

①両下肢に痛みがある場合，原因の多くは末梢側ではなく腰椎などの中枢側にあります．
②痛みのある部位に熱がある場合は炎症の徴候で蜂窩織炎などの可能性が高く，逆に冷たい場合は循環障害，すなわち動脈閉塞が疑われます．
③色だけで判断はできませんが，発赤があり熱をもっていれば炎症，紫色っぽく冷感があれば循環障害が疑われます．
④糖尿病，高コレステロール血症があれば，粥状動脈硬化による閉塞性動脈硬化症のリスクが高くなります．この症例では，心房細動による下肢動脈塞栓症でしたので，これらとの関連は強くありませんでした．
⑤喫煙歴があれば粥状動脈硬化のリスクが高くなります．この症例では，心房細動による下肢動脈塞栓症でしたので，喫煙との関連は強くありませんでした．
⑥不整脈といわれたことがなくても，新たに心房細動（特に発作性心房細動）を発症することは，特に高齢者であれば少なからずあります．この症例では高血圧症があり，それが心房細動のリスクとなっていました．塞栓症の

場合には，閉塞性動脈硬化症の場合と比べ，予兆となる症状がみられず，突然発症することがより多い傾向にあります．

B. 呼吸器疾患

scene 1. 処方薬を飲んでも熱の下がらない患者

35歳男性の会社員Aさんは，5日前に38℃の発熱と咽頭痛がみられたので会社近くのクリニックで受診しました．このときはB医師から溶連菌感染症の疑いがあるといわれ，アモキシシリン水和物を処方されました．しかし，指示されたとおりに薬を飲んでも熱は下がらず症状が続いたので，自宅近くの内科クリニックで受診しました．すると診察したC医師から「のどに白苔が付着しているので，薬を変えてみましょう」といわれ，処方せんをもち薬局を訪れました．薬剤師Dさんが処方せんをみるとニューキノロン薬が処方されていたので，Aさんに経緯を聞き，以下の質問をしました．

Dさんの質問
①食事はちゃんととれていますか？
②頸のあたりに痛みはありますか？

Aさんの答え
①咽頭痛のため，水分は飲めるが食事はとれていません．
②頸の後ろあたりを押すと痛むしこりがあります．

さらにDさんはAさんの了解を得て結膜をみると充血していたので，溶連菌感染症ではなくウイルス感染による上気道炎なのではと考え，C医師に疑義照会を行いました．するとC医師から「あらためて検査をしたいのでAさんにもう一度来院してもらいたいと伝えてください」との申し出があり，その旨をAさんに伝えました．

再診の結果，AさんはC医師から「血液検査では炎症を示す数値が正常より高く，咽頭ぬぐい液からアデノウイルスの陽性反応もでたので上気道炎（かぜ）でしょう．少し安静にしていれば，じきによくなるので心配ありません．いままで処方されていたお薬も飲まなくて大丈夫です」と説明を受けました．

Dさんのアセスメントと疑義照会によりAさんの不安を取り除くとともに，正確な診断が下されました．このように患者が医師に伝えきれなかったことを聞き出し，医師に伝えることも薬剤師の**重要な役割**です．また，この症例では医療費や抗菌薬による薬剤耐性の問題も解決することができました．

ここでのポイント

溶連菌などの細菌感染は局所症状が，ウイルス感染は全身症状が出現します．また，頸の後ろのリンパ節の圧痛は全身症状の目安となります．

scene 2. 胸部痛を訴える患者

26歳男性の会社員Aさんは，通勤中に突然右前胸部に重い違和感が生じました．歩くことはできたのでそのまま会社に行きましたが，咳がでてきたため会社近くのクリニックで受診しました．簡単な問診と診察の後，医師から「かぜのひき始めだと思うので薬を出しておきます」といわれPL顆粒を処方されましたが，重い病気ではなくその日は忙しかったので薬局には翌日に行くことにしました．翌日薬局でAさんの対応をした薬剤師Bさんは手短に経緯を聞き，以下の質問をしました．

Bさんの質問
①症状は昨日と比べてよくなりましたか，悪くなりましたか？
②深呼吸をするとどうなりますか？

Aさんの答え
①右胸部の違和感は強くなり，痛みも出てきました．咳も昨日より多くなりました．
②深呼吸するたびに咳き込んでしまいます．

質問への答えとAさんの年齢・やせ型の体型からBさんは自然気胸を疑い，医師に疑義照会を行ったところ再診することになりました．診察後，Aさんは医師から「X線検査の結果，自然気胸でした」と説明を受け，処方されていたPL顆粒は中止となりました．

かぜと思われていたものが，Bさんの的確なアセスメントと疑義照会により

再診につながり，正確な診断が下されました．

ここでのポイント

10〜20歳代のやせ型の男性が突然，咳や胸痛を訴えた場合は自然気胸を疑いましょう．

C. 消化器疾患

scene 1. 関節リウマチ治療薬を服用している患者

48歳女性の会社員Aさんは関節リウマチで通院しています．メトトレキサートの治療を受けていましたが，3ヵ月前から再び関節痛が強くなりNSAIDsのロキソプロフェンナトリウム水和物が追加で処方されていました．今日は定期的な通院日でしたが，仕事が忙しかったので詳しい検査を行わず，薬のみをお願いし処方せんをもって薬局を訪れました．対応した薬剤師Bさんは，Aさんの顔が青白いことに気づいたので，以下の質問をしました．

Bさんの質問
① ロキソプロフェンが処方される前と比べて，だるいと感じることは多くなりましたか？
② 腹痛や便などお腹の調子はどうですか？

Aさんの答え
① 処方前と比べて体がだるくなりました．
② 腹痛はないが，便の色が黒っぽくなりました．

質問への答えからBさんはNSAIDsによる薬剤性消化管障害を疑い，医師に疑義照会をすると，あらためて血液検査と胃内視鏡検査が行われることになりました．その結果，貧血や胃潰瘍が発見されロキソプロフェンナトリウム水和物は中止となり，代わりにセレコキシブとミソプロストールが処方されました．

Bさんのアセスメントと疑義照会により，処方薬によって生じていた貧血や胃潰瘍が発見され，Aさんの苦痛を取り除くことができました．

ここでのポイント

① NSAIDsを服用している患者では，顔色や結膜の状態に注意する必要があります．
② 排便の回数や便の色を尋ね，薬剤性潰瘍の予防や早期発見に努める必要があります．

> ▶参考
> ① ロキソプロフェンナトリウム水和物はプロドラックですが，この症例のように胃潰瘍発症の原因にもなります．この場合には，みぞおちあたりの痛みのような典型的な症状がみられないことが多く，下血や結膜の様子（貧血様）から，消化管出血が疑われることが多くあります．
> ② 胃潰瘍を併発し，ロキソプロフェンナトリウム水和物を中止した後にセレコキシブが用いられていますが，問題がないわけではありません．効果発現までに要する時間が長く，しかも胃潰瘍がまったく起こらないわけではないので「少しでもみぞおちのあたりに違和感があればすぐに中止すること」をアドバイスすべきです．また，ミソプロストールは下痢が副作用としてみられるのでそれも注意する必要があります．それでも，関節痛が持続する場合は副腎皮質ステロイドの関節内注射も考慮します．

scene 2. 心筋梗塞の既往歴のある患者

5年前に心筋梗塞で冠動脈バイパス手術を受けた60歳男性のAさんは，現在，月に1回循環器センターに通院しておりワルファリン，カルベジロール，バイアスピリン，フロセミドなどを服用しています．ときどき全身倦怠感とあわせて脚のむくみが生じるので，主治医に相談したところ，利尿薬のフロセミドを20 mgから40 mgに増量されました．利尿薬が増えてからむくみは改善されましたが，薬を飲むたびに便秘が強くなり，排便がおっくうになるので，薬局に相談に行きました．経緯を聞いた薬剤師Bさんは，まずはAさんの思っていることを自由に話してもらうことにしました．

> **Aさんの訴え**
> 便秘になるとお腹が張って，とても苦しいと医師に訴えても「便秘は添付文書には掲載されていないから」といって取り合ってもらえない．むくみがあっても自覚症状は強くなく，さほど困ることはないから利尿薬は飲みたくない．

Bさんは経緯と，むくみの自覚症状は強くないというAさんの訴えから，利尿薬の効きすぎを考え，医師に疑義照会を行い，患者の気持ちを伝えフロセミドを30 mgにして様子をみてはどうかと提案しました．その結果，Aさんのむくみは十分に改善し，便秘もさほど強くなく過ごすことができるようになりました．このように，薬の効きかたには個人差があり，わずかな量の違いでも症状が変わります．

ここでのポイント

①薬の効きかたには個人差があることを認識しましょう．
②薬剤の服用による症状変化の訴えには傾聴しましょう．

▶参考

フロセミドは低カリウム血症を引き起こす可能性の高い薬剤です．これは細胞内の電位を過分極にさせることによります．過分極になれば脱分極を起こすのにより大きな刺激が必要となります．つまり脱分極を起こすには筋肉の負担が増えます．これに伴い腸管の平滑筋も動きが鈍くなり便秘につながります．また，利尿により体内の水分は減少します．これらのことが複合してこのAさんの便秘を引き起こしたものと考えられます．

D. 肝疾患

scene 1. 薬剤服用中に食欲の低下や倦怠感がみられた患者

38歳の男性会社員Aさんは35歳時の健康診断で高コレステロール血症と肥満を指摘され生活指導を受けていましたが，改善がみられないので半年ほど前からロバスタチンカルシウム（クレストール®）を処方されていました．定期受診の際に2週間ほど前から疲れやすく，次第に食欲も低下してきたことを医師に訴えたところ肝機能検査が行われました．薬はいままでどおり処方されましたが，不安だったので薬局を訪れたときに薬剤師Bさんに相談しました．Bさんは薬剤性の肝障害を疑い，いくつかの質問をしました．

Bさんの質問　その1
①ほかに通院している医療機関はありませんか？
②ほかに何か服用している薬はありませんか？
③健康食品やサプリメントの利用はありませんか？
　いずれについてもないとのことなので，次に全身倦怠感に伴う症状を確認しました．

Bさんの質問　その2
①むくみはありませんか？
②口渇はありませんか？
③発熱はありませんか？
④黄疸はありませんか？
⑤息切れはありませんか？
⑥そのほか何か症状はありませんか？

　微熱と黄疸がみられたので，BさんはAさんを椅子に座らせ右肋骨側面に左手掌をあて，その上を軽くたたきました．かなり響いたらしくAさんは唸って自分の手を右わき腹へもっていきました．叩打痛がみられたことから，AさんはBさんの肝臓が腫れているのではないかと考えました．薬剤性肝障害では肝臓が腫れることはあまりないので，今度は急性のウイルス感染症を疑いました．

　これらのことを踏まえ，医師に疑義照会を行ったところ肝機能検査の結果がでるまで処方した薬の服用は中止するように指示されました．Bさんはこれに安静にするようつけ加え，Aさんを帰宅させました．2日後の検査の結果からも，急性ウイルス性肝炎であることが判明しました．

　このように検査の結果が出る前に，薬局を訪れた患者の訴えからフィジカルアセスメントを行い，医師に疑義照会することで，早期により適切な薬物治療へと導くことも薬剤師の大切な仕事です．この症例のように，薬剤の服用中に食欲の低下や全身倦怠感などを訴えた場合はその副作用と思いがちです．しかし，そうでない場合もあるので，フィジカルアセスメントが有用になってきます．

ここでのポイント

　易疲労感や全身倦怠感を訴える患者には，肝臓の叩打痛の確認(p199参照)をして，肝臓に腫れがないかみてみましょう．

> **▶参考**
> 急性ウイルス性肝炎では肝実質酵素の AST や ALT が胆道系酵素の γ-GTP より優位に上昇し,逆に,薬剤性肝障害では胆道系酵素の γ-GTP や ALP などが AST や ALT より優位に上昇します.

scene 2. 肩こりで整形外科に通院中の患者

40歳女性で太り気味のAさんは右肩こりがひどく整形外科に通院中です.定期受診の帰りにチザニジン塩酸塩(テルネリン®),クロルフェネシンカルバミン酸エステル(リンラキサー®)の処方せんをもって薬局を訪れました.薬剤師Bさんが対応するとAさんが「あまり薬が効いていない気がする」「肩こり以外にも,先日夕食後にみぞおちのあたりが激しく痛み,3時間ほどその痛みが続いた.以前にもそんなことがあった」と訴えてきたので,Bさんは以下の質問をしました.

> **Bさんの質問**
> ①肩こりはいつごろからですか?
> ②みぞおちのあたりが痛くなったときの夕食は何でしたか?

> **Aさんの答え**
> ①肩こりは3年ほど前からで,太りだしてしばらくした後に出始めました.
> ②フライドチキンなどの脂っこいものをお腹いっぱい食べた後に,みぞおちのあたりが痛くなりました.

質問への答えとAさんの年齢と太り気味の体型から,Bさんは胆石症であり肩こりは胆石症に伴う放散痛だろうと考えました.そこで,BさんはAさんに胆石症が疑われることを伝え,消化器専門医の受診を勧めました.

後日,薬局を訪れたAさんによると,消化器専門医で受診したところ,Bさんのいったとおり胆石がみつかり,摘出したら肩こりも改善し,薬も必要なくなったとのことでした.

このように,患者の訴えや生活習慣から,疑わしい疾患があったときには受診を勧めるなど,薬剤師による早めの対応が患者のQOLに大きく貢献します.

D. 肝疾患

ここでのポイント

胆石症は5つのF(female：女性，forty：40歳代，fatty：肥満，fair：色白，fertile：多産)に代表される特徴をもちます(p202参照).

scene 3. パーキンソン病患者の在宅医療

薬剤師Bさんが77歳男性の進行性パーキンソン病患者Aさん宅を訪問したところ，家族から3日前から食欲が低下し薬も飲めないときがあると訴えられました．Aさんがお腹をさすっていたので，お腹が痛いのかと尋ねるとうなずきました．苦悶様の顔貌で眼球結膜には黄染がみられました．また，Aさんには1年前からレボドパ・カルビドパ配合錠(メネシット®)，エンタカポン錠(コムタン®)，ペルゴリドメシル酸塩錠(ペルマックス®)，アマンタジン塩酸塩錠(シンメトレル®)，セレギリン塩酸塩錠(エフピー®)が処方されていました．Bさんは，既往歴，家族歴，飲酒歴，上記以外の処方薬やサプリメント摂取の有無を尋ねました．すると胆石症の既往が判明しました．

眼球結膜の黄染から，各薬剤の相互作用による肝障害を疑いましたが，腹痛や苦悶様の顔貌が気になったのでバイタルサインチェックをすると，脈拍数112回／分，血圧98/70 mmHg，体温38.2℃でした．プレショック状態にあることがわかり，胆石症の既往から肝胆道系の結石をはじめとした閉塞性黄疸を疑いました．早速，肝臓の叩打痛の確認をすると陽性所見がみられマーフィー徴候も陽性(図7-6参照，p203)でした．

すぐに医師へ往診を依頼し経過を説明したところ，Aさんは検査のために入院することになりました．

血液検査では総ビリルビン，AST，ALT，γ-GTP，白血球数などが高値を示し，腹部超音波検査で総胆管内に結石がみつかり，さらに総胆管と肝内胆管の著明な拡張が認められました．この結果，急性閉塞性化膿性胆管炎と診断され，抗菌薬治療が施されることになりました．

このように，自分で症状などをうまく伝えられない患者で現病以外の異常が認められた場合，服用薬，既往歴，症状から疑わしい疾患を推察し，医師に伝え適切な治療に導くことも薬剤師の大切な仕事です．

ここでのポイント

急性閉塞性化膿性胆管炎は敗血症から播種性血管内凝固症候群（DIC）を起こし死にいたることもあります．総胆管結石は結石患者の約15％にみられるとされており，注意が必要です．

> ▶参考
>
> 総胆管結石や悪性腫瘍による胆管閉塞により，うっ滞した胆汁中に大腸菌やクレブシエラが繁殖し，胆道内圧の上昇に伴い細菌やエンドトキシンが血中へ移行し敗血症を起こしたものを急性閉塞性化膿性胆管炎といいます．症状はシャルコーの3徴（発熱，右上腹部痛，黄疸）と，それらに敗血症性ショックと意識障害の2つを加えたレイノルズの5徴が知られています．

scene 4. アルコールを多飲の男性

50歳営業職の男性Aさんは，外回りの仕事がきつくなったので，栄養ドリンクを買おうと薬局を訪れました．薬剤師Bさんは対応の際にAさんの息がアルコール臭いと感じ，どのくらいの頻度でお酒を飲んでいるか尋ねました．日本酒を毎日2合は飲み休肝日がないとのことでしたが，Aさんの結膜がやや黄色いことなどからそれ以上飲んでいるのではないかと思い，手のひらをみせてもらえないかとお願いしました．すると親指のつけ根の皮膚が一面に赤みを帯びていました（手掌紅斑，図7-5，p202参照）．ほかに何か最近体調に変化がなかったか尋ねたところ，Aさんは乳房の張りが強くなって，不思議に思っていたといいました．これらのことからアルコール性肝硬変を疑いました．

BさんはAさんに栄養ドリンクを渡すときに，親指のつけ根の色調変化や乳房の張りが肝硬変でみられる所見であると伝え，アルコールを漫然と飲み続けることの危険性を詳しく説明しました．Aさんは「肝硬変」という言葉に驚き，早速かかりつけ医で受診するといい，薬局を後にしました．

ここでのポイント

アルコールを多飲していることが疑われる人では，親指つけ根の赤色への色調変化や乳房の張りなどがないかを確認し，肝硬変の疑いがないかをみることが大切です．

E. 腎・泌尿器疾患

scene 1. 双極性障害で通院中の患者

　45歳女性のAさんは5年前に双極性障害と診断され，これまで毎月1回欠かさず主治医を受診し，炭酸リチウム（リーマス®），エチゾラム（デパス®）を処方されています．1週間ほど前から口渇が出現していましたが，そのことを主治医には伝えずいつもどおりに処方せんをもらい薬局を訪れました．しかし，薬を待っている間も口渇が治まらず，ウォータークーラーの水を何度も飲んでいました．

　薬剤師BさんはAさんのいつもと違う様子をみて，最近，体の調子に変化はないか尋ねました．するとAさんは2ヵ月ほど前に愛犬が亡くなってから，悲しくて食事をとれなかったこと，しかし，薬だけは飲まなければと思い飲んでいたこと，口渇が最近になって出現したこと，特に氷水を頻繁に飲んで渇きを潤していたこと，夜間にも氷水を飲むのでトイレのために何回も起きなければならなかったことなどを打ち明けました．

　BさんはAさんの処方薬や話から腎機能に異常をきたしているのではないかと考え，Aさんに説明をして安心させた後，主治医に連絡をとり疑義照会を行いました．しばらくすると主治医から再診の依頼があり，その結果Aさんは検査のために入院することになりました．

　後日，主治医からAさんは腎性尿崩症と診断され，ヒドロクロロチアジド（ニュートライド®）で治療を開始したところ，2日目から尿量が減少したとの連絡が入りました．このように定期的に訪れる患者の普段とは異なる様子をみつけた場合，話を聞き出すことは重要です．

ここでのポイント

　炭酸リチウムは腎性尿崩症を引き起こす可能性があり，内服中は口渇・多飲・多尿に注意が必要です（特に氷水を好んで飲んでいた場合には要注意です）．

scene 2. ダイエットのために薬局を訪れた女子大学生

　21歳女子大学生のAさんは3ヵ月ほど前から尿が泡立つことに気づきま

た．しばらくすると足関節がむくみ始め，次第に全身に広がり顔面もむくみ始めたので，おかしいと思い体重を計ると5kgも増えていました．そこで，体重を減らす健康食品がないか聞くために薬局を訪れました．

対応した薬剤師BさんはAさんの尿が泡立つ原因は，蛋白質が混ざっているからではないかと考えました．このことをAさんに伝え，試験紙を使いチェックしてみてはどうかと提案しました．Aさんがトイレに行きチェックをしたところ，試験紙は尿に含まれる蛋白質に反応し，色が変わっていました．また，むくみの程度をチェックするためにBさんはAさんを椅子に座らせ，許可を得てすねの前面（脛骨前面）を押したところ，なかなか元に戻らず，かなりむくんでいることがわかりました（図2-11，p18参照）．

以上からBさんは健康食品で対応するよりも専門医の診察を受けたほうがよいと考え，受診勧奨したところAさんはすんなりと受け入れました．そこでBさんはAさんから聞いたこれまでの経緯，試験紙での尿のチェックやむくみのチェックの結果を簡単にまとめ，封筒に入れAさんに手渡しました．Aさんは早速帰りに専門医で受診するといい，薬局を後にしました．

後日，Aさんから専門医で受診した結果，ネフローゼ症候群と診断されステロイド治療が開始されたとの連絡が入りました．このように薬局を訪れた方の相談内容から異常を推察し，簡単な検査などを行うことで受診勧奨へつながります．

> **ここでのポイント**
>
> ① 疲れがたまったときや，かぜで高熱が出た後に尿が泡立つことがありますが，この場合は一過性で，数週間も続く場合は，尿に蛋白質が恒常的に混ざっていることが考えられます．
> ② ネフローゼ症候群では①蛋白尿，②低蛋白血症，③浮腫，④高コレステロール血症がみられます．また，ACE阻害薬やNSAIDsにより生じることも報告されています．

scene 3. 生活習慣改善中の男性

56歳男性の会社員Aさんは昨年の健康診断で肥満・耐糖能異常を指摘され，食事指導や運動指導を受けています．指導を受けるようになってから，可能な日は帰宅途中の薬局に寄り血圧を測ることが習慣になっています．今日の昼過ぎから右の背中から脇腹にかけて重く痛みがでてきたので，会社の健康管理室

で尿検査を受けたところ異常はなくこのまま様子をみるようにとの指示を受けました．しかし，帰りになっても治まらなかったので，薬局に寄り，いつも対応してくれる薬剤師Bさんに相談することにしました．

血圧を測っているAさんをみて，いつもと様子が違うと思ったBさんは，何か調子がわるいのではないかとAさんに尋ねました．するとAさんは上記のようなことがあったと訴えました．そこでBさんは，さらにここ数日の体調の変化や既往歴などを尋ねたところ，最近仕事が忙しく徹夜になることもあり，実は昨晩も明け方まで仕事をしていたこと，3年ほど前に尿管結石を患ったこと，さきほど会社で行った尿検査では潜血検査は陰性であったことを打ち明けられました．

話を聞いたBさんはAさんの許可を得て叩打痛のチェック（p208）を行ったところ，とても痛みがある様子だったので尿管結石を疑い，泌尿器科での受診を勧めました．

後日，来局したAさんは先日泌尿器科で診察を受け，腹部X線写真により右の尿管に結石がみつかったこと．すでに適切な治療を受け体調がよくなったことなどを報告しました．

ここでのポイント

食事や水分を十分に摂らずにいると，結果的に脱水傾向となります．また，長時間座ることにより結石が起こりやすくなることもあります．

scene 4．不安を訴える入院患者

78歳の男性Aさんは糖尿病の基礎疾患があり，検査のために入院しています．入院してから不安で食事もあまりとれていません．明日は心臓カテーテル検査が予定されていますが，突然胸痛が出現したのでナースコールをしました．

薬剤師Bさんは，報告を聞いた担当の医師から内服薬を一旦中止することを伝えるように指示を受けたので，Aさんの病室を訪れました．また，この病院では薬剤師がバイタルサインチェックを行うことになっていたので，その際に血圧を測定するようにとも指示を受けていました．Aさんの許可をとり，血圧の測定を行ったところ94/60 mmHgでした．さらに，BさんはAさんの不安そうな様子をみて，入院してから何か変わったところはあるか尋ねました．すると，入院してから不安でいつもの半分くらいしか食事がとれていないこと，普段はもう少し血圧が高いことなどを打ち明けられました．

話を聞いたBさんは，Aさんの不安を和らげるため，明日の検査で使用する造影剤について簡単に説明をするとともに，測定した血圧から，造影剤をより安全に使うために対策ができることを伝えました．そして，医師に疑義照会を行い，造影剤による急性腎不全の予防のために生理食塩水の投与（点滴速度1 mL/kg/時）を提案しました．医師もAさんの話を聞き，これに同意しました．

このように入院患者の状態から，より安全な検査が受けられるよう薬剤の投与について医師に提案することも重要です．

ここでのポイント

造影剤は，アミノグリコシド系抗菌薬，アムホテリシンB，シスプラチンなどとともに急性の尿細管障害を起こし，急性腎不全を発症する可能性が高い薬剤の1つです．急性腎不全を発症すれば，検査翌日から全身倦怠感や顔面のむくみ，吐き気や尿量減少などの自覚症状がみられます．血液検査では，造影剤投与2日後（48時間後）をピークとした血清クレアチニン値の上昇がみられますが，検査翌朝の採血では，それほど上昇しない場合もあり注意が必要です．特に糖尿病を基礎疾患にもつ症例では糖尿病でない症例に比べて糸球体濾過量（GFR）低下に伴う急性腎不全の発症リスクが高まります．急性腎不全を防ぐため，造影剤を大量に使用する心臓カテーテル検査ではこのことを十分認識する必要があります．

F. 小児での症例検討

scene 1. 有熱性の痙攣が出現した乳児

生後10ヵ月の乳児．これまで6ヵ月時と8ヵ月時に二度熱性痙攣を起こしたことがありました．昨夜から40℃の発熱がみられ，かかりつけ医を受診したところ急性咽頭炎と診断され，かぜ薬と熱性痙攣に対してジアゼパム坐剤が処方されました．自宅の隣の薬局で薬を受け取り家に帰ったところ，乳児は玄関先で眼球を上転させ，上肢をガクンガクンと曲げ伸ばし始めました．母親はジアゼパム坐剤を挿肛し，乳児を抱えて急いで薬局に飛び込みました．そして薬剤師Aさんにいままでの発作は5分以内に治まっていたのが，今回は10分も続いていることを説明しました．Aさんは次の項目をアセスメントしました．

Aさんが行ったアセスメント項目
①皮膚をつねってみて泣いたり，嫌がったりするか．
②胸の動きは十分に上下しているかとその回数．
③上腕内側の動脈の拍動は触れることができるか．

評価結果
①わずかに顔をしかめただけで，痙攣は弱くなったり強まったりしながら続いている．
②浅く速い呼吸で，ときどき呼吸が止まる．
③よく触れている．

　痙攣はジアゼパムでは抑えきれていない．循環状態はよく保たれているが，換気がうまくできていないとAさんは判断しました．口の周りのよだれをガーゼで拭き取り，乳児の着ていた服のボタンをはずし，タオルを折って肩の下に敷きこみました．そして乳児の顔を横に向けながらあご先を少し挙げました．顔色は紫色から少し赤みがかってきました．胸の動きも少し深くなったようです．

　続いてAさんは大泉門を触ってみると大泉門はパンパンに膨隆し，首を前屈させようとすると嫌がります．髄膜炎が疑われたので救急車を要請して救急指定病院へ搬送しました．

　病院での検査の結果，炎症反応は高値であり，採取された髄液は白濁していました．血液と髄液の培養からは肺炎球菌が検出されました．

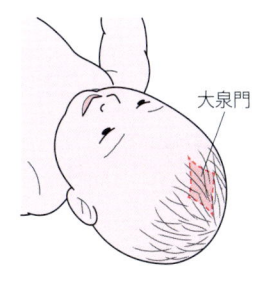

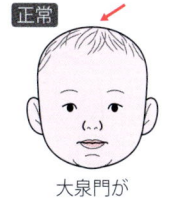

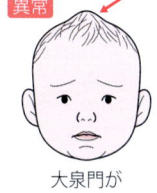

ここでのポイント

①乳幼児の有熱性の痙攣で頻度が高いのは熱性痙攣ですが，細菌性髄膜炎や脳炎・脳症を忘れてはいけません．
②熱性痙攣は長いと感じても通常5分以内ですが，細菌性髄膜炎や脳炎・脳症による痙攣はなかなか治まりません（遷延性）．ジアゼパム坐剤では抑制できないことが多く，いったん止まって繰り返し出現します（群発性）．
③まずはバイタルサインをチェックしてください．意識レベル，循環，呼吸が保てているかを観察します．乳児の循環は上腕動脈の触知で判断します．
④気道の確保は着衣を緩めることと肩枕を敷くことで行います．また，吐物をのどに詰めないよう顔を横向きにしてください．発作を刺激しないようでしたら，あご先を少し挙上するとさらに効果的です．
⑤髄膜刺激症状は首を前屈しようとすると硬く抵抗を感じることで確認できます（項部硬直）．また，大泉門が閉じていない乳児であれば，頭蓋内圧の亢進を大泉門の膨隆で評価することができます．前頭部に触れてみてください．

scene 2. ゼイゼイした呼吸をしている乳児

生後6ヵ月の乳児．寒い冬のある日の朝，鼻水が出ていたためかかりつけ医を受診しました．機嫌はよく，3日分のかぜ薬を処方され帰宅しました．しかし，2日後から咳が出始め，次第に発熱してきました．最初のうちはミルクは

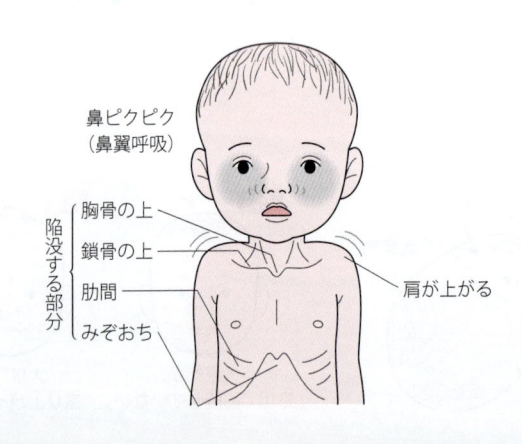

飲めていましたが，咳き込んで嘔吐するようになり，かぜ薬も吐き出してしまうため，心配になった母親は調剤をしてくれた薬局の薬剤師Aさんに電話をかけたところ，以下の4つの質問を受けました．

Aさんの質問
① 呼吸のとき肩の動きはどうですか？
② 息を吸い込むたびに鼻の穴をぴくぴくさせていませんか？
③ 胸の動きはどうですか？
④ 横にするとさらに不機嫌さが増しますか？

母親の答え
① 呼吸に合わせて上下させています．
② ぴくぴくさせています．
③ 頸のつけ根やみぞおちが息を吸い込むたびにへこんでいます．
④ 縦にだっこしていないと激しく泣きます．

続けて母親は「先程から息を吐くときにゼイゼイいうようになっていて，いまは息を吸うときも吐くときもゼイゼイ，ヒューヒューしています．呼吸も速く浅くなっていますが，このような状態のときには薬はどのように飲ませたらよいですか？」と訴えたところ，Aさんから急いでかかりつけ医に連れて行くよう指示されました．かかりつけ医の診断は急性細気管支炎で，迅速キットで鼻腔ぬぐい液からRSウイルス抗原が検出されました．SpO_2は室内気での測定で87％でした．

ここでのポイント
① 冬から春にかけてのかぜの多くがRSウイルス感染症です．2歳以上であれば，鼻かぜ程度で済みますが1歳以下，特に6ヵ月以下の乳児が罹患すると急性細気管支炎をきたして重症化することがあります．
② 細気管支領域に炎症が起こるため喘息発作のような喘鳴が出現してきます．
③ 細気管支の閉塞が強まるほど喘鳴は増強します．肩呼吸，鼻翼呼吸，陥没呼吸，起坐呼吸といった努力呼吸が強くなると不穏状態となります．
④ 室内気においてSpO_2が90％以下の場合は呼吸不全です．速やかに酸素投与を開始する必要があります．

scene 3. お腹を痛がっている6歳児

普段は元気な6歳児のAくん．ある日，幼稚園から帰ってきて急にお腹の痛みを訴えました．吐き気はなく，熱もありません．しばらく様子をみていましたが，痛みはだんだんひどくなり立っていられない状態になりました．かかりつけ医は午後から休診であり，母親はかかりつけ薬局の薬剤師Bさんのところに電話をかけて相談をしました．

Bさんが「ゆっくりとお母さんの手でお腹を押さえてみてください．痛がりかたはどうですか？」と尋ねたところ「お腹は触らせてくれます．押さえても痛くないようです．」とのことでした．

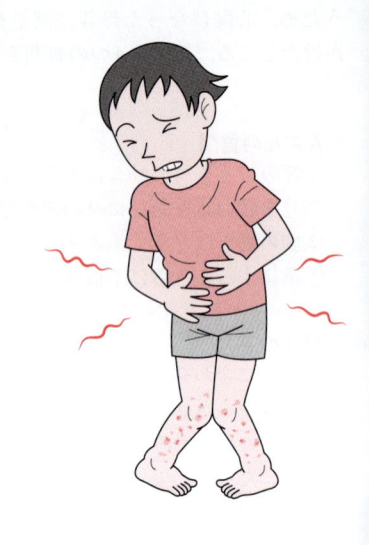

ここでのポイント その1

① 小児の急性虫垂炎は大人に比べて進行が速いことが特徴です．半～1日の経過で穿孔してしまい重篤な腹膜炎を起こすこともあります．小児の腹痛において急性虫垂炎はまず鑑別に挙げるべき疾患です．
② 腹膜炎になると筋性防御などの腹膜刺激症状がみられるようになります．一方，急性虫垂炎の初期では筋性防御はみられません．すなわち，筋性防御がみられないからといって急性虫垂炎を否定することはできないのです．

幼稚園や周囲に胃腸炎の流行はないとのことなので，Bさんはさらに以下の2つの質問をしました．

Bさんの質問
①皮膚にブツブツが出たりしていませんか？
②足の関節が腫れたりしていませんか？

母親の答え
①足とお尻に紫色のブツブツがたくさん出ています．
②両足とも関節が腫れていて，足の甲にはむくみがあります．

　Bさんはアレルギー性紫斑病を疑いましたが，母親には「腹痛が強いようですね．虫垂炎が恐いので救急指定病院で受診してみてください．」と伝えました．救急指定病院での検査の結果，炎症反応はみられず，画像上も急性虫垂炎の所見はありませんでした．NSAIDsの処方を受けて帰宅，翌日かかりつけ医を受診してアレルギー性紫斑病と診断されました．

ここでのポイント その2

①腹痛をきたす疾患として3～10歳児に特有のものにアレルギー性紫斑病があります．
②アレルギー性紫斑病では腹部症状のほかに，①下肢や殿部に少し盛り上がった1～2mm径の出血斑，②足・手関節の腫脹，③足背，陰嚢の限局性浮腫といった症状を伴うことが多いです．これらの症状の有無について確認してください．
③足関節症状は疼痛を伴います．歩けない，立てない原因となります．
④腹部症状のみの場合には急性虫垂炎との鑑別が必要となります．前述のように小児の急性虫垂炎は経過が早いので，速やかに医療機関で受診することを勧めてください．
⑤腹痛をきたす疾患として3歳以下の児であれば，腸重積があります．嘔吐がみられ，お腹が痛そうに体を丸め間欠的に火がついたように啼泣します．イチゴジャムのような粘血便がみられればほぼ確定です．高圧浣腸による整復術が早急に必要です．
⑥アレルギー性紫斑病に腸重積を合併することもあります．

▶ MEMO

第9章 シチュエーション別フィジカルアセスメント

A. 薬局でのシチュエーション

scene 1. かぜをこじらせた独居老人が来局

　数日前からかぜをひいて熱があり，咳も出ている68歳女性Aさんが来局しました．ここ3日間，市販のかぜ薬を飲んでいましたが，咳がひどくなり，熱も下がらず，さらに呼吸が苦しく，食欲もなくなったため咳止めと栄養補助用のドリンク剤を買いにきたとのことです．店頭にある2種類のドリンク剤を指差しながら「どちらがすぐ効きますか」と薬剤師Bさんに弱々しい声で聞いてきました．

　BさんがAさんの顔をみると，顔は汗ばんで青白く，目の周りが少し凹んだようにみえます．「ほかに気になる症状はありませんか」と聞いたところ，「立って歩くのも息切れがしてつらく，1人住まいなのでとても不安だ」と訴えました．

Aさんの症状のまとめ
自覚的：熱がある，咳がひどい，息切れ，食思不振，1人で不安
他覚的：顔が青白い，汗ばんでいる，声が弱々しい，目の周りが凹んでいる

　BさんはAさんの話からかぜをこじらせて感染症にかかっている可能性が高いと考え，薬局にある測定計でバイタルサインのチェックを勧めました．Aさんが勧めに応じ計測した結果，体温（鼓膜温）は38.3℃と高温であり，呼吸数も26回/分と増加していました．自動血圧計による血圧は98/60 mmHgで，普段の血圧が130/80 mmHg位としたら，かなり低くなっていることになります．

　もし，感染症が原因で血圧が下がっているとしたら，敗血症のような重篤な状態も想定しなければなりません．敗血症が疑われたら，ただちに動脈血ガス分析などによる全身状態の評価が必要になります．そこで，パルスオキシメー

タ（図9-1, p105参照）で脈拍数とSpO_2を測定したところ，脈拍数が120回/分，SpO_2は89%であり，発熱と低酸素血症のため頻脈になっていると考えられました．

Aさんの状況から咳止めや栄養補助用ドリンク剤の購入よりもすぐに受診することを勧めたところ，かかりつけの病院は薬局から遠く，1人で行く元気はないと訴えました．Bさんは救急車を要請し，バイタルサインや症状の記録を文書にまとめ，受診する医師宛で救急隊員に手渡しました．Aさんは安心したように救急車のベッドに横たわり，病院へ向かいました．

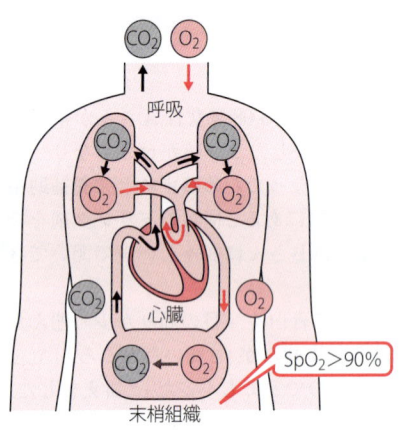

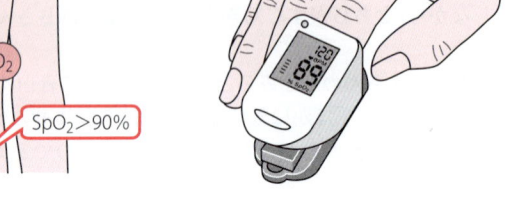

図9-1　パルスオキシメータ

ここでのポイント

①面談からバイタルサインの測定を勧めたこと．
②症状から薬の購入より医師の受診を勧めたこと．
③身体（フィジカル）面ばかりではなく，精神面のアセスメント[*1]にも配慮したこと．

[*1] 頭から足の先までの身体的診査がフィジカルアセスメントであり，バイタルサインはフィジカルアセスメントするための一情報にすぎません．さらにフィジカルアセスメントは，精神・心理的，社会的側面および生活の側面を統合した全人的なヘルスアセスメントをするための一部にすぎません．

scene 2. 腹痛を訴える女性が来局

35歳既婚女性Aさんが来局し整腸剤の購入を希望しました．もともと便秘気味のため緩下剤を服用しているとのことでしたが，いままでに経験したことのない下腹部痛のため，便秘が悪化して痛みが出ているのだろうと考えて整腸剤の購入をしたいとのことです．

薬剤師Bさんが詳しく話を聞くと，いままで周期的に訪れていた生理が2週ほど遅れているので，妊娠検査薬も希望しています．Aさんの顔をみると顔は青白く耳たぶが白っぽくみえました．さらに数日前より若干の不正出血があり，階段を上がるときに動悸がしてすごく疲れやすく，少し頭痛もあると訴えています．

> **Aさんの症状のまとめ**
> 自覚的：下腹部痛，不正出血，動悸，疲れやすい，頭痛，妊娠の可能性
> 他覚的：顔面が青白い，耳たぶが白っぽい

これらのことからBさんは，Aさんが貧血を起こしていると考え，脈などの測定を勧めました．Aさんが勧めに応じたので，Bさんは手首の橈骨動脈で脈拍数を測定しました（図4-2, p47）．さらに眼瞼結膜（下瞼）の色もみせてもらいました（図2-6, p12）．

その結果，安静時の脈拍数は112回/分と増加していて，眼瞼結膜は白く，鏡で確認してもらうとこんなに白くなったのははじめてとのことです．いままで職場の健康診断で貧血を指摘されたこともないことから，それが妊娠によって生じた貧血である可能性も否定できないとBさんは考えました．

Bさんは症状から急いで産婦人科で受診するようAさんに勧め，応じたので脈拍数や眼瞼結膜の状態などを記載したものを作成し渡しました．Aさんはそのままタクシーで自宅近くの産婦人科へ向かいました．1ヵ月ほどしてAさんが再度薬局を訪れました．あの後診察を受けたところ，子宮外妊娠ですぐに手術を受けて大事にはいたらず，また妊娠のチャンスがあるとのこと．お礼を述べに薬局を訪れたのでした．

ここでのポイント

①面談から貧血が妊娠に関連した重大な疾患であると予想し，適切な受診勧

奨を行ったこと．
②薬や検査薬の販売時に患者の状態を把握し必要なバイタルサインチェックを行ったこと．
③顧客のおかれた環境(既婚，妊娠の可能性，バイタルサインなど)を把握したうえで薬の販売よりも顧客の受診が優先されると判断したこと．

B. 病院でのシチュエーション

scene 1. 癌疼痛治療により便秘を起こしている患者

　前立腺摘出の既往歴のある78歳男性Aさんは，数ヵ月前から胃痛，胃部不快感が現れたので，近医を受診して検査したところ膵頭部癌と診断されました．リンパ節転移，肝転移も認められ，手術不適応のため，化学療法による症状コントロールの目的で入院しています．

　入院後，すぐに化学療法(5-FU，シスプラチン)を開始したところ，みぞおちのあたりと背中の痛みの増強がみられたため，ロキソプロフェンナトリウム水和物(ロキソニン®)，ジクロフェナクナトリウム(ボルタレン®)坐薬が使用されていました．しかし，痛みが落ちつかず，モルヒネ硫酸塩水和物徐放剤(MSコンチン®)へ変更になりました．その後，痛みは和らぎ安定しましたが食欲が落ち，5日間排便もみられず，下腹部膨満感や下腹部痛が出現しています．そこに，病棟担当の薬剤師Bさんが巡回でやってきたので相談をしました．

Aさんの症状のまとめ
自覚的：食思不振，5日間排便なし，下腹部膨満感，下腹部痛
他覚的：5-FU，シスプラチン，MSコンチン®

　Aさんの食思不振に対してBさんは，化学療法(5-FU，シスプラチン)による副作用が原因と考えました．また，MSコンチン®にも悪心・嘔吐，便秘の副作用があり，症状を助長しているものと考えられました．水分や食事摂取量が低下すると身体活動量が低下し，便秘を誘発増強させて鎮痛薬の吸収を妨げます．さらに，過去に腹部の手術歴があるため，今後イレウスを起こす可能性も考えられます．

　そこでBさんは，便秘の程度やイレウスの出現を確認するため，聴診器で腸

音を聴取する*² ことにしました．すると，1分間に1回程度，弱いけれどピチンピチンという高い金属性の音が聞こえました（図9-2）．下腹部痛もあることから，腸蠕動が減弱して閉塞気味になっていることが推定されました．

> *² 腸蠕動音は液状物やガスが腸管内を通過するときに鳴る音です．聴診器の膜型で聴取される高い音で，正常の場合は5〜15秒ごとに不規則に起こります．この音が減少，あるいは消失していれば，消化の最終段階である腸の機能に障害が生じている可能性が考えられます．必要に応じて触診も行いますが，薬剤師は1cm以内で浅く押さえる程度とし，深く長い触診は避けます．

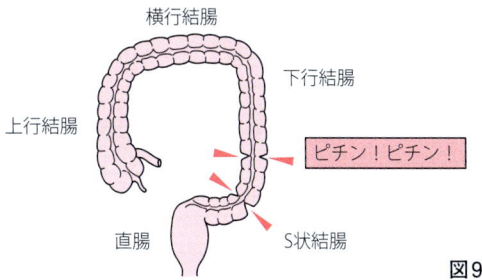

図9-2 腸の金属音（腸蠕動異常音）

病室を出たBさんは，早速，主治医にAさんの薬物治療経過について報告しました．すると，疼痛および排便コントロールに有効な処方計画は何かないか尋ねられました．Bさんは便秘の予防として作用が異なる2種類の下剤を併用すること，また便秘は鎮痛薬の吸収を妨げるので，鎮痛薬の剤形や投与経路を考慮する*³ ことも要点であると説明し，具体的な薬品名を挙げて薬剤部へ戻りました．

> *³ 疼痛コントロールでは，副作用発現や十分な鎮痛が得られない場合，鎮痛薬の種類や量，投与時間，あるいは投与経路を変更して鎮痛効果を高める工夫が行われます．内服薬の場合，便秘や下痢などは治療効果に強く影響するため，経口以外の投与経路が選択されます．麻薬の投与剤形を含めた処方変更をオピオイドローテーションと呼んでいます．

ここでのポイント

① 副作用確認のため，薬剤師が聴診器で腸音を聴取したこと．
② 患者の薬物治療経過について，医師へ報告したこと．
③ 医師に処方追加や変更を勧めたこと．

scene 2. うつ病治療により頻脈を起こしている患者

　62歳の主婦Aさんは息子夫婦と同居しています．家の増改築工事を計画していましたが，近隣からの苦情で中止になりました．この頃から不眠が生じ，1ヵ月で体重が13 kg減少しています．近医で自律神経失調症と診断され，通院治療を続けていましたが改善せず，最近新たに不安症状も加わっています．さらに焦燥感からじっとしていられなくなり，四肢脱力感も現れたため，心療内科へ入院となりました．

　入院後，近医で処方されていたフルボキサミンマレイン酸塩（デプロメール®），ブロチゾラム（レンドルミン®）は中止され，イミプラミン塩酸塩（トフラニール®）50 mg，ブロマゼパム（レキソタン®）6 mgに変更となりました．しかし依然として不安感が強いため，入院4週目にトフラニール®75 mgへ増量となりました．その後から，頻繁に頭痛と動悸が現れ，ずっと走り続けているような苦しさがあります．医師にはいいづらく，ずっと我慢していましたが，ついに我慢できなくなり病棟にくる薬剤師Bさんに相談することにしました．

Aさんの症状のまとめ
自覚的：不安感，頭痛，動悸，走り続けているような苦しさ，我慢
他覚的：トフラニール®，レキソタン®

　トフラニール®増量による悪性熱が原因だとしたら，動悸（頻脈）のほかに数日前から徐々に上昇する発熱の有無をチェックしなければなりません．相談を受けたBさんは急いでAさんの温度板[*4]記録から，入院後の体温と脈拍，および血圧の経過を調べました．その結果，体温と血圧に大きな変化はありませんでしたが，脈拍数はトフラニール®増量後の88回/分より最高で122回/分へと増加しています．ただし，備考欄には「心機能異常なし」と書いてあります．そこで，Bさんは病室に戻りAさんの右手首を指で軽く押さえて脈拍数を測定したところ116回/分で，頻脈であると判断されました（図4-2, p47）．

　　[*4] 看護用語であり，温度表とも呼びます．体温，脈拍，呼吸，血圧をグラフによって示すほか，検査，食事，排尿・排便回数，身長，体重などを記入し，患者の状態の概要を継続的にみることができます．一般に，体温→青，脈拍→赤，呼吸→黒で示されます．

　Bさんは病室を出て，主治医にAさんが薬の増量で副作用を起こしている可

能性があることを連絡しました．すると医師からAさんは動悸を我慢できないのかもう一度確認することを前提に，不安がらずに変更または追加できる有効な薬剤はないか尋ねてきました．Bさんは，Aさんは医師にいいづらくじっと我慢していたことを話し，動悸（頻脈）を起こしにくい同種同効薬へ変更するか，または頻脈を抑える薬剤を追加する方法の2つがあることを説明し，具体的な薬品名を挙げて薬剤部へ戻りました．また定期的に心電図をモニターする[*5]ことも要望しました．

> [*5] 脈拍数が100回/分以上あり，脈拍が規則正しい場合は，洞性頻脈，心房粗動，上室性頻拍などが考えられます．多くは120～130回/分ですが，150回/分以上になるとQTおよびQRS延長に伴う心室頻拍が発生（催不整脈作用）しやすく，突然死の原因になることがあるため注意が必要です．そのため，血圧，脈拍，心電図など，バイタルサインの定期的なチェックが大切になります．

ここでのポイント

① 副作用確認のため，薬剤師が触診で脈拍数を測定したこと．
② 薬によると思われる副作用の発生について，医師へ連絡したこと．
③ 医師に処方追加や変更を勧めたこと．
④ 医師に心電図のモニターを依頼したこと．

C. 在宅でのシチュエーション

scene 1. 在宅療養中の高齢者からの徐脈の訴え

87歳女性Aさんは1年前に転倒により大腿骨頸部を骨折し入院しました．その後，歩行が困難になり自宅で療養しています．最近，認知症の症状が出たため，主治医からその治療薬（ドネペジル塩酸塩口腔内崩壊錠）が新たに処方され2週間前から服用を開始しました．また，家族の介護を受けているため訪問看護師や介護士のサービスは受けていません．

薬剤師Bさんが定期薬（高血圧治療薬）を届けにAさんの家を訪問したところ「新しい薬を飲み始めてから心臓の動きがゆっくりになったみたいだ」と訴えがあり，薬剤情報提供書に記載のある薬の副作用ならば不安だと家族から相談を受けました（[*1]，p234参照）．

> **Aさんの症状のまとめ**
> 自覚的：心臓がゆっくりになった（脈拍数の減少）
> 他覚的：認知症に伴う種々の症状，高血圧

　これらの情報からBさんは，認知症治療薬による副作用の可能性があると考え，訪問時に通常のバイタルサインチェックに（血圧，SpO₂，体温）のほかに携帯用心電計（図4-4, p49）を用いた心電図の測定をAさんに依頼しました．その結果，体温35.9℃，血圧136/89 mmHg，SpO₂ 97%，心拍数49回/分：不整なしでした．

　ドネペジル塩酸塩は迷走神経刺激作用により徐脈を生じる可能性のあることが知られています．主治医に以前訪問時の心拍数などの情報提供を依頼し，そのうえで今回Bさんの訪問時にドネペジル塩酸塩口腔崩壊錠の投与に伴う徐脈の副作用発現の可能性があること，またそれによってAさんの家族が不安に思っていることなどを主治医に報告し，情報を共有しました．

　Bさんが提供した今回の情報により，Aさんの認知症治療薬の処方内容が変更，徐脈は解消され，現在も自宅で療養を続けているとのことです．

ここでのポイント

① 患者の訴えから服用薬の副作用の可能性を考えバイタルサインのチェックを行ったこと．
② バイタルサインのチェックから得られた情報や，そこから考えられること，家族の思いなどを主治医に伝え共有したこと．

scene 2. 在宅療養中の脳梗塞後遺症患者からの軽い呼吸苦の訴え

　2年ほど前に脳梗塞を発症し，左半身麻痺が残る72歳男性Aさん宅を薬剤師Bさんが居宅療養管理指導のため，ある日の午後訪問したところ，昨夜から呼吸苦があるとの訴えがありました．訪問診療を担当するクリニックの医師に連絡しているのか尋ねたところ「入院はしたくないのに入院を勧められるので連絡していない」とのことです．元気がなく食欲もないため，朝からほとんど何も口にしておらず，さきほど家族が体温を測定したところ36.5℃だったとのことです．Aさんは高血圧と糖尿病の治療も継続していて，服用薬はアスピリン腸溶錠，バルサルタン錠，シタグリプチンリン酸塩水和物錠を各1錠，1日1

回朝食後に服用していて,直近の医師からの情報ではHbA1cは6.0で糖尿病のコントロールは良好とのことでした.また皮膚がかさかさしているようだと家族から申し出がありました.

> **Aさんの症状のまとめ**
> 自覚的:呼吸苦,食思不振
> 他覚的:元気がない,皮膚のかさつき

　Aさんや家族の話から,Bさんは何らかの呼吸器疾患の発症と脱水を起こしている可能性が高いと判断し,すぐにAさんの了承を得て通常のバイタルサインチェック(血圧,SpO$_2$,体温)のほかに聴診器を用いた呼吸音の聴取(図2-15,p26)と素手によるツルゴール(図2-12,p19)および腋窩の乾燥具合の確認などの情報も収集しました.

　その結果,血圧は138/89 mmHg,SpO$_2$は90%(前回までの訪問時は97〜98%),体温36.6℃,断続性ラ音があり,呼吸数30回/分,ツルゴールは低下し腋窩は乾燥していました.

　今回はSpO$_2$が過去の訪問時より明らかに低下していて,断続的なラ音も観察されたため何らかの呼吸器の疾患が生じていると判断し,Aさんの同意を得て,その旨をクリニックの主治医に急いで伝えました.

> **Aさんのバイタルサインの問題点**
> 意識:元気がない
> 呼吸:SpO$_2$低下,頻呼吸(30回/分),断続的ラ音

　Bさんからの情報によって主治医の緊急往診が実施され,誤嚥性肺炎と診断され近隣医療機関での入院加療となりました.

　高齢者の肺炎はしばしば遭遇しますが,重症化しやすく死にいたることもある疾患です.なかでも誤嚥性肺炎の占める割合が高いことが特色です.肺炎というと発熱が連想されますが,高齢者の肺炎は発熱を伴わないことも多く「元気がない」「食欲がない」などの何気ない症状のみを呈していることもあります.

　聴診の所見は特異的な変化を示さないことも多いので,患者が「いつもと違う」という情報を家族や患者本人から入手したならば,積極的にバイタルサイ

ンチェックを行い，その異常が薬剤に起因する副作用なのか，発症した疾患によるものなのかを医師などと情報共有することで判断して患者のケアの向上につなげることが重要です．

> ここでのポイント
>
> ①患者や家族の訴えから疾患を推定し，それに伴うフィジカルアセスメントを行ったこと．
> ②症状，バイタルサインのチェックから主治医に緊急往診を依頼したこと．

scene 3. 癌末期患者の疼痛緩和目的での在宅医療

78歳女性Aさんは，数年前に直腸癌が発見され，外科的治療を施行後，抗悪性腫瘍薬による治療を行っていました．その後，肺への転移がみつかり，年齢などから回復の見込みが少ないと主治医から宣告されたため，介護者(夫)から最期を自宅で過ごさせてあげたいとの希望で在宅医療が開始されました．介護者である夫も80歳と高齢です．

現在は癌による疼痛があるため，疼痛緩和が主な目的であり，疼痛コントロール(p237参照)をオピオイド製剤で行っていますが，在宅での医療を開始してから便秘気味となり，ひどいときには何日間も便が出ないようになりました．介護者は不安になり，訪問薬剤師のBさんが来宅したときにそのことを相談しました．BさんがAさんの様子をみると，しんどそうにうつらうつらとしていました．

Aさんの症状のまとめ
自覚的：便秘
他覚的：傾眠，オピオイド製剤処方

これらのことから，Bさんはオピオイド製剤の副作用が原因となって便秘やその他の症状が起きていると考え，Aさんと旦那さんの了解を得てからAさんのバイタルサインチェックと聴診器で腸蠕動の状態の確認を行いました．その結果，腸蠕動音(p237参照)はほとんど聞こえず，腸蠕動がかなり低下している様子でした．また，Aさんは過去に直腸癌治療のために腹部の手術歴もあったので絞扼性イレウスの可能性も考え，ただちに主治医に連絡し状況を説明し

たところ，救急往診が実施されました．

> ここでのポイント
>
> ①患者の背景から服用薬以外の可能性も考えてバイタルサインのチェックを行ったこと．
> ②バイタルサインチェックの結果から，ただちに主治医の緊急往診を依頼したこと．

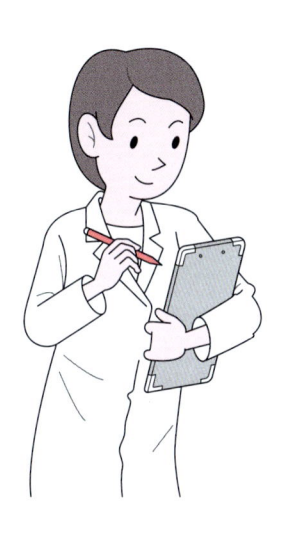

▶MEMO

索 引

◀和文索引▶

あ

あえぎ呼吸 61
亜鉛 43
アカラシア 114
アキレス腱反射 118
悪性高熱症 145
悪性症候群 145
アジソン病 166
アスパラギン酸アミノトランスフェラーゼ 92
アスピリン喘息 141
アダリムマブ 193
アデノウイルス 214
アミオダロン 103, 183
アミノ酸 38
アミノフィリン 115
アラニンアミノトランスフェラーゼ 92
アルカリホスファターゼ 92
アルコール依存症 154
アルコール性肝硬変 222
αグルコシダーゼ阻害薬 24
α遮断薬 27
$α_2$プラスミンインヒビター 90
アルブミン 90
アレルギー性紫斑病 231
アレルギー性鼻炎 24
アンギオテンシン変換酵素阻害薬 186
安静時エネルギー消費量 35
安静時肺活量 108
アンチトロンビン 89

い

胃潰瘍 126, 130, 187, 217
医行為 1
意識 2, 78
 ──, 清明度 79
意識障害 83
 ──, 分類 78

胃食道逆流症 114, 130, 136
 Ⅰ音(心音) 28
1秒率 110
胃チューブ 30
いびき音 63
異物誤嚥 134
イリノテカン 29, 158
イレウス 236
胃瘻 31
咽頭反射 13
インフリキシマブ 183, 193
インフルエンザ脳症 55

う

ウイルス性肝炎 219
ウイルス性胃腸炎 194
うっ血性心不全 135, 165
うつ病 161, 166
 ──, 自己チェックシート 21

え

栄養アセスメント 31
栄養状態評価法 4
腋窩温 52
腋窩動脈 54
N-アセチルグルコサミニダーゼ 95
エネルギー消費量 35
エプワース睡眠尺度 21
エベロリムス 184
嚥下機能検査 114

お

黄色腫 12
黄疸 198, 219
嘔吐 236
悪心 236
オピオイド製剤 30, 242
オピオイドローテーション 237
音叉 117
温度板(温度表) 238

か

咳嗽　62, 132, 186
潰瘍性大腸炎　131, 193
過換気症候群　140, 185
拡張期血圧　65, 68
下肢動脈塞栓症　213
ガス交換　57
かぜ　233
肩こり　220
カタプレシー　170
活性化部分トロンボプラスチン時間　89
活動係数　35
家庭血圧　70
カテーテル　213
過敏性腸症候群　158, 162, 196
過敏性肺炎　141
カフ　66
下腹部痛　127, 235, 236
下腹部膨満感　236
下部食道括約筋　114, 130
カルシウム拮抗薬　115
カルチノイド腫瘍　158
簡易栄養状態評価法　4
肝炎　198, 219
換気障害　109
間欠性跛行　17
間欠熱　52
肝硬変　166, 200, 222
間質性肺炎　136, 183
　──, 薬剤性　136
肝障害(薬剤性)　219
乾性咳嗽　62, 132, 186
間接熱量計　35
関節リウマチ　16, 216
漢方薬　137
γ-グルタミルトランスペプチダーゼ　92

き

期外収縮　148, 210
気管支拡張薬　170
気管支喘息　60, 135, 165, 179
気胸　125, 134, 215
起坐呼吸　60
基礎エネルギー消費量　35
喫煙歴　213
気道確保　228
亀背　61
偽膜性大腸炎　132, 144, 196
脚ブロック　100
キャリパー　10
急性ウイルス性肝炎　219
急性肝炎　198
急性冠症候群　125
急性喉頭浮腫　24
急性細気管支炎　229
急性心筋梗塞　90, 125, 149
急性腎不全　226
急性膵炎　130
急性胆嚢炎　130
急性虫垂炎　230
急性腸間膜動脈閉塞症　131
急性閉塞性化膿性胆管炎　221
胸鎖乳突筋　14, 61
狭心症　101, 125, 176
胸痛　123
胸膜炎　126
虚血性心疾患　125
ギラン・バレー症候群　167
起立性調節障害　154
起立性低血圧　174
筋弛緩薬　167
金属解毒薬　155
金属音　237
緊張型頭痛　122

く

くしゃみ　24
クスマウル呼吸　61
クモ状血管腫　201
くも膜下出血　121
グラスゴー・コーマ・スケール　79
クレアチニン
　──, 血清　92
　──, 尿中　94
クロストリジウム・ディフィシル　196
クロム　43
クローン病　131, 193
群発頭痛　122

け

経口避妊薬　123, 158, 170
経静脈栄養　31, 33
携帯用心電計　49
経腸栄養　31, 33
経鼻経管栄養　31
経皮的動脈血酸素飽和度　59
稽留熱　52
痙攣（有熱性）　228
血圧　2, 65, 125, 233, 238
　──，分類　73
血圧測定　71
結核　135
血管抵抗　65
血小板数　85
血清クレアチニン　92
血清ペプシノゲン　116
結石　131, 207, 225
血栓症　90
血中尿素窒素　92
血尿　208
げっぷ　24
ゲフィチニブ　183
下痢　29, 155, 189
倦怠感　163
現病歴　3

こ

抗悪性腫瘍薬　124, 126, 136, 154, 158
降圧目標　73
降圧薬　122, 136, 154, 212
抗うつ薬　103, 155, 170
好塩基球　87
構音機能　11
口渇　223
高カリウム血症　101
高カルシウム血症　101, 161
抗凝固薬　123
抗凝固療法　27, 88, 212
抗菌薬　103, 136, 154, 158, 182
高血圧　76, 175, 209
　──，基準　175
抗結核薬　136
抗血小板薬　123

抗コリン薬　115
高コレステロール血症　209, 218, 224
好酸球　87
好酸球性肺炎症候群　136
口臭　200, 206
甲状腺機能亢進症　158
甲状腺機能低下症　18, 161, 166
抗真菌薬　167
抗精神病薬　167
拘束性換気障害　109
高体温　56
叩打痛　199, 208, 219, 225
好中球　87
抗てんかん薬　155, 167
喉頭浮腫　24
抗不安薬　167
項部硬直　228
抗不整脈薬　137
抗マラリア薬　155
抗リン脂質抗体　90
誤嚥　134
誤嚥性肺炎　27, 241
呼吸　2, 57, 238
呼吸音　25
呼吸器疾患　241
呼吸困難　137
呼吸数　233
　──，測定　59
呼吸不全　229
骨髄性白血病　204
骨粗鬆症　7
鼓膜音　52, 233
コリンエステラーゼ　91
コレラ　157
コロトコフ音　68
混合性換気障害　110

さ

細気管支炎　229
最大呼気速度　110
在宅療養　239
再発熱　52
催不整脈作用　239
匙状爪　15
嗄声　20

サルモネラ　157

し

痔核　162
ジギタリス製剤　167
子宮外妊娠　235
　──破裂　132
自然気胸　126, 134, 215
弛張熱　52
膝胸位　204
失神　27
湿性咳嗽　62, 132, 186
自動血圧計　67
自動体外式除細動器　103
歯肉腫脹　13
C反応性蛋白　90
しゃっくり　24
ジャパン・コーマ・スケール　80
シャルコーの3徴　222
シャント　30
周期性四肢運動異常症　169
周期性四肢麻痺　166
周期熱　52
収縮期血圧　65, 68
十二指腸潰瘍　126, 130, 187
主観的包括的栄養評価　4
粥状動脈硬化　213
手術歴　236
手掌紅斑　202, 222
出血性ショック　188
循環障害　213
消化管障害，薬剤性　216
消化管瘻　31
消化性潰瘍治療薬　158
消化態栄養剤　32
硝酸薬　115
上室性頻拍　239
　──，発作性　148, 210
上大静脈症候群　15
小脳梗塞　154
小脳失調症　17
小脳出血　153
上腹部痛　127
小脈　48
上腕筋囲長　11

上腕三頭筋部皮下脂肪厚　9
上腕周囲長　11
上腕動脈　67
食事　238
食思不振　236
触診　237
食道内圧検査　114
徐呼吸　64
女性化乳房　202
ショック　188, 204
徐脈　49, 173, 240
腎盂癌　131
心音　27
心筋梗塞　101, 217
　──，急性　90, 125, 149
心雑音　27
診察室血圧　70
心疾患　73
心室細動　172
心室性期外収縮　27, 210
心室肥大　100
心室頻拍　148, 172, 239
シンシナティ病院脳卒中スケール　12
腎性尿崩症　223
心臓カテーテル検査　225
心臓病　209
身体活動量　236
身体的診査　234
身長　7, 238
心電図　74, 97, 239
心電図異常　209
振動覚検査　117
じん肺　136
心拍出量　65, 172
心不全　135, 165
腎不全　166, 205
　──，急性　205, 226
　──，慢性　205
心房細動　27, 148, 210
心房粗動　148, 172, 239
心膜炎　126

す

膵炎　130, 203
水銀血圧計　66

水痘　20
膵頭部癌　166
水泡音　63
髄膜炎　122, 227
髄膜刺激症状　228
睡眠時無呼吸症候群　21, 23
頭蓋内圧亢進症　122
頭痛　119, 122
ステロイドパルス療法　137
ストレス係数　35
スパイログラム　112
スパイロメータ　107, 112
スパイロメトリー　112

せ

正常高値血圧　73
成人T細胞白血病/リンパ腫　165
生物学的製剤　124, 127, 136
成分栄養剤　32
咳　24, 132, 186
脊柱管狭窄症　17
脊柱側弯　61
赤血球数　85
赤血球分布幅　87
セレン　43
セロトニン・ノルアドレナリン再取り込み阻害薬　154
全血球計算　85
全身倦怠感　163
全身状態　233
全身性エリテマトーデス　18
喘息発作　180
選択的セロトニン再取り込み阻害薬　154
前庭神経炎　153
喘鳴　24, 229
線溶亢進　90

そ

造影剤　226
双極性障害　223
爪床　15, 18
総胆管結石　222
僧帽弁閉鎖不全　29
総リンパ球数　87
塞栓症　213

測定体重　7
側頭動脈炎　122
組織プラスミノゲンアクチベータ　90

た

体温　2, 51, 233, 238
体温計　54
体温測定　54
体重　7, 238
体重減少率　7
帯状疱疹　20, 126
体性痛　127
大泉門　227
　　──，膨隆　227
大腸炎　131, 132, 144, 193, 196
大腸癌　131
大動脈解離　126
大動脈弁狭窄症　29
大動脈弁閉鎖不全　29
大脈　48
打腱器　117
脱水　190, 241
タバコ　209
多発性硬化症　166
多発性骨髄腫　165
痰　132
胆管炎　221
胆管癌　131
単球　87
炭酸リチウム　223
胆汁酸性下痢　158
胆石　202
胆石症　126, 131, 166, 220
断続性ラ音　62, 241
胆囊炎　130
胆囊癌　131
蛋白尿　206, 224

ち

チアノーゼ　13, 15, 62
チェーンストークス呼吸　61
致死性不整脈　210
窒素バランス　94
中心静脈圧　74
中心静脈栄養　31, 33

虫垂炎 130, 230
中毒性表皮壊死症 145
中腹部痛 127
腸音 236
腸間膜動脈閉塞症 131
腸重積 131, 231
聴診器 25, 66, 237
　——，ベル型 25
　——，膜型 25, 237
聴神経腫瘍 153
腸蠕動 237, 242
腸蠕動音 30, 237, 242
腸閉塞 131, 192
腸瘻 31

つ

椎骨脳底動脈不全症 154
通常時体重 7
爪白癬 15
ツルゴール 19, 241

て

低アルブミン血症 206
低カリウム血症 101, 161, 218
低カルシウム血症 101
低血圧 77, 174
低酸素血症 234
低体温 56
低蛋白血症 206, 224
笛音 63
テタニー 185
鉄 43
鉄欠乏性貧血 85
伝染性単核球症 145

と

銅 43
頭蓋内圧亢進症 122
動悸 146, 238
橈骨動脈 47, 66
洞性徐脈 149
洞性頻脈 148, 239
透析 30
透析不均衡症候群 166
疼痛コントロール 237

糖尿病 48, 73, 161, 209
洞不全症候群 149, 154, 174
動脈血ガス分析 233
動脈血酸素分圧 105
動脈血酸素飽和度 59, 105, 178
動脈硬化症 17, 48, 213
動脈塞栓症 213
動脈閉塞 213
突然死 209
突発性難聴 153
トランスサイレチン 91
トランスフェリン 91
トリコチロマニア 14
努力呼吸 60, 229
努力呼出曲線 112
努力性肺活量 108
トロンビン 89
トロンビン-アンチトロンビン複合体 89

な

ナイアシン 41
内臓痛 127
ナトリウム摂取量 96
ナルコレプシー 169
難聴 153

に

II音（心音） 28
ニコチン依存症治療薬 170
ニトログリセリン 176
乳酸デヒドロゲナーゼ 92
尿 93
　——，泡立ち 207
尿管癌 131
尿管結石 225
尿素窒素 92
尿中N-アセチルグルコサミニダーゼ 95
尿中クレアチニン 94
尿中抗原 95
尿路結石 131, 207
認知症治療薬 240

ね

熱性痙攣 228
ネフローゼ症候群 166, 206, 224

捻髪音　63

の

脳血管障害　17, 73
脳梗塞　211
　　――後遺症　240
脳出血　121
脳腫瘍　122
脳心血管リスク層別化　74
脳塞栓症　211
脳卒中　12
膿瘍　144
ノルアドレナリン作動性・特異的セロトニン作動性抗うつ薬　155
ノロウイルス　194

は

肺炎　126, 135, 140, 181
肺活量(安静時)　108
肺癌　135
肺気腫　177
肺気量分画　109
敗血症　233
肺血栓塞栓症　125, 140
肺障害　140, 183
肺水腫　60, 135
肺線維症　136, 140
バイタルサイン　2, 233
肺動脈圧　74
排尿　238
排便　236
排便回数　238
排便コントロール　237
肺胞　57
排卵誘発薬　123
歯ぎしり　23
パーキンソン病　17, 161, 166
　　――患者　221
　　――治療薬　124, 126
バクテリアル・トランスロケーション　33
バクロフェン　116
播種性血管内凝固症候群　88
波状熱　52
%AMC　11
%IBW　8
%TSF　9
%UBW　8
%肺活量　109
ばち状指　15
白血球数　85
白血病　165, 204
発熱　141, 234, 238
抜毛癖　14
はばたき振戦　201
ハリス・ベネディクトの式　35
パルスオキシメータ　48, 59, 105, 178, 233
半消化態栄養剤　32
パントテン酸　41
反復唾液飲みテスト　114

ひ

ビオー呼吸　61
ビオチン　41
皮下脂肪測定器　10
ピークフロー　106, 110
　　――メータ　106
脾腫大　204
非心原性肺水腫　135
ビタミンA　41
ビタミンB_1, B_2, B_6, B_{12}　41
ビタミンC　41
ビタミンD　41
ビタミンE　41
ビタミンK　41
　　――欠乏症　88
非蛋白質熱量/窒素比　37
必須微量元素　42
皮膚粘膜眼症候群　145
肥満指数　9
百日咳　135
微量アルブミン尿　95
微量元素　42
ヒルシュスプルング病　162
ビンカアルカロイド系抗悪性腫瘍薬　162
貧血　12, 29, 206, 235
頻呼吸　64
頻脈　49, 172, 234, 238

ふ

不安定狭心症 125
フィジカルアセスメント 2, 234
フィブリノゲン 89
フィブリン/フィブリノゲン分解産物 89
フィラデルフィア染色体 204
副甲状腺機能低下症 158
副雑音 62
腹水 200
腹痛 127, 235, 236
腹部大動脈瘤破裂 131
腹部膨満感 204, 236
腹膜刺激症状 230
浮腫 18, 206, 207, 224
不正出血 235
不整脈 46, 171, 210
プソアスサイン 144
不眠 167
ブラジキニン 186
プラスミノゲンアクチベータインヒビター1 90
プラスミン-α_2プラスミンインヒビター複合体 90
プレアルブミン 91
フレッチャー・ヒュー・ジョーンズの分類 58
フロセミド 218
プロトロンビン時間 88
フロー・ボリューム曲線 110, 112

へ

平滑筋弛緩薬 115
平均血小板容積 88
平均赤血球ヘモグロビン濃度 85
平均赤血球ヘモグロビン量 85
平均赤血球容積 85
閉塞性換気障害 110
閉塞性動脈硬化症 17, 48, 213
β刺激薬 27
β遮断薬 27, 167
ペプシノゲン 116
ヘマトクリット 85
ヘモグロビン 85
ヘルスアセスメント 234
変形性関節症 16
片頭痛 122
片頭痛治療薬 123, 124, 126
便潜血検査 117
便秘 159, 191, 217, 236, 242

ほ

蜂窩織炎 213
放散痛 220
房室ブロック 149
放射線 136
放屁 24
ホスホジエステラーゼ阻害薬 115
勃起不全改善薬 122, 124, 126
発作性上室性頻拍 148, 210
発作性心房細動 210
ボルグスケール 58, 138

ま

マイコプラズマ 135
麻酔薬 170
末梢血管抵抗 65
末梢静脈栄養 31, 33
末梢神経障害 117
マーフィー徴候 203, 221
麻薬 162
マンガン 43
マンシェット →カフ
慢性肝炎 198
慢性骨髄性白血病 204
慢性腎臓病 73
慢性腎不全 205
慢性疲労症候群 166
慢性閉塞性肺疾患 135, 177

み・む

脈拍 2, 45, 238
脈拍数 46, 234
無気肺 141
無呼吸低呼吸指数 23

め

メイヨークリニックの分類 78
メトトレキサート 183
メニエール病 153

めまい　27, 151

も

毛細血管再充満時間　18, 191
網赤血球数　87
網赤血球中のヘモグロビン量　87
網赤血球幼若指数　87
モリブデン　43

や

薬剤性肝障害　219
薬剤性消化管障害　216
薬剤性肺障害　183
薬物乱用頭痛　123

ゆ・よ・ら

輸血関連急性肺障害　140
葉酸　41
幼若血小板比率　88
ヨウ素　43
卵巣囊腫，茎捻転　131

り

理想体重　7
六君子湯　116

リッチモンド興奮・鎮静スケール　81
利尿薬　167, 217
リポ蛋白　37
良性発作性頭位めまい症　153
緑内障　122
リンパ球　87
リンパ節　14, 19

る・れ

るいそう　35
レイノルズの5徴　222
レストレスレッグス症候群　169
レチノイン酸症候群　141
レチノール結合蛋白　91
レフルノミド　183
レム睡眠行動異常症　169
連続性ラ音　62

ろ

ロイシンアミノペプチダーゼ　92
労作性狭心症　165
肋間神経痛　126
6分間歩行試験　104
ロバスタチンカルシウム　218

◀ 欧文索引 ▶

A

αグルコシダーゼ阻害薬　24
α遮断薬　27
$α_2$プラスミンインヒビター　90
ABW　7
AC　11
ACE阻害薬　24, 136, 186
AED　103
Af　148
AF　148
AHI　23
ALP　92
ALT　92
AMC　11
％AMC　11
APTT　89
ASO　48
AST　92
AT　89
ATLL　165

B

β刺激薬　27
β遮断薬　27, 167
BASO　87
BEE　35
BMI　9
BUN　92

C

Ca　40
CBC　85
CKD　73
Cl　40
Clostridium difficile　196
COPD　19, 135, 165, 177
CRP（C反応性蛋白）　90
CRT　18, 191
CVP　74

D・E

DBP　65
DIC　88, 90
ECS　81
EO　87

F

FDP　89
FEV_1％　110, 113
％FEV_1　113
FVC　108

G

$γ$-GTP　92
GCS　79
GERD　114, 125, 126, 130, 136

H

H_2受容体拮抗薬　116
Hb　85
Ht　85
5-HT_3受容体拮抗制吐薬　162
HVS　185

I

IBS　196
IBW　7
％IBW　8
IMI　88
IPF　88
IRF　87

J・K

JARD2001　10
JCS　80
K　40

L

LAP　92
LDH　92
LES　114, 130
LYM　87

M

MCH　85
MCHC　85
MCV　85

Mg 40
MH 145
MNA 4
MOH 123
MONO 87
MPV 88

N・O

Na 40
NAG(*N*-アセチルグルコサミニダーゼ) 95
NaSSA 155
NB 94
NEUT 87
NMS 145
NPC/N比 37, 38
NSAIDs 55, 132, 136, 154, 162, 216
OD 154

P

P 40
PAI-1 90
PaO_2 105
PAP 74
PEF 110
pHモニタリング 115
PIC 90
PIE症候群 136
PLT 85
PPI 116
PPN 33
PQ時間 99
PSVT 148
PT 88

Q

QRS延長 239
QRS時間 99
QT延長 239
　——症候群 102, 149
QT時間 99, 149

R

R on T 149

RA 16
RASS 81
RBC 85
RBD 169
RDW 87
REE 35
RET 87
RET-He 87
RSウイルス感染症 229
RTP 91

S

SaO_2 59
SAS 21, 23
SBP 65
SGA 4
SJS 145
SLE 18
SNRI 154
SpO_2 59, 105, 234, 229
SSRI 154
SSS 149
SVC 108

T

TAT 89
TEN 145
TLC 87
t-PA 90
TPN 33
TRALI 140
TSF 9
%TSF 9
T細胞サブセット 87

U・V・W

UBW 7
%UBW 8
%VC 109
VT 148
WBC 85
WDHA症候群 157

MEMO

薬剤師・薬学生のためのフィジカルアセスメントハンドブック
―医薬品適正使用のために

2014年4月20日　第1刷発行
2020年2月20日　第3刷発行

編集者　大井一弥，白川晶一
発行者　小立鉦彦
発行所　株式会社 南 江 堂
〒113-8410　東京都文京区本郷三丁目42番6号
☎(出版)03-3811-7235　(営業)03-3811-7239
ホームページ　https://www.nankodo.co.jp/
振替口座　00120-1-149

印刷・製本　公和図書
イラスト　田添公基
装丁　FRONTNINE(星子卓也)

Physical Assessment Handbook
©Nankodo Co., Ltd., 2014

Printed and Bound in Japan
ISBN978-4-524-40302-8

定価は表紙に表示してあります．
落丁・乱丁の場合はお取り替えいたします．

本書の無断複写を禁じます．
JCOPY 〈出版者著作権管理機構 委託出版物〉

本書の無断複写は，著作権法上での例外を除き，禁じられています．複写される場合は，そのつど事前に，出版者著作権管理機構(TEL 03-5244-5088, FAX 03-5244-5089, e-mail: info@jcopy.or.jp)の許諾を得てください．

本書をスキャン，デジタルデータ化するなどの複製を無許諾で行う行為は，著作権法上での限られた例外(「私的使用のための複製」など)を除き禁じられています．大学，病院，企業などにおいて，内部的に業務上使用する目的で上記の行為を行うことは私的使用には該当せず違法です．また私的使用のためであっても，代行業者等の第三者に依頼して上記の行為を行うことは違法です．

MEMO

▶ MEMO

MEMO

MEMO

MEMO